LES FONDAMENTAUX ET MULTISECTORIALITÉ DE LA NUTRITION

Akory AG IKNANE – Djénèba COULIBALY – Fatoumata KONATÉ –
N'Deye Lallah Nina KOÏTÉ – Dico SOW – Fatou DIAWARA

LES FONDAMENTAUX ET MULTISECTORIALITÉ DE LA NUTRITION

Préface du Professeur Seydou DOUMBIA

L'Harmattan
Mali

Harmattan Mali
ACI2000 Bamako - Immeuble Jean-Marie CISSE
Bureau 10 - Tél. : +223 76 43 00 66 /+223 66 89 33 72
www.harmattanmali.com
Couverture et mise en page : Coco Joyce

L'Harmattan 2024
5-7, rue de l'École-Polytechnique ; 75005 Paris

http://www.librairieharmattan.com

ISBN : 978-2-336-47387-1
EAN : 9782336473871

ÉQUIPE DE RÉDACTION

Akory AG IKNANE, Professeur titulaire de santé publique-nutrition, responsable du master nutrition à la faculté de médecine et d'odontostomatologie de Bamako, consultant OMS pour les urgences sanitaires, le renforcement du système de santé, la formation, la recherche et l'innovation, président du Réseau malien de nutrition (REMANUT), secrétaire général de la Société malienne de santé publique (SOMASAP) et rédacteur en chef de la revue scientifique, *Mali santé publique*, ancien directeur général de l'Institut national de santé publique (INSP), de l'Agence nationale pour la sécurité sanitaire des aliments (ANSSA) et de l'Agence nationale d'investissement des collectivités territoriales du Mali (ANICT) – Bamako (Mali).

Djénèba COULIBALY, Médecin-Chercheur en Santé Publique-Nutrition, enseigne la nutrition à l'Université de Bamako. Elle travaille à l'INSP au Département études et recherches sous l'égide du Ministère de la santé où elle joue un rôle clé dans le domaine de la nutrition.

N'Deye Lallah Nina KOÏTÉ, Assistante en nutrition, médecin chercheur, doctorante en nutrition, Faculté de pharmacie (FAPH), Université des sciences des techniques et des technologies de Bamako (USTTB), Bamako (Mali).

Fatoumata KONATÉ, Maître Assistante en nutrition, médecin chercheur à la Faculté de pharmacie (FAPH), Université des Sciences des techniques et des technologies de Bamako (USTTB), département recherche à l'Institut national de santé publique (INSP), ex-responsable nutrition de la Direction nationale de la santé, ex-responsable de la nutrition à la FAO, Mali, Bamako (Mali).

Dico SOW, Médecin nutritionniste, Sous-Direction-Nutrition à la Direction Générale de la Santé et de l'Hygiène Publique, ancienne médecin directrice technique (DTC) du Centre de santé communautaire de Kalaban Coura Koko (ASACOKALKO), Bamako et médecin consultant au service de pédiatrie, néonatologie et à l'Unité de récupération nutritionnelle (URENI) de la Commune V, Bamako.

Fatou DIAWARA, Maîtresse de conférences en épidémiologie à l'Université de Bamako, Directrice Adjointe de l'INSP, précédemment, Cheffe de Département études et recherches, anciennement responsable de la surveillance épidémiologique à l'ANSSA. Elle joue un rôle crucial dans le domaine de la santé publique.

PRÉFACE

Le présent ouvrage de nutrition, Les *fondamentaux et multisectorialité de la nutrition, volume 1*, fait suite à la publication d'un premier ouvrage par l'auteur dans le domaine de la nutrition, intitulé *Nutrition humaine*, paru en 2011 aux Éditions Harmattan–Sahélienne. Il se veut être le préalable en matière d'acquisition des connaissances indispensables pour la maîtrise des techniques d'intervention dans le domaine de la nutrition, qui sont données dans le second volume intitulé *Les Interventions nutritionnelles, volume 2.* Une parfaite maîtrise des mécanismes physiologiques et physiopathologiques est nécessaire pour une meilleure compréhension des facteurs qui entrent en jeu dans le domaine de l'alimentation, avec une influence sur le statut nutritionnel des individus, des ménages et de la famille. Le présent ouvrage vise à mettre à la disposition des lecteurs, les connaissances de base dans le domaine de la nutrition à travers ses fondements aptes à mieux appréhender les principaux concepts d'usage courant en nutrition, mais aussi leur implication physiologique afin de mieux comprendre le fonctionnement normal de l'organisme humain, ses besoins, ses dépenses, son métabolisme, le tout dans l'optique de lui apporter les nutriments nécessaires à son bon fonctionnement. Dans le domaine de l'alimentation, les différents groupes d'aliments sont clairement mis en lumière afin de mettre à disposition les normes usuelles, les niveaux de carences, mais aussi les excès pour mieux orienter le consommateur pour acquérir une hygiène de vie alimentaire profitable à sa santé. La composition physicochimique de principaux aliments est donnée conformément à la table de composition des aliments du Mali (TACAM) disponible depuis 2001.

Le présent ouvrage offre une structuration assez didactique qui présente les principaux mécanismes de fonctionnement de l'organisme humain et ses besoins alimentaires pour une nutrition adéquate, c'est-à-dire à la fois saine et suffisante selon les besoins spécifiques de chacun, mais aussi équilibrée et diversifiée afin de répondre aux nombreuses sollicitations de l'organisme en termes de maintien de son métabolisme de base, mais aussi et surtout assurer en permanence les besoins liés à l'activité physiologique ou physique de chaque individu.

L'auteur à travers un exposé clair et didactique des bases scientifiques qui conditionnent la compréhension commune du processus de l'alimentation et la nutrition ouvre la voie à une prise de décision éclairée et efficiente au bénéfice des décideurs et des populations. L'ouvrage permet également d'orienter les universitaires, enseignants et étudiants dans une démarche pédagogique qui fournit les éléments de base qui conditionnent les interventions en matière de nutrition. À travers un exposé clair, dynamique et pragmatique des facteurs responsables des différents déséquilibres nutritionnels, en les mettant en lien avec les différents intervenants pouvant agir sur ses facteurs, le présent ouvrage explique sans équivoque le caractère multisectoriel de la nutrition. Il explique l'intérêt d'une approche assurant une coordination intersectorielle des principaux acteurs impliqués dans l'un des secteurs de l'alimentation, et la nutrition est nécessaire, mais celle-ci pour être efficiente devrait être en cohérence avec une coordination intersectorielle. C'est le préalable pour parvenir à l'indispensable action multisectorielle de toutes les interventions et de tous les intervenants du domaine, afin de garantir la mise en place d'actions ou d'interventions nutritionnelles. Les interventions sensibles et spécifiques à l'obtention de résultats significatifs en termes de réduction des déficiences ou excès nutritionnels sont bien développées avec le rapport coût/efficacité des moins-disant. Cette démarche offre au lecteur l'exposé des solutions les plus adaptées et coûts efficaces qu'il convient de mettre en œuvre pour résoudre la situation problématique identifiée.

L'ouvrage aborde également les gestions contemporaines de nutrition avec les aspects liés à la transition démographique et nutritionnelle avec son lot de double, voire triple fardeau de la nutrition qui met en jeu en plus des problèmes de sous et surnutrition, l'émergence de plus en plus grandissante des maladies non transmissibles comme l'hypertension artérielle et le diabète, mais aussi l'élément de plus en plan de cancers liés aux modes d'alimentation, conduisant vers le triple fardeau de la malnutrition. Pour faire face à l'émergence de plus en plus croissante de ces maladies chroniques non transmissibles, l'ouvrage présente également les principales initiatives et stratégies mondiales de nutrition, qui offrent des méthodes et des moyens pour lutter contre la malnutrition sous toutes ses formes. Il s'agit principalement de certains mouvements à l'échelle mondiale comme REACH et Scaling Up Nutrition. Ils appuient les différents pays à s'organiser et à mettre en commun les ressources nécessaires pour faire face aux questions de nutrition dans leurs pays respectifs.

La nutrition est une science nouvelle qui, bien comprise et bien appliquée, constitue un atout majeur aux mains des praticiens,

universitaires et des populations, en particulier dans nos pays où les rigueurs du développement font payer un lourd tribut à la croissance et au développement cognitif des enfants, voire même des adultes. Les conséquences de la malnutrition sous toutes ses formes entravent dangereusement et durablement la croissance et le développement harmonieux des pays, singulièrement pour ses aspects carentiels.
La rédaction de cet ouvrage collectif a été assurée principalement par Akory AG IKNANE, enseignant-chercheur et professeur titulaire de santé publique-nutrition, en charge de l'enseignement de la nutrition au niveau universitaire et postuniversitaire dans les Facultés de médecine et odontostomatologie (FMOS) et de pharmacie (FAPH) du Mali. Il est à la base de la création et de l'animation du cours de master de nutrition au département d'enseignement et de recherche (DER) en santé publique de la Faculté de médecine et d'odontostomatologie du Mali dont il est responsable. Il a bénéficié de la contribution de qualité de ses collaborateurs, enseignants de nutrition dans les mêmes facultés. L'expérience de l'auteur dans le domaine de la santé publique en général et de la nutrition en particulier à travers son premier poste au sortir des études médicales en 1987 l'a conduit en 1988 à être le coordinateur national des enquêtes alimentaires et nutritionnelles au sein du Système d'alerte précoce (SAP). Bien que tourné vers la clinique en tant qu'ancien interne des services de médecine interne du CHU du Point G, il fait ses premiers pas dans le domaine de la nutrition avant de retrouver les activités cliniques au niveau du premier échelon de la pyramide sanitaire, en tant que médecin-directeur du premier centre de santé communautaire du pays, le CSCOM de l'ASACOBA de Banconi.
À son actif, le professeur Akory AG IKNANE est auteur de six ouvrages dans les domaines de la santé communautaire, la gestion, l'épidémiologie et la nutrition. Il s'agit de : *Gestion d'un centre de santé communautaire (ASACO)*, paru aux Éditions Graphic Industrie en 2000 ; *La Santé communautaire au Mali : Aspects juridiques, réglementaires et l'économie politique*, aux Éditions Jamana en 2000 ; *Gestion des soins de santé primaire et mobilisation sociale*, aux Éditions GPSPT, 2005 ; *L'Épidémiologie à la portée de tous*, aux Éditions Jamana, 2006 ; *Éléments de base en nutrition humaine*, Éditions Harmattan–La Sahélienne, 2011 ayant été primé livre d'or en 2012 ; *Politique et systèmes de santé : organisation et gestion*, aux Éditions Doin, 2016.

Le présent ouvrage sur Les f*ondamentaux et multisectorialité de la nutrition, volume 1* est la suite logique de la partition dans le même domaine de son ouvrage *« Les Éléments de base en nutrition humaine »,* publié aux Éditions Harmattan–La Sahélienne en 2011. Cette nouvelle publication dans le domaine de la nutrition est une contribution pour asseoir et orienter tous ceux qui s'intéressent à la nutrition afin que ses effets néfastes puissent être maîtrisés aux profits des populations qui connaissent des déséquilibres alimentaires, afin d'asseoir une croissance et un développement harmonieux du pays à travers des ressources humaines disposant de tout leur potentiel psychocognitif.

Professeur Seydou DOUMBIA, MD, MPH, PHD, Épidémiologie
Doyen de la Faculté de médecine et d'odontostomatologie du Mali

SIGLES ET ABRÉVIATIONS

AA	:	Acide aminé
ACF	:	Action contre la faim
ADN	:	Acides déoxyribonucléïque
ADS	:	Action dynamique spécifique
AGS	:	Acide gras saturés
AGI	:	Acide gras insaturé
AGMI	:	Acide gras mono-insaturé
AGPI	:	Acide gras poly-insaturé
ANC	:	Apports nutritionnels conseillés
AICR	:	American Institute for Cancer Research
ARN	:	Acide ribonucléïque
ARP	:	Apport de référence pour une population
ATP	:	Adényl-triphosphate
ARV	:	Médicaments antirétroviraux
ACF-E	:	Action contre la faim-Espagne
ALIMA	:	The Alliance for International Medical Action
AMCP	:	Alliance médicale contre le paludisme
ANJE	:	Alimentation du nourrisson et du jeune enfant
ATPC	:	Assainissement total piloté par la communauté
ATPE	:	Aliment thérapeutique prêt à l'emploi
ASACO	:	Association de santé communautaire
ASC	:	Agent de santé communautaire
AVC	:	Accident cardiovasculaire
BP100	:	Biscuit protéiné
BER	:	Besoin énergétique de repos (résiduel)
CDMT	:	Cadre des dépenses à moyen terme
CDPE	:	Centre de développement de la petite enfance
CHU	:	Centre hospitalier et universitaire
CPN	:	Consultation prénatale
CSCom	:	Centre de santé communautaire
CSRéf	:	Centre de santé de référence
CEDEAO	:	Communauté économique des États de l'Afrique de l'Ouest
CCC/CCSC	:	Communication pour le changement de comportement

CCSC	:	Communication pour le changement social et culturel
CROCSAD	:	Comité régional, d'orientation et de coordination et suivi des actions de développement
CLOCSAD	:	Comité local, d'orientation et de coordination et suivi des actions de développement
CCOCSAD	:	Comité communal d'orientation et de coordination et suivi des actions de développement
CETP	:	Cholesteryl Ester Transfer Protein
CBBP	:	Cellular Retinol Binding Proteins
CG	:	Charge glycémique
CNOS	:	Centre national d'odontostomatologie
CNOS-PS	:	Conseil national d'orientation stratégique de la protection sociale
CREDD	:	Cadre de relance économique pour le développement durable
CRP	:	C Reactive Protein
CSA	:	Commissariat à la sécurité alimentaire
C4D	:	Communication for Developement (Communication pour le développement
DRS	:	Direction régionale de la santé
DTC	:	Directeur technique du centre
DEJ	:	Dépense énergétique journalière
EDS	:	Enquête démographique et de santé
EDSM	:	Enquête démographique et de santé du Mali
DEB	:	Dépenses énergétiques de base
DEC	:	Déshydratation extracellulaire
DEE	:	Dysfonction entérique environnementale
DGSHP	:	Direction générale de la santé et de l'hygiène publique
DIC	:	Déshydratation intracellulaire
DIN	:	Diagramme iso-nutritionnel
DHA	:	Docosahexaénoïque acide
ENSAN	:	Enquête nationale de sécurité alimentaire et nutritionnelle
EPH	:	Établissement public hospitalier
ET	:	Écart type
ECDS	:	Équipe cadre du district sanitaire

ECDS	:	Équipe cadre du district sanitaire
EDSM	:	Enquête démographique et de santé du Mali
EPH	:	Établissement Public Hospitalier
ER	:	Équivalent rétinol
FE/FA	:	Femme enceinte/femme allaitante
FERASCOM	:	Fédération régionale des associations de santé communautaire
FAD	:	Flavine adénine dinucléotide
FAO	:	Fonds des Nations unies pour l'alimentation et l'agriculture
FIDA	:	Fonds international de développement agricole
FIES	:	Échelle de mesure de l'insécurité alimentaire vécue
GPL	:	Glucides, protides, lipides
GES	:	Gaz à effet de serre
GNRI	:	Geriatric Nutritional Risk Index
GSAN	:	Groupe de soutien aux activités de nutrition
HACCP	:	Application des principes pour la maîtrise de la sécurité des aliments
HDL	:	High Density Liporotein (lipoprotéines de faible densité)
HKI	:	Helen Keller International
ICN	:	International Conférence for Nutrition
IDH	:	Indice de développement humain
IG	:	Index glycémique
IDL	:	Intermediate Density Lipoproteins (lipoprotéine de densité intermédiaire)
IGF	:	Insuline-Like Growth Factor
IRA	:	Infections respiratoires aiguës
INRSP	:	Institut national de recherche en santé publique
INED	:	Institut national d'études démographiques
IMC	:	Indice de masse corporelle
ISF	:	Indice synthétique de fécondité
IOTA	:	Institut d'ophtalmologie tropicale pour l'Afrique
IMAARV	:	Initiative malienne d'approvisionnement en antirétroviraux
IMC	:	Indice de masse corporelle
INSP	:	Institut national de santé publique
IRC	:	International Rescue Committe

LDL	:	Low Density Lipoprotein (lipoprotéines de faible densité)
LCAT	:	Lécithine-cholestérol acyltransférase
MB	:	Métabolisme de base
MCNT	:	Maladies chroniques non transmissibles
MI	:	Méthyl-histidine (urinaire)
MNA	:	Mini Nutritional Assessment
MNA-SF	:	Mini Nutritionnal Assessment-Short Form
MTF	:	Maladies transmissibles par voie fécale
MTN	:	Maladies tropicales négligées
MUST	:	Malnutrition Universel Screening Toc
NAD	:	Nicotinamide-adénine-dinucléotide
NADP	:	Nicotinamide-adénine-dinucléotide-phosphate
NNSF	:	Nursing Nutritional Screening Form
MNT	:	Maladie non transmissible
NRS	:	Nutritional Risk Screening
MTN	:	Maladie tropicale négligée
NU	:	Nations unies
ODD	:	Objectifs du développement durable
OMS	:	Organisation mondiale de la santé
PB	:	Périmètre brachial ou circonférence brachiale
PCIMA	:	Prise en charge intégrée des maladies de l'enfant
PAM	:	Programme alimentaire mondial
PIB	:	Produit intérieur brut
PDDSS	:	Plan décennal de développement sanitaire et social
PRODESS	:	Programme de développement sanitaire et social
PME	:	Petites et moyennes entreprises
PINI	:	Prognostic Inflammatory and Nutritional Index
PAM	:	Programme alimentaire mondial
PB	:	Périmètre brachial
PF	:	Planification familiale
PLUMPY-NUT	:	Aliment thérapeutique à base d'arachide
PRODEC	:	Programme décennal pour l'éducation
PRODESS	:	Programme décennal pour le développement social et sanitaire
PSNAN	:	Plan stratégique national pour l'alimentation et la nutrition
P/T	:	Poids pour taille

T/A	:	Taille pour âge
P/A	:	Poids pour âge
PTME	:	Prévention de la transmission mère–enfant
PVVIH	:	Personnes vivant avec le VIH
REMANUT	:	Réseau malien de nutrition
QI	:	Quotient intellectuel
RAS	:	Risk Assessment Scale
RBP	:	Retinol Binding Protein
REACH	:	Renewed Efforts Against Child Hunger and Undernutrition
RESOMAL	:	Solution de réhydratation pour les enfants malnutris
RNI	:	Nutritional Risk Index ou indexe de Buzby
RND	:	Responsable nutrition du district sanitaire
SDN	:	Sous-direction nutrition
SNAQ	:	Short Nutritional Assessment Questionnaire
SUN	:	Scaling up Nutrition
SAP	:	Système d'alerte précoce
SDAM	:	Score de diversité alimentaire des ménages
SCI	:	Save the Children International
SEC	:	Soins essentiels dans la communauté
SIANC	:	Semaine d'intensification des activités de nutrition communautaire
SIS	:	Système d'information sanitaire
SLEAC	:	Simplified Lot Quality Assurance Sampling Evaluation of Access and Coverage (technique simplifiée de sondage par lots appliquée à l'assurance qualité pour évaluer l'accès et la couverture)
SLIS	:	Système local d'informations sanitaire
TACAM	:	Table de composition des aliments du Mali
TEC	:	Tarif extérieur commun
TDCI	:	Troubles dus à la carence en iode
TCM	:	Triglycéride à chaîne moyenne
TG	:	Triglycérides
UEMOA	:	Union économique et monétaire ouest-africaine
UNICEF	:	Institut des nations pour l'enfance
UNN	:	Réseau des Nations unies pour la nutrition
VIH	:	Virus de l'immunodéficience humaine

VLDL	:	Very Low Density Lipoprotein (lipoprotéine de très forte densité)
WASH	:	Water, Sanitation and Hygiene
WCRF	:	World Cancer Research Fund

CHAPITRE I : LES FONDAMENTAUX DE LA NUTRITION

PRINCIPAUX CONCEPTS

LA NUTRITION

La nutrition est une discipline souvent mal définie. Cela viendrait sans doute du fait qu'elle constitue un domaine contemporain, qui, encore aujourd'hui, se construit et évolue pour trouver son identité propre (Rivers, 1979 ; Waterlow, 1981 ; Pacey & Payne, 1985).

Confrontés au problème de nourrir une population mondiale en pleine expansion démographique, les spécialistes du développement et de l'agronomie se sont intéressés à la nutrition.

Aujourd'hui, la nutrition est encore fragmentée en différents domaines (social, économique, pathologie d'excès, écologie et agronomique) relevant de disciplines spécialisées qu'il n'est a priori pas aisé de concilier (1).

En fait, tous ces domaines sont compatibles, parce qu'ils s'intéressent fondamentalement à la même chose : **l'échange de matière et d'énergie entre l'organisme humain et son environnement**. Cet échange est dicté par le besoin de se nourrir (besoin nutritionnel), qui est un besoin biologique vital, et il est accompli par le processus alimentaire, qui est le processus par lequel l'être humain tente de satisfaire au besoin nutritionnel. Il s'agit d'un processus qui implique une séquence d'activités mises en œuvre par l'être humain pour satisfaire au besoin. Cette séquence commence par l'obtention des aliments, qui est l'amont du processus, et se termine par l'excrétion de déchets matériels et énergétiques, qui en est l'aval. La performance du processus se traduit par l'état de nutrition et de santé de l'individu.

Si l'échange de matière et d'énergie entre l'organisme humain et son environnement est, à l'origine, issu du déterminisme biologique, le processus donnant lieu à l'échange est, pour sa part, non seulement déterminé au niveau biologique par l'organisme, mais aussi au niveau culturel par le groupe dans lequel vit l'organisme (Mourey A., 2004) (1). Il doit donc satisfaire à un système de conditions nécessaires et suffisantes pour que l'organisme et le groupe survivent dans le rapport qu'ils entretiennent tous deux avec le milieu naturel.

Vu sous cet angle très large, la nutrition devient cette science, dont Rivers dit que les problèmes auxquels elle s'intéresse vont du

ribosome à la moissonneuse-batteuse (Rivers, 1979) et dont Waterlow pense que sa responsabilité est d'activement mettre ensemble, de joindre les sciences biologiques et sociales et d'en réduire la fragmentation (Waterlow, 1981).
C'est sous ce même angle très large que la nutrition humaine est abordée dans cet ouvrage, où elle est traitée comme une science au sens propre. Sa carte d'identité est la suivante (1) :

- **Le sujet**, la nutrition est la science de l'échange de matière et d'énergie entre l'organisme et son environnement.
- **L'objet**, la nutrition s'intéresse au besoin nutritionnel, qui est à la base de l'échange, aux conditions que le besoin émet, ainsi qu'au processus alimentaire par lequel s'accomplit l'échange ; cela non seulement dans la perspective biologique de l'organisme humain, mais aussi dans la perspective culturelle du groupe, puisque l'être humain est en général immergé dans le cadre culturel d'un groupe donné.
- **La méthode** consiste en une approche pluridisciplinaire, afin que l'échange puisse être appréhendé dans son ensemble : phénomènes dictant l'échange, accomplissement de l'échange et performance de l'échange.
- **Le champ d'observation** couvre le comportement humain, biologique et social, depuis la recherche des principes nutritifs composant l'alimentation, jusqu'à leur digestion, leur absorption et leur utilisation, ainsi que l'excrétion de leurs sous-produits et de ce qui constitue les pertes obligatoires.
- **La capacité de prédiction**, l'observation de l'accomplissement de l'échange dans son environnement, doit permettre de prédire les chances de succès de la survie de l'organisme et du groupe.
- **L'éthique, n**ée du souci de comprendre et si possible de résoudre les problèmes qui peuvent survenir aux différentes étapes de l'échange, la nutrition a pour **objectif d'identifier les problèmes qui menacent la santé dans son acception la plus large et de proposer des interventions pertinentes.** Il y a derrière cette approche une valeur morale : il est universellement admis que la pauvreté est accidentelle, que la malnutrition qui peut en découler est une souffrance et qu'il faut protéger et soigner ceux qui en sont les victimes.

D'autres définitions plus opérationnelles ont été données par certains auteurs.

La nutrition est la science qui explique le rôle joué par les aliments et les nutriments dans le corps humain, pendant la croissance, le développement et le maintien de la vie. Définie dans un contexte plus large, la nutrition appréhende « comment les aliments sont produits, transformés, manipulés, vendus, préparés, partagés et consommés et quel est leur sort dans l'organisme : comment ils sont digérés, absorbés et utilisés », selon King et Burgess, 1993 (2). D'après Henri Dupin, la nutrition est aussi l'ensemble des processus de transformation et d'assimilation des aliments dans l'organisme.

L'ALIMENTATION

Le but premier de l'alimentation est d'assurer à l'organisme la couverture de ses besoins énergétiques (macronutriments) et ses besoins qualitatifs (micronutriments). Les aliments apportent à l'organisme les substances nécessaires à la production de l'énergie à travers les macronutriments, riches en énergie et les micronutriments pour assurer son bon fonctionnement au moyen de la synthèse d'adényl-triphosphate (ATP). Le transport de l'énergie à travers les systèmes d'oxydoréduction produit in fine du travail et de la chaleur. Chaque nutriment a la capacité de produire une certaine quantité d'ATP transformée secondairement en chaleur.

De toutes les composantes du besoin nutritionnel, le besoin en acides aminés est celui dont l'analyse et la compréhension sont les plus complexes. À tel point qu'on n'en a pas encore aujourd'hui de modèle complet. Le métabolisme protidique est un des éléments les plus compliqués de la physiologie de la nutrition. Malgré de vastes recherches, le professeur Waterlow préfère ne pas donner d'estimation en grammes par jour pour les besoins protidiques des enfants, en raison des incertitudes liées aux composantes d'un calcul factoriel. Il rompt même avec l'approche adoptée par le groupe d'experts de l'Organisation mondiale de la santé (OMS) dont il faisait partie et qui a émis les recommandations sur le besoin énergétique et protidique (OMS, 1986). Il lui semble en effet plus réaliste, d'un point de vue pratique, de s'interroger sur la qualité de la nourriture pour maintenir un enfant en bonne santé que de chercher à connaître les besoins de l'enfant. C'est d'ailleurs la question qu'affrontent les mères, les responsables de la santé et les fabricants de produits alimentaires (Waterlow, 1992). La littérature sur l'évaluation du besoin protidique est considérable et s'enrichit tous les jours de nouvelles données, mais les textes de référence s'accordent à reconnaître la difficulté de définir

ce besoin avec précision (OMS, 1986 ; Shils *et al.*, 1994 ; Waterlow, 1992 ; Millward et Rivers, 1988 ; Trémolière, 1977).
Une alimentation adéquate, en plus d'être suffisante en fonction des besoins de chacun, doit être équilibrée, diversifiée et saine, répondant ainsi à la formule des 421 GPL[1].

BESOINS NUTRITIONNELS DE L'ORGANISME

L'organisme humain est un système biologique ouvert qui pratique des échanges avec son environnement. La notion de système implique un ensemble de phénomènes réagissant entre eux. Dans un organisme vivant, pratiquement tout dépend de tout, et la modification d'un phénomène a un impact sur tous les autres. L'analyse du besoin nutritionnel conduit à une approche systémique, car la dépense d'énergie régit toutes les activités de l'organisme, aussi bien en ce qui concerne sa chimie intérieure que son comportement vis-à-vis de l'extérieur (Mouray A., 2004). Cette dépense est prolongée dans la quête même de cette énergie. L'appréhension du besoin nutritionnel et de sa manifestation dans sa globalité représente un exercice difficile, tandis que les activités humaines pratiques en exigent une connaissance spécifique et pragmatique.

Besoins liés au renouvellement de la structure matérielle de l'organisme (2)

Le flux d'énergie dans la biosphère est hébergé dans la structure matérielle des organismes vivants. L'existence de cette structure implique l'utilisation de matériaux. Comme pour la dépense énergétique, mais avec les mêmes limites, on peut analyser l'utilisation des matériaux nécessaires à l'élaboration de l'être humain de manière factorielle.

- Il faut des **matériaux pour élaborer la structure**, au cours de la croissance, de la grossesse et de l'allaitement.
- Il faut aussi des **matériaux pour compenser les pertes obligatoires** que l'organisme subit au cours de son fonctionnement. Ces pertes sont liées, d'une part, au renouvellement permanent des cellules et des tissus, ce qui

[1] 421 GPL correspond aux rapports entre les différents macronutriments qui doivent être consommés pour assurer une alimentation équilibrée avec quatre portions de glucides, deux portions de protéines et une portion de lipides. Ainsi les proportions en termes d'apport énergétique fourni par l'alimentation doivent être de 60 à 65 % d'origine glucidique, 15 à 25 % protéiques et 5 à 15 % lipidiques.

implique d'inévitables « fuites » et, d'autre part, à l'accomplissement du travail biologique, qui implique l'utilisation sans recyclage de certaines molécules, amenant leur destruction et leur excrétion.

- Enfin, il faut parfois des **matériaux pour la reconstruction ou la réparation** des tissus perdus au cours d'accidents, d'infections ou consommés principalement comme source d'énergie à cause d'un apport alimentaire insuffisant.

Composition du corps humain

On peut analyser l'organisme humain en ses différentes composantes et selon différents dénominateurs : atomique, moléculaire, cellulaire et tissulaire.

- ***Composition atomique*** *:* par ordre d'importance, l'être humain adulte est composé de 60 % d'oxygène, 23 % de carbone, 10 % d'hydrogène, 2,6 % d'azote, 1,6 % de calcium, 0,7 % de phosphore, 0,2 % de potassium et de souffre, 0,14 % de sodium et de chlore, 0,03 % de magnésium et de silicium plus quelque 0,3 % d'une quinzaine d'autres minéraux.
- ***Composition moléculaire*** : Davidson *et al.* en 1979 donnent la composition suivante, représentative d'un homme pesant entre 65 et 70 kg :
    - **61,6 % d'eau ;**
    - **17,0 % de protéines ;**
    - **13,8 % de graisses ;**
    - **1,5 % de glucides ;**
    - **6,1 % de minéraux ;**

  Dans la réalité, des variations importantes sont possibles sans répercussion fonctionnelle majeure.
- ***Composition cellulaire*** **:** un corps en bonne santé est composé de cellules non graisseuses, responsables de la majeure partie de la dépense énergétique (55 % du poids total), de cellules graisseuses qui forment le tissu adipeux (15 % du poids total) et du tissu extracellulaire de soutien (30 % du poids total), lui-même divisé en liquide extracellulaire et en fibres et minéraux de soutien (Davidson, 1979).
- ***Composition tissulaire*** **:** au niveau des tissus, l'organisme est composé du tissu adipeux, du muscle squelettique, du tissu osseux et des viscères. Les proportions respectives chez un adulte bien portant de sexe masculin sont :

- masse cellulaire, 55 % ;
- tissu de soutien extracellulaire, 30 % ;
- masse grasse, 15 %.

À propos du besoin nutritionnel, il faut comprendre la logique de ce qui doit être absorbé par l'organisme pour construire sa structure. L'être humain se nourrit de tissus animaux et végétaux. Mais ne pouvant les absorber comme tels, il doit auparavant les dégrader en leurs composantes moléculaires qui sont les unités alimentaires absorbables. On sait que les voies anaboliques de synthèse travaillent à partir des unités de construction.

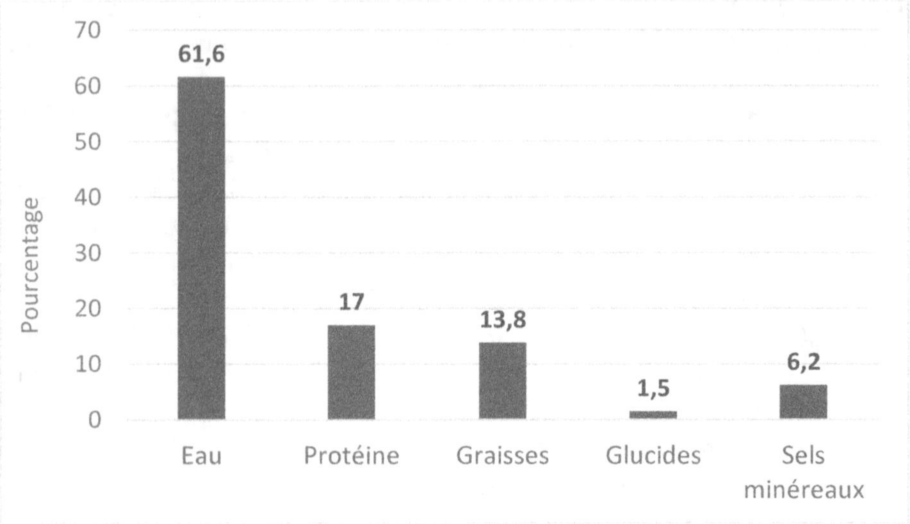

Figure 1 : Composition moléculaire d'un homme de 65 à 70 kg

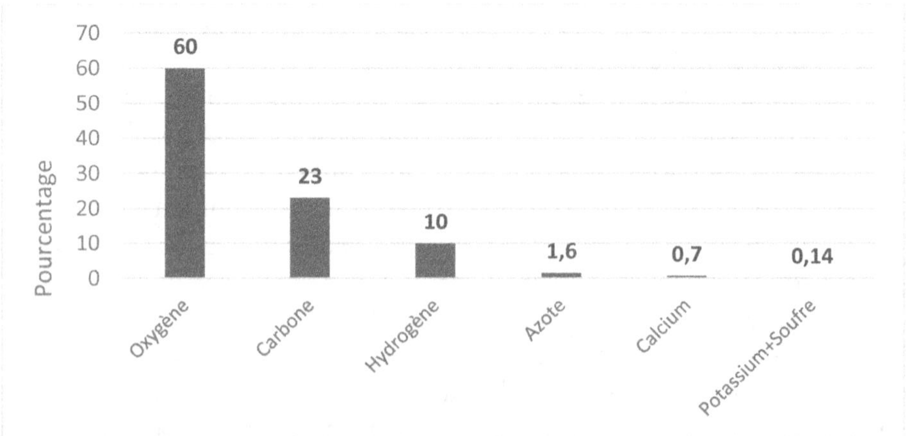

Figure 2 : Composition atomique du corps humain

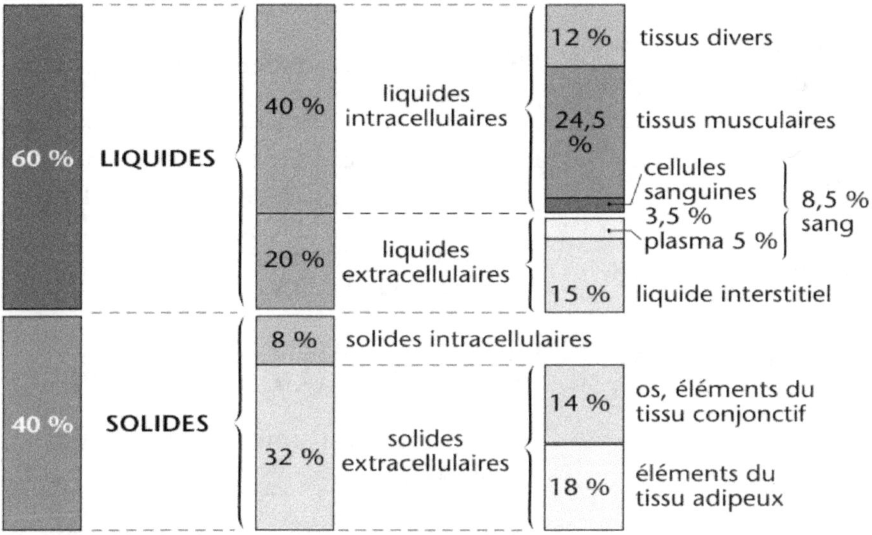

Source : Les constituants de l'organisme, chapitre 2, in Source : Les constituants de l'organisme, Chapitre 2, in https://extranet.editis.com/images/doc/pdf/ consulté le 17 janvier 2022.

Figure 3 : La répartition des liquides et des solides dans l'organisme

Le corps humain est constitué à 60 % de liquides et à 40 % de solides.

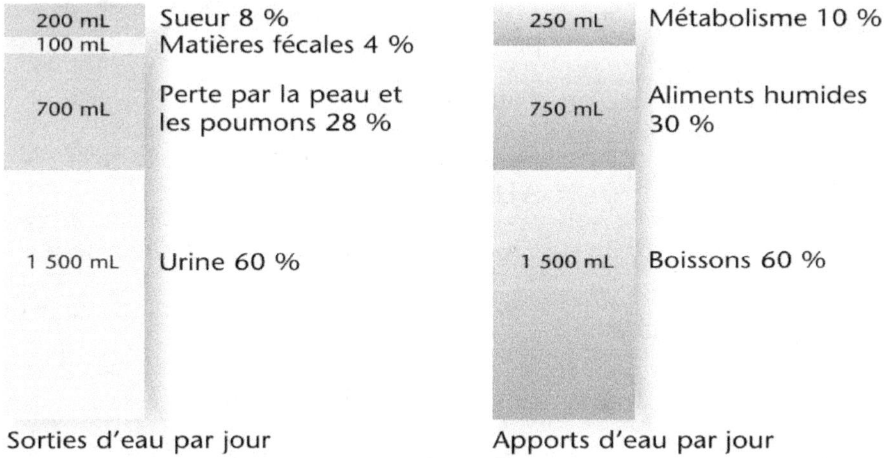

Source : Les constituants de l'organisme, chapitre 2, in https://extranet.editis.com/images/doc/pdf/ consulté le 17 janvier 2022.

Figure 4 : Les sorties et les apports d'eau dans l'organisme

Tableau 1 : Taux des éléments chimiques présents dans le corps humain

Éléments chimiques	**% en poids**	**Où trouver ces éléments dans le corps humain ?**
Oxygène	65	Fluides et tissus (carbohydrates, protéines, graisses, ADN, ARN, eau corporelle, os)
Carbone	18	Partout (carbohydrates, protéines, graisses, ADN, ARN)
Hydrogène	10	Fluides et tissus (carbohydrates, protéines, graisses, ADN, ARN, eau corporelle, os)
Azote	3	Fluides et tissus (protéines, graisses, ADN, ARN)
Calcium	1,5	Partout (os en particulier)
Phosphore	1	Urine, protéines, graisses, ADN, ARN, os
Potassium	0,4	Eau corporelle
Soufre	0,3	Protéines
Sodium	0,2	Fluides et tissus (eau corporelle en particulier)
Chlore	0,2	Eau corporelle
Magnésium	0,1	Partout (enzyme permettant synthèse ADN)
Iode	0,1	Enzymes aidant la synthèse d'hormones
Fer	0,1	Enzymes permettant transport oxygène du sang
Zinc	traces	Enzymes (stabilise ces dernières)
Manganèse	traces	Enzymes permettant synthèse ADN
Silicium	traces	Muscles et peau
Fluor	traces	Os et dents

Cuivre, sélénium, molybdène, cobalt, lithium, aluminium, plomb, vanadium, arsenic, brome	traces	Enzymes

Source : https://www.lenntech.fr/francais/data-perio/taux-elements-corps-humain.htm, consulté le 17 janvier 2021.

La majeure partie du corps humain est composée d'eau. Les cellules présentes dans le corps ont entre 65 et 90 % de leur poids en eau. Par conséquent, il n'est pas surprenant que l'élément le plus présent en masse dans le corps humain soit l'oxygène. Le carbone, l'élément de base des cellules organiques, vient aussi en deuxième position. 98,5 % de la masse du corps humain sont représentés par seulement six éléments : **oxygène, carbone, hydrogène, azote, calcium et phosphore.**

Nature du combustible :

- **les glucides** sont précurseurs d'acides aminés, d'acides gras et d'autres glucides ;
- **les acides aminés** sont précurseurs de glucides, d'acides gras et d'autres acides aminés ;
- **les acides gras** sont précurseurs d'acides aminés et d'autres acides gras, mais pas des glucides.

On constate donc une grande plasticité des unités de construction entre elles par l'intermédiaire des voies métaboliques, et l'être humain peut utiliser certaines de ces unités de construction pour en synthétiser d'autres. Le corps humain n'a pas besoin d'absorber des acides nucléiques, car il peut les synthétiser à partir de molécules plus simples venant de l'alimentation ou du recyclage de ses composants. Ainsi, théoriquement, il ne devrait absorber que les molécules précurseurs de synthèse et celles qu'il ne peut pas synthétiser.

La dépendance vis-à-vis des unités de construction

Cette dépendance comporte deux niveaux :

- **Le niveau quantitatif** : il faut avoir assez d'unités de construction de base à partir de l'alimentation pour fabriquer la structure, remplacer les pertes et éventuellement réparer la structure, quelle que soit la plasticité des molécules impliquées. Les unités de construction servent aussi de combustible pour satisfaire à la dépense énergétique. Il est important de savoir que satisfaire à la dépense énergétique a la priorité sur toute autre composante du besoin nutritionnel, mis à part la grossesse et l'allaitement dans une certaine mesure. Par conséquent, la croissance, la compensation des pertes obligatoires et la réparation ne peuvent avoir lieu que si l'alimentation fournit des unités de construction en plus de celles qui sont brûlées pour satisfaire au besoin énergétique.

- **Le niveau qualitatif** : l'être humain doit absolument absorber en quantité suffisante les molécules qu'il ne peut pas synthétiser : l'eau, certains acides aminés, certains acides gras, les vitamines et les sels minéraux. Ces molécules sont appelées molécules essentielles en nutrition, car elles représentent un facteur limitant le fonctionnement du métabolisme.

Cette distinction, quelque peu discutable, entre niveaux quantitatif et qualitatif tente de souligner un aspect fondamental du besoin en matériaux : peu importe qu'il y ait ou non des glucides dans l'alimentation, pourvu qu'il y ait assez d'acides aminés pour couvrir les besoins en ceux-ci et pour servir de précurseurs aux glucides. En revanche, si dans une alimentation, par ailleurs complète à tout autre égard, il manque une unité de construction essentielle comme le zinc, l'organisme va dépérir et mourir. Ceci permet de comprendre que l'alimentation peut apporter plus ou moins de protéines, de glucides et d'acides gras qui ont une grande capacité plastique entre eux, mais qu'elle doit fournir des quantités minimales assez précises de molécules essentielles.

La quantification du besoin en matériaux de construction

Elle est abordée et définie sur le plan des apports recommandés, car :

- il est plus facile de résumer le besoin nutritionnel quantitatif dans son ensemble ;
- il est absurde de vouloir détailler le phénomène de manière factorielle, car toutes les composantes du besoin nutritionnel interagissent d'une façon quasi inextricable. L'analyse factorielle ne peut pas rendre compte quantitativement de ces

interactions, mais seulement attirer l'attention sur des facteurs modifiant le besoin ;

- la plasticité des unités de construction ne permet pas de détailler le besoin en glucides, en acides aminés et en acides gras pour tel ou tel facteur d'utilisation. Des apports très variés peuvent amener au même bilan, alors que des apports fixes donneront des résultats différents selon les individus.

On se concentrera donc sur l'aspect qualitatif du besoin nutritionnel lié à la structure matérielle de l'organisme.

Dépendance vis-à-vis de la matière

Le flux d'énergie à travers l'organisme vivant implique des conversions de formes d'énergie en d'autres formes d'énergie. Il ne peut donc se faire qu'avec un intermédiaire matériel. En outre, il doit être hébergé dans la structure matérielle qu'est l'organisme. Tout ceci amène un besoin matériel à deux composantes :

- **Le besoin lié au flux énergétique** comprenant le recyclage de l'adénosine.
- **Le besoin lié à l'élaboration et au renouvellement de la structure** matérielle, architecturale et fonctionnelle qui héberge le flux d'énergie. C'est-à-dire l'élaboration et le renouvellement des cellules, des organes et des tissus qui composent l'être humain.

La gestion de la matière dans l'organisme se fait par ce qu'on appelle le métabolisme intermédiaire. Le métabolisme intermédiaire est « l'institution » formée par l'ensemble des réactions chimiques de l'organisme, qui répond au déterminisme thermodynamique chez l'être vivant. Il a quatre fonctions :

- **obtenir l'énergie chimique** à partir des molécules de combustible ;
- **convertir les substances nutritives** en unités de construction ou précurseurs des macromolécules composant la cellule ;
- **assembler ces précurseurs** en protéines, en acides nucléiques, en lipides et autres composants cellulaires ;
- **former et dégrader les molécules** ayant une fonction spécialisée dans la cellule. Toutes les réactions, catalysées par les enzymes, sont gérées par un système régulateur pour en faire une activité extrêmement ordonnée. L'ensemble de ces réactions est d'une grande complexité. Cependant, après

analyse, on constate que le métabolisme intermédiaire fonctionne de façon simple, par l'entremise des voies métaboliques. Ces dernières président essentiellement à deux actions sur les molécules, à savoir la synthèse par les voies anaboliques et la dégradation par les voies cataboliques.

ÉPIDÉMIOLOGIE NUTRITIONNELLE

La nutrition regroupe les concepts d'alimentation, d'activité physique et de corpulence et s'intéresse à la balance entre apports et dépenses énergétiques (33). **L'épidémiologie** correspond quant à elle à l'étude de la répartition des événements de santé et de leurs déterminants, ainsi qu'à l'application des résultats obtenus au contrôle des problèmes de santé (34). **L'épidémiologie nutritionnelle** est ainsi une discipline à l'interface entre ces deux notions qui cherche à comprendre, à l'échelle populationnelle, dans quelles mesures l'alimentation, la pratique d'activité physique et la corpulence ont un impact sur la santé des individus. L'épidémiologie nutritionnelle a pour but d'étudier les relations entre l'alimentation et la survenue des pathologies aiguës ou chroniques.
La mesure des consommations alimentaires individuelles dans des échantillons de population a fait de grands progrès, et l'observation des risques cardiovasculaires qui leur sont attachés, essentiellement chez l'adulte, a été réalisée dans plusieurs études de cohortes dans des conditions de qualité méthodologique appropriée (Études américaines NHS et HPFS en particulier).

Forces et faiblesses de l'épidémiologie nutritionnelle (35)

Les différents schémas d'étude épidémiologique (transversale, longitudinale et d'intervention) d'une manière générale présentent des limites et des biais. Par exemple, comment est défini un biais de sélection, ou comment prendre en compte des biais de confusion ? Les études en épidémiologie de la nutrition, qui présentent aussi des particularités.
Une des premières difficultés des études qui s'intéressent aux associations entre alimentation et état de santé est liée à l'évaluation du statut nutritionnel. Celui-ci nécessite de mettre en place des recueils validés, qui idéalement renseignent sur les habitudes de consommation, en termes de fréquence et de qualité, mais aussi sur les quantités consommées. Selon la cible, les approches peuvent être multiples : les questionnaires de fréquence alimentaire, plus ou moins précis, et les

rappels des 24 h sont les principaux modes de recueil de l'alimentation des participants dans de larges échantillons. Les niveaux d'intégration des données peuvent aussi varier en fonction des hypothèses de recherche : du profil alimentaire aux données de consommations de nutriments, ou à leurs statuts biologiques, eux-mêmes pouvant faire l'objet de profils biologiques nutritionnels. Par exemple dans le régime alimentaire méditerranéen comme variable d'exposition principale, il convient d'évaluer son impact sur la santé en général, et sur le vieillissement cérébral en particulier qui peut être observé. En effet, avec le vieillissement de la population générale, l'apparition de maladies chroniques comme la démence et la maladie d'Alzheimer est devenue une inquiétude tant du point de vue individuel que d'un point de vue de santé publique. Il est important de détailler comment se construit un score reflétant l'adhérence des participants au régime méditerranéen grâce aux consommations de neuf groupes alimentaires : fruits, légumes, légumineuses, poisson, huile d'olive, céréales (dont les plus fortes consommations seraient bénéfiques sur la santé), alcool, viande et produits carnés, et produits laitiers (dont des consommations plus faibles sont recommandées).
Les principales études observationnelles qui ont rapporté des associations entre une plus forte adhérence à ce régime alimentaire et un moindre déclin cognitif ou un moindre risque de démences sont documentées.

Références

1. MOUREY A., *Manuel de Nutrition pour l'intervention humanitaire*, Éd. CICR, 2004, p. 14–16.
2. KING F.S. et BURGESS A., 1993, *Agriculture, alimentation et nutrition en Afrique,* FAP, 2002, p. 8–9.
3. SCHLINGER J.L., *Nutrition clinique pratique chez l'adulte, l'enfant et la personne âgée*, Éd. Elsevier-Masson, 2014, 2e édition, p. 4–15.
4. BRIET A., ACHOUR I. et FLOURIE B., « Les fibres alimentaires », *Cahier de nutrition et de diététique,* 1995, 30, 132–136 in SCHLINGER J.-L., 2014, *Nutrition clinique pratique*, p. 6.
5. WURSCH P. et PI-SUNYER F. X., "The role of viscoses solubles fiber in the metabolic control of diabetes: a review wich special emphasis on cereals rich in beta glucan", *Diabetes Care*, 1997, 20, 1774-80.

6. YOUNG V.R. et BORGONHA S., "Nitrogene and amino-acid requirements : the MIT amino-acid requirement pattern", *J. Nutr.,* 2000 in SCHLINGER J.-L., *Nutrition clinique pratique chez l'adulte, l'enfant et la personne âgée,* Éd. Elsevier-Masson, 2e edition, 2014, p. 7.
7. DAVIDSON M.H., *University of Chicago*, 2019, https://www.msdmanuals.com/fr/professional/troubles-endocriniens-et-metaboliques/dyslipidique/revue-genérale du metabolisme des lipides, consulté le 8 octobre 2021.
8. LAGROST L., MASSON D., CHAPMAN J. https://www.nsfa.asso.fr/professionnels/lipoproteines-et-metabolisme-lipidique/ consulté le 8 octobre 2021
9. MACHLIN, 1984 ; SHILS *et al.*,1994 in MOURAY A., *Manuel de nutrition humanitaire*, Éd. CICR, 2004, p. 54–81.
10. BARIKMO I. et OUATTARA F., Table de composition des aliments du Mali (TACAM), Université d'Oslo, 2001.
11. JOHNSON L.E., « Carence en thiamine », novembre 2020, *Manuel MSD*, University of Arkansas for Medical Sciences in https://www.msdmanuals.com/fr/accueil/troubles-de-la-nutrition/vitamines/carence-en-thiamine consulté le 8 octobre 2021.
12. LAROSA C.J., Perelman School of Medicine at the University of Pennsylvania, décembre 2020, in https://www.msdmanuals.com/fr/accueil/troubles-de-la-nutrition/vitamines/carence-en-thiamine consulté le 8 octobre 2021.
13. https://www.nutripro.nestle.fr/article/les-mineraux-et-oligoelements, consulté le 20 octobre 2021.
14. SKOOG D., WEST D. et HOLLER J.F., Chimie analytique, De Boeck Supérieur, 1997 in https://fr.wikipedia.org/wiki/ electrolyte, consulté le 20 octobre 2021.
15. https://didaquest.org/wiki/Interactions_entre_les_differentes_vitamines, consulté le 18 octobre 2021.
16. Report of a Joint FAO/WHO Expert Consultation on Evaluation of Health and Nutritional Properties of Probiotics in Food Including Powder Milk with Live Lactic Acid Bacteria (October 2001).
17. HILL C., GUARNER F., REID G., GIBSON G.R. *et al.*, "Expert consensus document: the International Scientific Association for Probiotics and Prebiotics consensus statement on

the scope and appropriate use of the term probiotic", *Nature Reviews Gastroenterology & Hepatology*, vol. 11, 1er août 2014, p. 506–514.
18. https://fr.wikipedia.org/wiki/Probiotique, consulté le 18 octobre 2021.
19. https://fr.wikipedia.org/wiki/Probiotique, "Probiotics Market Size, Share, Research Report, 2019-2025" sur www.grandviewresearch.com (consulté le 18 octobre 2021).
20. SANDERS M.E., "Probiotics: Definition, Sources, Selection, and Uses", *Clinical Infectious Diseases*, vol. 48, février 2008, p. 58–61 in https://fr.wikipedia.org/wiki/Probiotique, consulté de 18 octobre 2021.
21. IBNOU-ZEKRI N., BLUM S., SCHIFFRIN E.J. et VON DER WEID T., "Divergent patterns of colonization and immune response elicited from two intestinal Lactobacillus strains that display similar properties in vitro", *Infection and Immunity*, vol. 71, n° 1, janvier 2003, p. 428–436.
22. HECKETSWEILER C., « Les probiotiques n'ont rien prouvé » sur *lexpansion.lexpress.fr*, 24 février 2010.
23. FULLER R., "Probiotics in man and animals", *Journal of Applied Bacteriology*, vol. 66, n° 5, mai 1989, p. 365–378.
24. SYNGAI G.G., GOPI R., BHARALI R. et DEY S, "Probiotics - the versatile functional food ingredients", *Journal of Food Science and Technology*, vol. 53, 9 novembre 2015, p. 921–933.
25. MIZOCK B.A., "Probiotics", *Disease-a-Month*, n° 61, juillet 2015, p. 259–290.
26. SONG D., IBRAHIM S. et Hayek S., *Recent Application of Probiotics in Food and Agricultural Science*, InTech, 3 octobre 2012.
27. VERGIN F., "Anti- und probiotika", *Hippokrates* 1954, 25, p. 16–119.
28. LILLY D.M., STILLWELL R.H., "Probiotics: Growth-Promoting Factors Produced by Microorganisms", *Science*, vol. 147, n° 3659, 12 février 1965, p. 747–748.
29. RAJILIĆ-STOJANOVIĆ M., DE VOS W.M., "The first 1000 cultured species of the human gastrointestinal microbiota", *FEMS Microbiology Reviews*, vol. 38, n° 5, 1er septembre 2014, p. 996–1047.

30. JUNGERSEN M., WIND A., JOHANSEN E., *et al.*, “The Science behind the Probiotic Strain Bifidobacterium animalis subsp. lactis BB-12®”, *Microorganisms*, vol. 2, n° 2, 2014.
31. SAVINO F., PELLE E., PALUMERI E., *et al.* “Lactobacillus reuteri vs. simethicone in the treatment of infant colic: a prospective randomized study”, *Pediatrics* 2007 Jan, 119: e124–30.
32. EGERVÄRN M., DANIELSEN M., ROOS S., *et al.* “Antibiotic susceptibility profiles of Lactobacillus reuteri and Lactobacillus fermentum” *J. Food Prot.,* 2007 Mar, 70: 557–65.
33. SUBAR A.F., KUSHI L.H., LERMAN J.L., *et al.* “Invited Commentary: the Contribution to the Field of Nutritional Epidemiology of the Landmark 1985 Publication by Willett *et al.*” *Am. J. Epidemiol.,* 2017, 185, 1124–1129.
34. WILLETT W.C., *Nutritional Epidemiology*, New York, Oxford University Press Ed., 1998.
35. FÉART-COURET C., « Épidémiologie nutritionnelle : Forces et faiblesses », épidémiologiste, Bordeaux Population Health, INSERM U1219, 29 mars 2019 in http://epidemiologie nutritionnelle/reperes en épidémiologie, INSERM, FFAS, consulté le 23 janvier 2022.

NUTRITION DANS LE CYCLE DE LA VIE

La sous-nutrition entraîne une multitude de conséquences indésirables sur le court terme. Elle affecte la croissance de l'enfant, son développement cognitif (1) et physique (2), affaiblit son système immunitaire et augmente les risques de morbidité (3) et de mortalité. Les enfants qui souffrent de sous-nutrition ont également plus de risques de souffrir de maladies chroniques (telles que le diabète) à l'âge adulte (4). La sous-nutrition maternelle, en particulier l'anémie due à une carence en fer, entraîne une baisse de la fertilité, accroît le risque de décès maternel, le risque d'accoucher d'un enfant en insuffisance pondérale et souffrant de retard de croissance intra-utérin. Les retards mentaux et physiques dus à la sous-nutrition ont des conséquences négatives sur le long terme, car elle réduit le développement humain et économique d'un pays (adulte moins productif et plus souvent malade). Le coût économique de la sous-nutrition est estimé entre 2 et 8 % du Produit national brut (PNB) d'un pays (5).

Le cercle vicieux de la sous-nutrition ne fait que se répéter de génération en génération. La sous-nutrition débute généralement avant la naissance et perdure dans la petite enfance, s'étend jusqu'à l'adolescence et à l'âge adulte, en particulier chez les filles et les femmes. Elle a des répercussions sur plusieurs générations. Une femme souffrant de sous-nutrition chronique donnera très probablement naissance à un enfant risquant de souffrir lui-même d'insuffisance pondérale et ayant un risque de mourir beaucoup plus important. Les enfants qui survivent à la sous-nutrition risquent de rester enfermés dans un cycle de maladies récurrentes et de problèmes de croissance, qui portent irréversiblement atteinte à leur développement. Les Figures ci-dessous illustrent bien le cycle de la vie de la sous-nutrition.

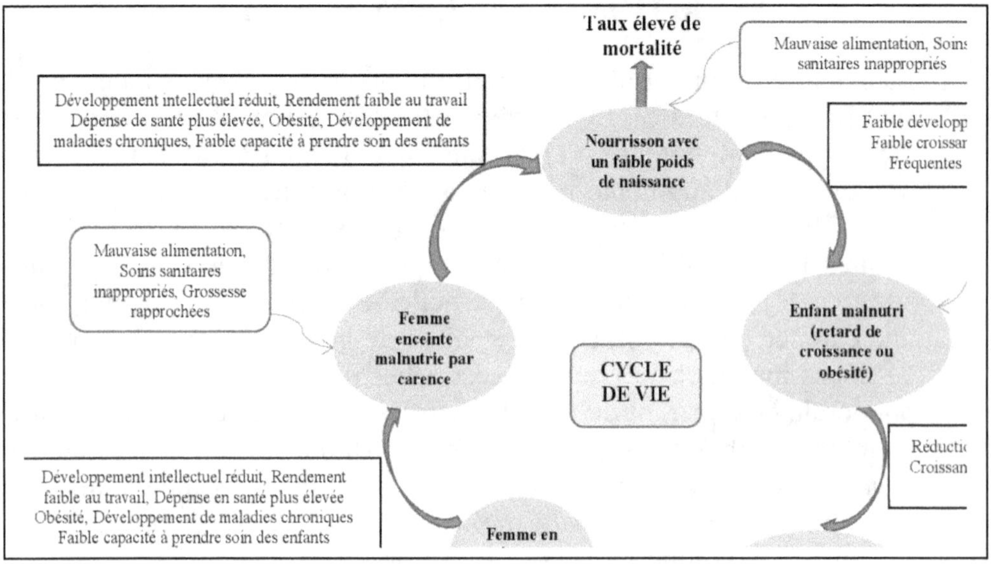

Figure 5 : Nutrition au cours du cycle de la vie, causes et conséquences de la malnutrition maternelle, selon Dr Akuèmaho DIOSSINOU, Bénin

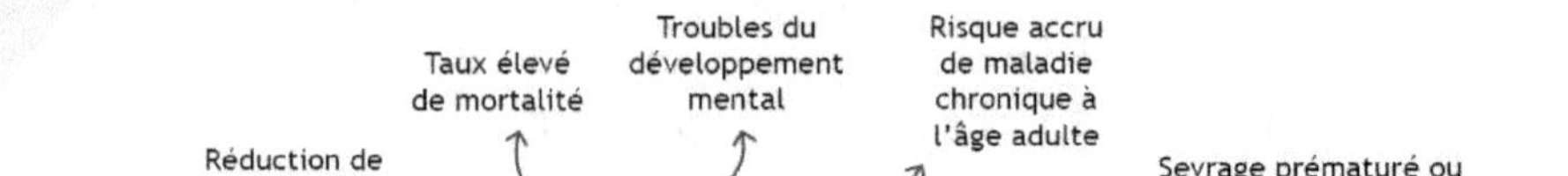

Figure 6 : La sous-nutrition dans le cycle de la vie in Ending Malnutrition, 2020, Rapport ACC, SCN, mars 1999 in ACF International, Politique sécurité Nutritionnnelle, décembre 2011, p. 7

FENÊTRE D'OPPORTUNITÉ DES 1 000 JOURS

Appelée **« fenêtre d'opportunité »**, il s'agit d'un concept de nutrition qui repose sur des études scientifiques ayant montré l'importance des 1 000 jours qui s'écoulent entre le début d'une grossesse et le deuxième anniversaire de l'enfant. Les recherches ont en effet montré qu'une bonne nutrition pendant cette période de 1 000 jours qualifiée par certains spécialistes **« d'intervalle d'or »** peut radicalement changer le sort de millions d'enfants a priori condamnés (6,7). Il s'agit de la période unique et critique pendant laquelle se met en place le potentiel physique, psychomoteur, intellectuel et cognitif de l'enfant. Il s'avère donc indispensable de tout mettre en œuvre pour réussir cette période afin de disposer dans le futur des hommes à même de relever les défis de développement.

L'importance de la nutrition pendant les 1 000 premiers jours de vie vient du fait qu'ils vont permettre d'améliorer la nutrition de l'enfant pendant cette période de sa vie avec en plus un énorme impact sur :

- le développement cognitif et physique du nourrisson ;
- la formation normale des organes ;
- l'habilité de l'enfant à grandir ;
- la bonne santé de l'enfant à l'âge adulte ;
- la prospérité et la stabilité au sein de la communauté ;
- le pouvoir de sauver des millions de vie et d'augmenter le PIB annuel d'un pays d'au moins 2 à 3 % ;
- la participation au développement du pays.

Le chercheur britannique David Barker fut le premier chercheur à établir un lien entre les maladies chroniques et la malnutrition prénatale. Il démontre que le faible poids de l'enfant à la naissance est lié à une mauvaise nutrition de sa mère avant et pendant la grossesse.

Les enfants malnutris au cours de leur vie intra-utérine risquent de développer à leur âge adulte des maladies chroniques non transmissibles comme le diabète, l'obésité, l'hypertension artérielle et des maladies cardiovasculaires. Une bonne nutrition au cours des 1 000 premiers jours de vie de l'enfant pourrait diminuer le risque d'apparition de maladies chroniques non transmissibles plus tard dans la vie.

Les conséquences d'un apport alimentaire appauvri sur le développement de l'enfant dépendent de la nature des carences nutritionnelles, leur récurrence et du stade de développement et de croissance où l'enfant se situe. Des études (6,7) montrent que la période de plus grande vulnérabilité aux carences nutritionnelles démarre au moment de la grossesse de la mère et se poursuit jusqu'à l'âge de 2 ans (7).

Par exemple, les deux premiers trimestres de grossesse sont les plus sensibles à une déficience en iode alors que l'enfant est plus vulnérable à la sous-nutrition en général au cours des premières années de sa vie. C'est pendant cette fenêtre d'opportunité que l'enfant a le plus besoin d'une alimentation adéquate, riche en nutriments, pour un bon développement cérébral et une croissance normale et régulière. Après le deuxième anniversaire de l'enfant, les séquelles de la sous-nutrition sont considérées comme irréversibles.

Comment soutenir la nutrition pendant les 1 000 jours ?

Il est possible de soutenir la nutrition de la mère et de son nouveau-né pendant les 100 jours par ce qu'on a communément l'habitude d'appeler **les actions essentielles en nutrition** en direction des cibles que sont les femmes et les enfants de moins de deux ans. Il s'agira de mettre en place un paquet intégré d'actions préventives et effectives en utilisant un large réseau de services et de partenaires pour la mise en œuvre des programmes de nutrition harmonisés afin d'induire un changement de comportement favorable à la nutrition. Pour ce faire, sept actions dites essentielles doivent être mises en œuvre à savoir :

- Promotion de la nutrition adéquate des femmes.
- Promotion de la prise de fer–acide folique et prévention de l'anémie chez les femmes et les enfants.
- Promotion de la consommation de sel iodé par tous les membres de la famille.
- Promotion des pratiques optimales de l'allaitement jusqu'à 6 mois.
- Promotion de l'alimentation de complément à l'allaitement pour les enfants de 6 à 24 mois.

1. Promotion des soins nutritionnels pour les enfants malades et malnutris.
2. Prévention de l'avitaminose A chez les femmes et les enfants.

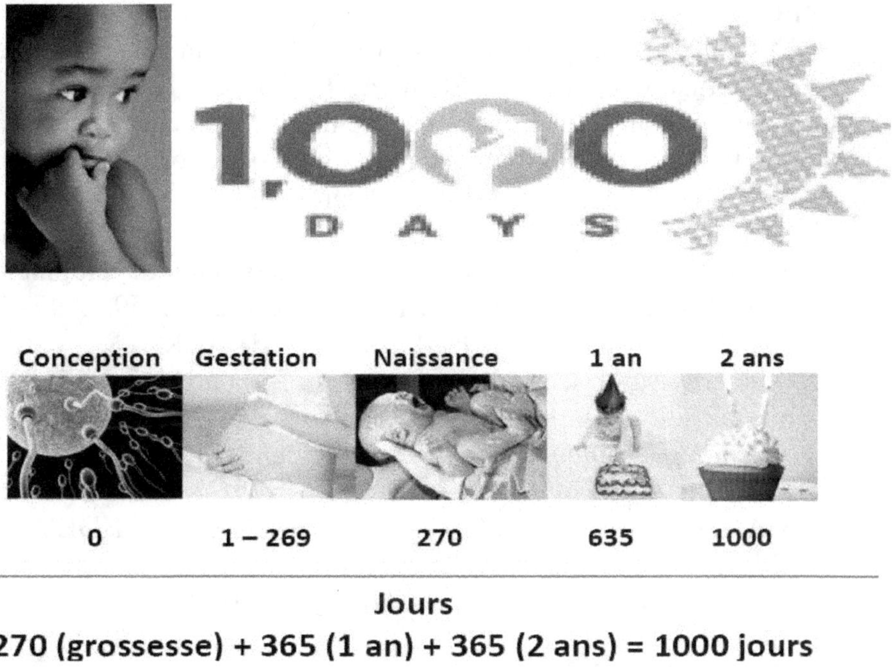

Figure 7 : Fenêtre d'opportunité des 1 000 jours premiers jours de vie (DANOU SABOU G., The Hunger Project, 7)

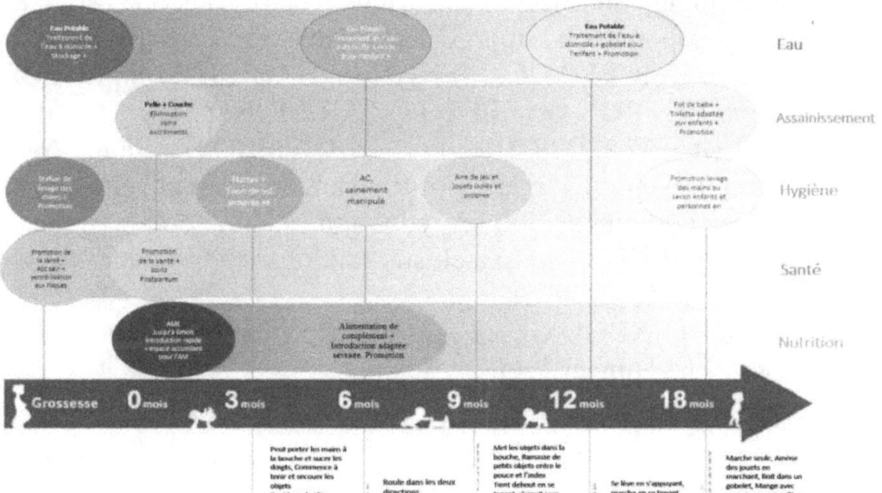

Figure 8 : Paquet intégré pour la réduction du retard de croissance au cours des 1 000 jours au niveau individuel et domestique, in ACF, Badywash et les 1 000 jours, p. 19

Références

1. MALUCCIO J.A., HODDINOTT J., Behrman J.R., Martorell R., Quisumbing A.R., Stein A.D., 2006, "The impact of experimental nutritional interventions on education into adulthood in rural Guatemala adults", Food Consumption and Nutrition Division, IFPRI, Washington, D.C.
2. GRANTHAM-MCGREGOR S.M., WALKER S.P., CHANG S. "Nutritional deficiencies and later behavioural development" in the Proceedings of the Nutrition Society, 2000, 59, p. 47–54.
3. CAUFIELD L., RICHARD S., BLACK R., 2004, "Undernutrition as underlying cause of malaria morbidity and mortality in children less than five years old" in the *American Journal of Tropical Medicine and Hygiene*, 71, p. 55–63.
4. VICTORA C.G., ADAIR L., FALL C., HALLAL P., MARTORELL R., RICHTER L., SINGH SACHDEV H., "Maternal and child undernutrition: consequences for adult health and human capital", in *The Lancet*, 2008, vol. 371, p. 23–40.
5. GWATKIN D.R., RUTSTEIN S., JOHNSON K., SULIMAN E., WAGSTAFF A., AMOZOU A., "Socio-economic difference in health, nutrition and population within developing countries: an overview", World Bank, Washington, 2007, disponible à http://go.worldbank.org/
6. SEE E.G. RUEL M.T., MENON P., HABICHT J.P., LOECHL C., BERGERON G., PELTO G., ARIMOND M., MALUCCIO J., MICHAUD L., HANKEBO B., 2008, "Age-based preventive targeting of food assistance and behaviour change communication for reduction of childhood undernutrition in Haiti: a cluster randomised trial" in *The Lancet*, 371, p. 588–95.
7. DANOU SABOU G., « Fenêtre d'opportunité des 100 jours de vie », The Hunger Project, Bénin.

CHAPITRE II : L'ALIMENTATION EN NUTRITION

DIFFÉRENTS GROUPES D'ALIMENTS

LES MACRONUTRIMENTS

Les glucides ou hydrates de carbone (CHO) (3)

Les glucides ou hydrates de carbone ont en commun leur structure chimique associant des molécules de carbone et d'eau dans un rapport 1/1 (Cn, H_2On). Les glucides ont un intérêt énergétique considérable puisqu'ils couvrent 50 à 70 % des besoins énergétiques de l'organisme (1 g de glucide fournit 5 kcal).

La principale fonction métabolique des hydrates de carbone est d'assurer l'homéostasie glycémique moyennant un apport adéquat et la possibilité de stockage tissulaire sous forme de glycogène qui est au monde animal ce qu'est l'amidon au monde végétal. Par leur pouvoir sucrant, les mono- et disaccharides contribuent à la palatabilité de l'alimentation et donc de son acceptabilité. On peut classer les glucides en deux grands groupes : les glucides digestibles et les non-digestibles ou fibres alimentaires.

Classification des glucides

Glucides digestibles

Les glucides digestibles peuvent être classés en trois groupes : les monosaccharides, les disaccharides et les polysaccharides.

- **Monosaccharides** : Les monosaccharides alimentaires regroupent les produits de l'hydrolyse de l'amidon qui produit du glucose, du fructose ou du galactose. Le sorbitol est l'alcool du glucose et le xylitol celui du xylose dont le seul intérêt réside dans leur seul pouvoir sucrant.
  Le ribose et le désoxyribose sont des pentoses de synthèse endogène dont la destinée est de produire des acides nucléiques.
- **Disaccharides** : Les disaccharides sont représentés par le saccharose avec un pouvoir sucrant et le lactose. Les mono- et disaccharides sont dits sucres simples, mais leurs absorption et destinée métabolique peuvent être très différentes les unes des autres. Seuls le glucose et à un moindre degré le saccharose sont considérés comme des sucres rapides, ce qui sous-entend qu'ils entraînent une hyperglycémie précoce et importante.
- **Polysaccharides :** Les polysaccharides sont des structures de caractère complexe dont certains (cellulose) ne sont pas digestibles par l'homme. L'amidon, l'amylopectine et l'amylose par contre

sont digestibles. Près de 2 à 5 % des amidons sont résistants aux enzymes digestives et constituent un substrat de fermentation pour la microflore colique qui les transforme en acides gras à chaîne courte.

Glucides non digestibles ou fibres alimentaires
Les fibres alimentaires sont des hydrates de carbone non digestibles. Elles sont classées en fibres insolubles et solubles. Les fibres n'apportent pas de l'énergie à l'organisme, mais agissent sur la vidange gastrique, le transit intestinal, l'équilibre de la microflore intestinale qui peut les dégrader en partie. Elles sont associées à des aliments pauvres en lipides et interagissent avec l'absorption des glucides digestibles en réduisant leur index glycémique (4).
Les modèles alimentaires riches en fibres offrent des avantages confirmés par les méta-analyses : diminution des maladies cardio-vasculaires et métaboliques, meilleur contrôle pondéral et moindre prévalence de certains cancers (5). Il est recommandé de manger suffisamment de fibres alimentaires (20 g/1 000 kcal) pour moitié sous forme de fibres solubles en privilégiant les apports sous forme naturelle sous forme de légumes, légumineuses, fruits et grains entiers.

Tableau 2 : Les différentes fibres alimentaires

Fibres solubles	Fibres insolubles
Pectines	Cellulose
Gommes	Lignines
Glucanes (avoine)	Certaines hémicelluloses
Alginates (Algues)	
Certaines hémicelluloses	

Source : SCHLINGER J.-L., 2014.

Digestion et absorption des glucides
Les glucides ne sont absorbés que sous forme de monosaccharides obtenus par une hydrolyse qui débute dès l'ingestion sous l'effet de l'amylase salivaire qui rompt les liaisons α 1–4 qui unissent les radicaux glycosés de l'amylose, polymère du glucose à chaîne courte. Les amylases salivaires et pancréatiques produisent du maltose et du maltotriose hydrolysés par l'isomaltase contenue dans la bordure en brosse intestinale qui rompt aussi les liaisons α 1-6 de l'amylopectine, polymère du glucose à chaîne longue dont la structure est comparable à celle du glycogène. D'autres enzymes

intestinales (disaccharides et lactase) complètent la digestion des disaccharides formés.
La vitesse d'absorption des glucides sous forme de glucose dépend en principe de la complexité des hydrates de carbone ingérés. Toutefois, bien que la structure de l'amylopectine soit plus complexe, la glycémie s'élève plus rapidement après l'ingestion d'amylopectine qu'après celle de l'amylose, ce qui ne conforte pas la distinction consacrée par l'usage entre glucides « simples » et « complexes », corollaire de sucres « rapides » et « lents ».

Métabolisme des glucides (3)
Les conséquences métaboliques de l'ingestion des glucides ne se limitent pas seulement à une équation énergétique, mais prennent en compte l'importance de la charge glucosée qui parvient dans la circulation générale et la cinétique de l'hyperglycémie. Lors du premier passage hépatique du glucose, intervient la glycogénogenèse qui contribue à l'hémostasie glucosée en évitant une hyperglycémie post-absorptive excessive et en prévenant une hyperglycémie interprandiale grâce à la glycolyse des réserves glycogéniques (SCHLIENGER J.-L., 2014).
La glycolyse, la phosphorylation oxydative et le cycle tricarboxylique de Krebs génèrent de l'adényl-triphosphate (ATP). L'augmentation de l'ATP détermine une élévation de l'acide oxalo-acétique et de l'acétyl-CoA (coenzyme A), ce qui stimule la synthèse d'acides gras. Ainsi, l'excès d'apport glucidique aboutit à un stockage énergétique sous forme de graisse, évitant ainsi l'apparition d'une hyperglycémie dès lors que les réserves glycogéniques sont saturées.
Le niveau de réserves énergétiques intracellulaires agit comme un signal de modulation du métabolisme. Un niveau élevé d'ATP freine le cycle de Krebs et inhibe la glycolyse alors qu'une teneur élevée en adényl-diphosphate (ADP) et adényl-monophosphate (AMP) induit la glycolyse et la régénération d'ATP.
Dans les muscles, le métabolisme anaérobie du glucose produit des pyruvates transformés in situ en CO_2 ou transportés vers le foie. En cas d'effort très important, les pyruvates produisent des lactates dont l'accumulation peut provoquer des crampes musculaires.
L'homéostasie glucosée est maintenue par diverses régulations destinées à contourner les effets néfastes d'un apport inconstant et discontinu en glucose aux organes strictement glucodépendants que sont le cerveau (140 g/j de glucose), les éléments figurés du sang et la médulla rénale. Lorsque les réserves glycogéniques sont épuisées, se met en place une

néoglycogenèse hépatique dont les principaux substrats sont les lactates (cycle de Cori[2]), le glycérol provenant des acides gras libres et les acides aminés dits glucoformateurs dont le chef de file est l'alanine.
Un jeûne prolongé induit une cétogenèse à partir à partir des acides gras libres dont la bêta-oxydation produit des corps cétoniques (bêta-hydroxybutyrate) utilisables comme carburant métabolique par les organes non glucodépendants. Parallèlement, se met en place une épargne glucosée avec une utilisation préférentielle des acides gras pour assurer l'énergétique musculaire (cycle de Randle[3]).
L'index glycémique (IG) d'un aliment est défini par rapport à un apport glucide standard. Il exprime le degré d'hyperglycémie induit par un aliment. Un index glycémique (IG) supérieur à 50 % est élevé alors qu'un IG inférieur à 50 % est considéré comme bas. Il existe une très grande variabilité de l'IG intra- et interindividuelle et selon les espèces d'un même aliment. Exemple, l'IG du glucose est de 100 %, la baguette de pain (90 %), le riz blanc (75 %), la semoule, la betterave, les croissants, la pomme de terre (62 %), le maïs (55 %), les chips (54 %), la banane (58 %), le miel (52 %), le chocolat noir, les carottes, le haricot blanc (50 %), le lait, les yaourts et les lentilles (30 %).
La charge glycémique (CG) est plus pertinente que l'index glycémique. Elle s'obtient en multipliant l'IG par la quantité de glucides contenue dans une portion d'un aliment donné. Elle évite l'écueil lié à la teneur en glucides très variable des aliments.

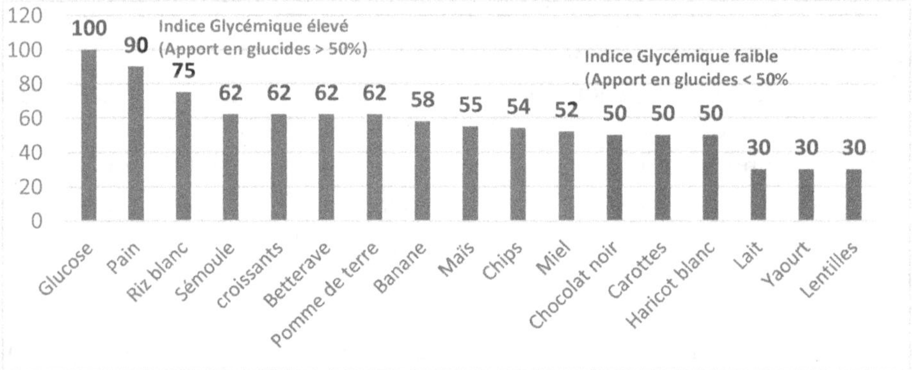

Figure 9 : Répartition des aliments selon leur indice glycémique

[2] Le **cycle de Cori** correspond au métabolisme du glucose par la voie anaérobie qui résulte de la réaction catalysée par la lactate déshydrogénase qui a lieu dans le hyaloplasme mitochondriale des cellules hépatiques qui fait que les pyruvates sont métabolisés en glucose.
[3] **Le cycle de Randle** concerne le métabolisme des acides gras libres à partir du métabolisme des glucides.

Les Protéines (3)

Les protéines représentent environ 18 % de la masse totale de l'organisme. Ce sont des molécules organiques essentielles à toutes les cellules vivantes. Elles contiennent des atomes de carbone, d'hydrogène, d'oxygène et d'azote, et parfois d'autres atomes, comme le soufre ou le phosphore. Ce sont les seuls fournisseurs d'azote de l'organisme. Les unités de base des protéines sont les acides aminés. Il existe deux sortes de protéines : les protéines structurales, qui sont le matériau essentiel de chaque cellule, et les protéines fonctionnelles, qui participent aux processus biologiques.

Classification des protéines

Les acides aminés possèdent un groupe carboxyle (-COOH), un groupe amine (-NH_2) contenant un atome d'azote et un groupement d'atomes, appelé radical R, qui diffère selon les acides aminés. Vingt acides aminés entrent dans la composition des protéines humaines. L'organisme construit ses propres protéines à partir des acides aminés selon un code détenu dans le noyau cellulaire. Les acides aminés se lient entre eux par une liaison peptidique et forment des chaînes peptidiques. Les chaînes peptidiques plus complexes sont des protéines.

Les protéines de structure sont le plus souvent des protéines fibreuses. Elles constituent la trame des cellules et du tissu conjonctif. Le collagène, principale fibre protéique du tissu conjonctif, renforce sa résistance. Il est présent dans les os, les articulations et les ligaments. La kératine assure l'imperméabilité de la peau ; elle est la protéine de structure des cheveux et des ongles. L'actine et la myosine sont des protéines contractiles situées dans les cellules.

Les protéines fonctionnelles sont des protéines globulaires hydrosolubles et mobiles. Elles interviennent dans des processus biologiques. Les hormones contribuent à la régulation du métabolisme. Les anticorps sont des molécules de l'immunité ; les protéines de transport véhiculent d'autres molécules. Les enzymes accélèrent la vitesse des réactions biochimiques.

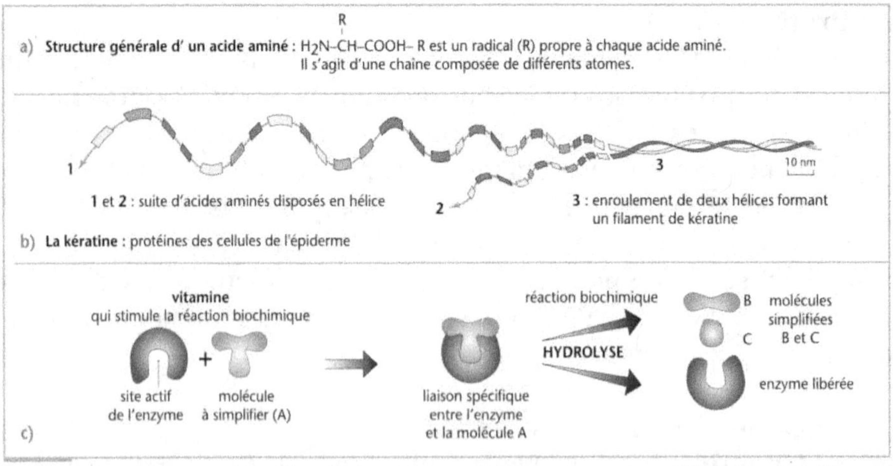

Source : Les constituants de l'Organisme, Chapitre 2, in https://extranet.editis.com/images/doc/pdf/ consulté le 17 janvier 2022.

Schéma 1 : a) Structure générale d'un acide aminé ; b) Une protéine structurale ; c) L'activité d'une protéine fonctionnelle

Les molécules à fonction spécifique : Certaines molécules de l'organisme ont des fonctions spécifiques. Elles sont souvent composées de petites molécules de nature différente. C'est le cas de trois molécules : **l'adénosine triphosphate (ATP)** et deux **acides nucléiques, l'acide désoxyribonucléique (ADN) et l'acide ribonucléique (ARN)**. Ces trois molécules sont construites à partir d'une unité de base : un nucléotide.

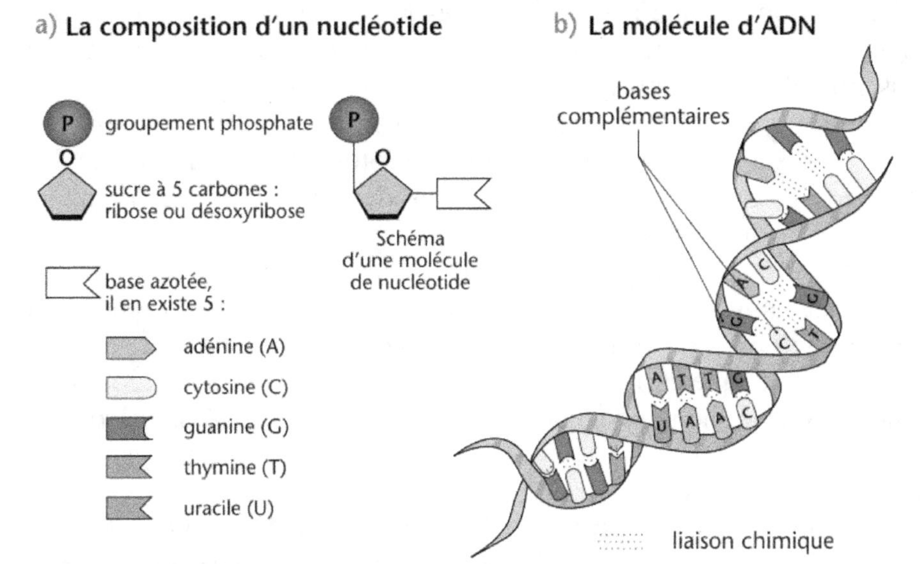

Source : Les constituants de l'organisme, chapitre 2, in https://extranet.editis.com/images/doc/pdf/ consulté le 17 janvier 2022.

Schéma 2 : a) La composition d'un nucléotide ; b) La molécule d'ADN

L'adénosine triphosphate (ATP) est un nucléotide formé d'un acide phosphorique, d'un sucre (le ribose) et d'une base azotée (l'adénine), auxquels s'ajoutent deux groupes de phosphates. La molécule d'ATP est une molécule énergétique. L'énergie est emmagasinée dans les liaisons entre les groupes phosphates. La molécule d'ATP libère cette énergie selon les besoins de la cellule. Elle se forme de nouveau en captant l'énergie libérée par la dégradation des molécules de glucose ou de triglycérides.

L'acide désoxyribonucléique (ADN) est une longue molécule formée de deux chaînes enroulées en double hélice. Chaque chaîne est constituée par une suite (polymère) de nucléotides. Chaque nucléotide comprend un acide phosphorique, un sucre (le désoxyribose) et une base azotée. Les bases azotées de la molécule d'ADN sont la cytosine, la guanine, l'adénine, la thymine. Les deux chaînes sont reliées par des liaisons entre les deux bases azotées complémentaires. La cytosine se lie toujours à la guanine, l'adénine à la thymine. L'ADN contrôle le développement cellulaire et la transmission des caractères héréditaires.

L'acide ribonucléique (ARN) est une courte molécule, formée d'une seule chaîne composée de l'enchaînement de nucléotides. Chaque nucléotide d'ARN comprend un sucre (le ribose), un acide

phosphorique et une base azotée. Les bases azotées de l'ARN sont la cytosine, la guanine, l'adénine et l'uracile. L'ARN joue un rôle essentiel dans la synthèse des protéines.
Les protéines alimentaires fournissent les acides aminés (AA) nécessaires à la couverture des besoins protéiques de l'organisme. Leur fonction comporte la croissance, l'entretien des tissus, des organes et du système de défense immunitaire.
Les AA sont les substrats de toute synthèse protéique endogène mais ont également un rôle métabolique complémentaire dans la mesure où les protéines constituent une réserve énergétique de nécessité importante et que certains AA contribuent à l'homéostasie glucosée en participant à la néoglucogenèse hépatique, voire à la cétogenèse.

Digestion et absorption

Les protéines sont constituées de chaînes d'AA portant chacune un radical azoté. Les protéines ingérées sont digérées grâce à la pepsine gastrique et la trypsine pancréatique. Transformées en peptides de quelques AA, elles sont ensuite dégradées en AA et en dipeptides par les protéases pancréatiques et intestinales. Les AA absorbés parviennent au foie qui est leur principal site de catabolisme.

Métabolisme des protéines

Le flux des AA dépend d'une part, de la synthèse des protéines circulantes et d'autre part, de la mise à disposition dans la circulation générale des AA destinés à satisfaire les besoins spécifiques des organes. La synthèse des protéiques hépatiques est orientée en fonction des différents signaux métaboliques.
En cas d'agression ou d'inflammation aiguë, les substrats aminés sont utilisés de façon préférentielle pour la synthèse des protéines de la phase aiguë au détriment d'autres protéines comme l'albumine. En dehors d'infections aiguës, les concentrations d'albumine et d'autres protéines dites de la « nutrition » traduisent l'état du pool protéique et l'état nutritionnel.
Le catabolisme protidique fournit des radicaux aminés (NH_2) qui sont intégrés dans le foie dans le cycle de l'uréogenèse leur permettant d'être éliminés dans les urines. En cas d'uréogenèse insuffisante par déficit hépatocellulaire, les AA sont transformés en ammoniaque (NH_3) présentant des effets neurotoxiques.
Le foie et le rein sont capables de synthétiser la créatine à partir de l'arginine et du glycocolle. La créatine est transportée dans le muscle

où elle est stockée sous forme de phosphocréatine, puis convertie en créatinine qui est libérée dans la circulation générale avant d'être éliminée dans les urines.
La créatinine urinaire (créatininurie) est un bon reflet de la masse musculaire, mais dépend aussi des apports alimentaires carnés. Chaque jour, un peu moins de 2 % de créatine musculaire sont transformées en créatinine (SCHLIENGER J.-L., 2014, p. 7).

Tableau 3 : Les différents acides aminés

Acides aminés essentiels	Acides aminés non essentiels
1. Arginine	10. Valine*
2. Alanine	11. Histidine*
3. Glutamine	12. Leucine*
4. Aspartate	13. Isoleucine*
5. Asparagine	14. Lysine*
6. Glycocolle	15. Méthionine**
7. Proline sérine	16. Phénylalanine**
8. Cystéine* **	17. Thréonine*
9. Tyrosine, *** **	18. Tryptophane

Source : SCHLINGER JL., 2014, p. 7.
Ces AA deviennent essentiels si leurs précurseurs :
* AA dits branchés occupent une place particulière parmi les acides aminés essentiels de par leur importance non seulement dans la structure des protéines mais aussi dans le métabolisme général et cérébral ;
* * AA aromatiques (méthionine, phénylalanine) sont présents en quantité limitée.
*** AA branchés et aromatiques (tyrosine, cystéine).

Besoins en protéines
Les besoins en protéines sont estimés en fonction des pertes qui varient selon l'âge, le sexe, l'état physiologique, l'activité physique et l'état de santé. Les besoins protéiques minimums sont ceux qui assurent une bonne santé chez l'adulte ou une croissance normale chez l'enfant. Les besoins azotés en cas d'alimentation dépourvue d'apport protéique peuvent être compensés par 55 mg/kg d'azote, soit 0,35 g/kg de protéines, chiffre généralement fixé à 0,55 g/kg par jour après application d'un coefficient de correction de sécurité tenant compte des variations individuelles (SCHLINGER JL., 2014, p. 7). En tenant compte des besoins globaux de la population générale, les apports recommandés en protéines sont fixés à à,8 g/kg par jour chez l'adulte (6).

Les besoins en protéines sont donnés d'après le rapport FAO/OMS/UNU (OMS, 1986), qui sont les apports de sécurité, ce qui correspond aux apports de référence pour une population selon la Commission européenne citée plus haut. Les besoins sont exprimés en protéines de qualité et de digestibilité égales à celles des protéines de l'œuf ou du lait :

- ✓ **adultes (homme et femme) :** 0,75 g/kg de poids corporel par jour ;
- ✓ **besoins supplémentaires pour la femme enceinte :** 10 g/j, soit 10,75 g/kg par jour ;
- ✓ **besoins supplémentaires pour la femme allaitante :**
- **premiers six mois :** 16 g/kg par jour,
- **six mois suivants :** 12 g/kg par jour.

Tableau 4 : Besoins journaliers en protéines chez les enfants de 4 mois à 10 ans

Âge (mois)	**Besoins en protéines (en g/kg par jour)**	**Âge (Années)**	**Besoins en protéines (en g/kg par jour)**
4 – 6	1,86	3	1,13
7 – 9	1,65	4	1,09
10 – 12	1,48	5	1,06
13 – 18	1,26	6	1,02
19 – 24	1,17	7 à 9	1,01
		10	0,99

Source : SCHLIENGER J.-L., 2014 (3).

Tableau 5 : Besoins énergétiques des adolescents de 11 à 18 ans selon le poids et la taille

Âge (ans)	**Poids médian** (kg)		**Taille médiane** (cm)		**Besoins en protéines** (g/kg par jour)	
	Garçons	**Filles**	**Garçons**	**Filles**	**Garçons**	**Filles**
11 – 12	34,5	36,0	144	36,0	1,0	1,0
13 – 14	44,0	46,5	157	46,5	1,0	0,95
15 – 16	55,5	52	168	52,0	0,95	0,9
17 – 18	64,0	54	176	54,0	0,9	0,8

Source : SCHLIENGER J.-L., 2014 (3).

Protéines et santé

Un apport protéique de bonne valeur couvrant les besoins de l'individu est considéré comme un préalable à un état de santé optimal. Une carence protéique chronique a des conséquences redoutables sur l'état de santé à savoir les troubles de la croissance chez l'enfant, la fragilité cutanée avec comme conséquence un retard de cicatrisation, l'altération des défenses immunitaires avec un risque accru d'infection, le catabolisme protéique avec sarcopénie et ostéopénie. Les carences protéiques sont particulièrement redoutées aux âges extrêmes de la vie. Un excès d'apport protéique n'est pas souhaitable parce qu'il se fait au détriment des apports glucidiques qui constituent la source énergétique préférentielle, parce que les aliments protéiques sont le plus souvent associés à des graisses constitutionnelles où dominent les acides gras saturés (AGS). Des arguments épidémiologiques et expérimentaux montrent qu'un régime hyperprotidique augmente la pression de perfusion glomérulaire, ce qui prédispose à l'insuffisance rénale chronique et a un effet lithogène urinaire (lithiase rénale).

Les Lipides

Les lipides sont les graisses de l'organisme. Ils sont insolubles dans l'eau. Il existe une très grande variété de lipides. **Les acides gras** sont des molécules linéaires plus ou moins longues, qui sont mises en réserve par l'organisme sous forme de triglycérides. **Les triglycérides** sont formés de trois molécules d'acide gras combinées à une molécule d'alcool et le glycérol. Ils sont les principales réserves d'énergie stockées dans le tissu adipeux. Ils protègent aussi l'organisme contre le froid et les chocs mécaniques. **Les phospholipides**, dérivés des triglycérides, entrent dans la composition des membranes cellulaires, auxquelles ils apportent leur propriété de perméabilité sélective. **Les stéroïdes** et les vitamines liposolubles sont des macromolécules complexes. Un stéroïde, le cholestérol, est un composé primordial des membranes cellulaires. Il est un précurseur de certaines hormones et de la vitamine D.

Classification des lipides (3)

Les graisses de l'organisme se répartissent en deux groupes : **les graisses structurelles** qui font partie intégrante des membranes cellulaires, des mitochondries et de certains organites intracellulaires et **les graisses de réserve** qui, comme leur nom l'indique, représentent les réserves d'énergie.

Le cholestérol se trouve dans toutes les membranes cellulaires. Il joue un rôle important dans le transport des lipides. Il est le précurseur des sels biliaires et des hormones surrénaliennes et sexuelles.

Les lipides alimentaires consistent surtout en **triglycérides**. Ceux-ci peuvent être scindés en glycérol et en acides gras qui sont des chaînes de carbone, d'hydrogène et d'oxygène. Cette scission ou digestion des lipides se fait dans l'intestin humain sous l'action d'enzymes appelées lipases provenant du pancréas ou des sécrétions intestinales. Les sels biliaires, fabriqués par le foie, émulsifient les acides gras pour les rendre plus solubles dans l'eau et plus facilement absorbables.

Les nombreux acides gras de l'alimentation humaine se répartissent en deux groupes **: les AGS, et les acides gras insaturés** qui sont soit mono-insaturés (AGMIS) ou polyinsaturés (AGPI). Les AGS possèdent le nombre maximal d'atomes d'hydrogène que leur structure chimique autorise. Toutes les graisses alimentaires sont un mélange d'acides gras saturés et insaturés. En simplifiant, les graisses provenant d'animaux terrestres (viande et beurre) contiennent plus d'AGS que les graisses d'origine végétale. Les graisses provenant de végétaux et, jusqu'à un certain point, de poissons contiennent plus d'acides gras insaturés et surtout polyinsaturés (AGPI). Il y a bien sûr des exceptions comme l'huile de coco, qui est riche en AGS.

Cette classification est primordiale en matière de santé, car la consommation excessive de graisses saturées est l'un des facteurs de l'athérome et des maladies coronariennes. Les AGPI auraient au contraire un rôle protecteur.

Les acides gras polyinsaturés (AGPI) comprennent deux acides gras appelés essentiels car nécessaires à une bonne santé : **les acides linoléique et linolénique**. Ils jouent un rôle majeur dans la synthèse de structures cellulaires et de nombreux composés biologiques importants. Des études récentes ont aussi mis en évidence les bénéfices d'acides gras à chaîne plus longue dans la croissance et le développement des jeunes enfants. L'acide arachidonique et l'acide docosahexaénoïque seraient essentiels à la croissance et au développement des jeunes enfants. Des expériences réalisées sur des animaux et des études effectuées chez l'homme ont mis en évidence des altérations de la peau, de la croissance et du fonctionnement vasculaire et neurologique en l'absence de ces acides ; de plus, ils sont sans aucun doute essentiels à la nutrition des cellules et tissus de l'organisme.

Les lipides sont indispensables pour donner un goût agréable aux aliments. Ils apportent aussi 9 kcal/g, soit près du double des calories

apportées par les glucides et les protéines (environ 4 kcal/g). Ils permettent donc de réduire le volume des aliments. Une personne qui accomplit un travail très dur surtout en climat froid peut avoir besoin de 4 000 kcal/j. Dans ce cas, il est indispensable qu'une large proportion de la ration provienne des lipides pour éviter un volume excessif. Le volume de la ration constitue souvent un grave problème chez les jeunes enfants. Il est donc souhaitable d'augmenter dans des limites raisonnables le contenu en graisse ou en huile de leur alimentation afin d'augmenter la densité énergétique d'une alimentation à base de glucides volumineux.
Les lipides servent aussi de véhicule au transport des vitamines liposolubles. Certains lipides sont donc indispensables à la santé.
Les graisses stockées dans l'organisme servent d'énergie de réserve. C'est une façon pratique de stocker de l'énergie, car, à poids égal, les lipides en produisent deux fois plus que les glucides. Sous la peau, la graisse sert d'isolant thermique et elle sert de tissu de support à plusieurs organes dont le cœur et l'intestin.
Toutes les graisses de l'organisme ne proviennent pas nécessairement de graisses alimentaires. Les calories excédentaires provenant des glucides et des protéines du maïs, du manioc, du riz ou du blé peuvent être converties en graisse dans l'organisme.
Les lipides alimentaires sont multiples et source d'importantes quantités d'énergie. Ils améliorent la palatabilité des aliments et des mets (onctuosité). Ils ont un rôle structurel (constituants des membranes cellulaires et de la myéline) et métabolique (précurseurs des hormones stéroïdes et des eicosanoïdes).
Les acides gras saturés (AGS) sont habituellement associés à un risque cardiovasculaire accru, alors que les acides gras mono-insaturés (AGMIS) et polyinsaturés sont neutres ou bénéfiques.

Digestion des lipides (3)
Les lipides hydrophobes en phase aqueuse subissent une digestion mécanique et partiellement chimique (lipase gastrique) dans l'estomac où ils sont émulsifiés en fines gouttelettes lipides. Cette miscellisation est maintenue grâce aux sels biliaires. La lipase pancréatique clive les triglycérides en acides gras et en monoglycérides qui sont absorbés dans la partie proximale du jéjunum.
Les acides gras à chaîne courte pénètrent dans le sang portal où ils se lient à l'albumine pour parvenir au foie. Les acides gras à chaîne longue sont réestérifiés en triglycérides dans l'entérocyte puis transportés dans

la lymphe sous forme de chylomicrons. L'absorption des acides gras et monoglycérides est quasi complète. L'absorption est d'autant plus retardée que la chaîne des acides gras est plus longue.
Les triglycérides à chaîne moyenne sont absorbés rapidement du fait d'une émulsification plus efficace et d'une plus grande solubilité. Ils sont en grande partie absorbés directement dans le sang portal pour subir une ré-estérification, d'où leur intérêt dans les situations de malabsorption des graisses. Les acides gras à chaîne longue de type oméga 3 (*n*–3) sont absorbés plus rapidement que les autres acides gras à chaîne longue.
Le cholestérol est absorbé par un processus actif à un taux de 30–70 % pour partie sous forme de cholestérol alimentaire et pour partie sous forme de cholestérol contenu dans la bile. Le sol est séquestré par les sels biliaires et éliminé dans les selles au même titre que les phytostérols et stanols. L'élimination fécale des graisses ne dépasse pas 4 à 6 g/j quel que soit la quantité de lipides ingérés. La capacité d'absorption diminue avec l'âge, l'insuffisance pancréatique et la gastrectomie.

Métabolisme des lipides (7, 8)
Les lipides constituent une famille hétérogène de molécules hydrophobes, insolubles dans les milieux biologiques aqueux. Ils sont véhiculés à travers les divers compartiments extracellulaires de l'organisme (plasma, lymphe et liquide interstitiel) au sein d'édifices macromoléculaires complexes : les lipoprotéines.
En fait, les lipoprotéines ne constituent pas in vivo des entités stables, mais elles subissent des remaniements constants durant leur transit dans l'espace intravasculaire.
Les apolipoprotéines, les enzymes lipolytiques, les protéines de transfert et les récepteurs cellulaires vont agir de concert afin de permettre le transport et la distribution des lipides au sein de l'organisme. Les trois voies essentielles du métabolisme des lipoprotéines sont :

- **la voie entéro-hépatique**, permettant le transport des lipides exogènes de l'intestin vers le foie ;
- **la voie d'apport** que représente le transport centrifuge des lipides du foie vers les tissus périphériques ;
- **la voie de retour**, permettant le transport centripète du cholestérol des tissus périphériques vers le foie et son excrétion biliaire.

Les lipides sont des graisses qui sont absorbées avec les aliments ou synthétisées par le foie. Les triglycérides (TG) et le cholestérol sont les lipides qui ont le plus d'importance en pathologie, mais tous les lipides sont physiologiquement importants.
Le **cholestérol** est un constituant ubiquitaire des membranes cellulaires, des stéroïdes, des acides biliaires et des molécules de signalisation.
Les **triglycérides** stockent principalement de l'énergie dans les adipocytes et les cellules musculaires.
Les **lipoprotéines** sont des structures sphériques hydrophiles qui possèdent des protéines de surface (apoprotéines ou apolipoprotéines) qui sont des cofacteurs et des ligands des enzymes impliquées dans le métabolisme des lipides. Tous les lipides sont hydrophobes et la plupart du temps insolubles dans le sang, ils doivent donc être transportés dans des lipoprotéines. Les lipoprotéines sont classées selon leur taille et leur densité (elles sont définies comme le ratio entre lipide et protéine) et elles sont importantes, car des niveaux élevés de lipoprotéines de faible densité (LDL) et des taux bas de lipoprotéines de haute densité (HDL) sont les principaux facteurs de risque de maladie cardiaque athérosclóreuse.
Une dyslipidémie se définit par une élévation du cholestérol plasmatique et/ou des triglycérides (TG) ou par un taux de cholestérol HDL bas, anomalies contribuant à l'apparition de l'athérosclérose.

Métabolisme des lipides exogènes (alimentaires)
Les anomalies de la synthèse, du métabolisme et de la clairance des lipoprotéines peuvent induire une accumulation de lipides athérogènes dans le plasma et l'endothélium.
Plus de 95 % des lipides alimentaires sont des triglycérides, le reste, environ 5 % des lipides alimentaires, est composé de phospholipides, des acides gras libres, du cholestérol (présents dans les aliments sous forme de cholestérol estérifié) et les vitamines liposolubles.
Les triglycérides alimentaires sont digérés dans l'estomac et le duodénum en monoglycérides et en acides gras libres par la lipase gastrique et la lipase pancréatique au décours d'une émulsification due au péristaltisme vigoureux de l'estomac. Les esters du cholestérol alimentaire sont hydrolysés en cholestérol libre par les mêmes mécanismes.
Les monoglycérides, les acides gras libres et le cholestérol libre sont solubilisés dans l'intestin sous forme de micelles par les acides

biliaires et seront ainsi conduits jusqu'aux villosités intestinales pour être absorbés. Une fois absorbés par l'entérocyte, ils sont réassemblés dans des triglycérides et empaquetés avec le cholestérol dans des chylomicrons, qui sont les plus volumineuses lipoprotéines.

Les chylomicrons transportent les triglycérides et le cholestérol alimentaires des entérocytes vers la circulation sanguine après un passage via le système lymphatique. Dans les capillaires des tissus adipeux et musculaires, l'apoprotéine C-II (apo C-II) située sur les chylomicrons active la lipoprotéine lipase située sur l'endothélium (LPL) pour convertir 90 % des triglycérides des chylomicrons en acides gras et en glycérol prélevés par les adipocytes et les cellules musculaires pour production ou stockage de l'énergie. Les remnants de chylomicrons riches en cholestérol retournent vers le foie où ils sont captés par un processus médié par l'apoprotéine E (apo E).

Métabolisme des lipides endogènes

Les lipoprotéines synthétisées par le foie transportent les triglycérides endogènes et le cholestérol. Les lipoprotéines circulent dans le sang en permanence jusqu'à ce que les triglycérides qu'ils contiennent soient prélevés par les tissus périphériques ou que les lipoprotéines elles-mêmes soient épurées par le foie. Les facteurs stimulant la synthèse hépatique des lipoprotéines entraînent généralement une hypercholestérolémie et une hypertriglycéridémie.

Les **lipoprotéines de très basse densité (Very Low Density Lipoprotein ou VLDL)** contenant l'apoprotéine B-100 (apo B), synthétisées dans le foie, transportent les triglycérides et le cholestérol vers les tissus périphériques. Les VLDL permettent au foie d'exporter l'excès de triglycérides provenant des acides gras libres et des remnants[4] de chylomicrons; la synthèse des VLDL s'accroît avec l'augmentation intrahépatique des acides gras libres, comme lors de régimes riches en graisses et quand un excès de tissu adipeux libère des acides gras libres directement dans la circulation (par ex., dans l'obésité , le diabète sucré déséquilibré). L'apo C-II située à la surface des VLDL active la LPL en surface de l'endothélium pour hydrolyser les triglycérides (TG) en acides gras libres et en glycérol utilisables par les cellules.

Les **lipoprotéines de densité intermédiaire (intermediate-density lipoproteins, IDL)** résultent de la conversion des VLDL et des chylomicrons. Les IDL sont des VLDL riches en cholestérol et des

---

[4] Remnants, ce sont les lipoprotéines dérivant du métabolisme des chylomicrons.

remnants de chylomicrons qui sont soit éliminés par le foie, soit transformés sous l'effet de la lipase hépatique, en LDL qui contiennent de l'apo B-100.

Les **lipoprotéines de basse densité (LDL)**, issues du métabolisme des VLDL et des IDL, sont les lipoprotéines les plus riches en cholestérol. Environ 40 à 60 % de toutes les LDL sont éliminées par le foie dans un processus médié par l'apo B et les récepteurs hépatiques des LDL. Le reste se fixe soit sur des récepteurs hépatiques aux LDL, soit sur des récepteurs extra-hépatiques non LDL (scavenger ou éboueurs). Les récepteurs hépatiques des LDL sont régulés négativement par les apports de cholestérol au foie par les chylomicrons et par les apports de graisses saturées alimentaires ; ils peuvent être régulés positivement par une diminution des graisses et du cholestérol alimentaire. Les récepteurs extra-hépatiques « éboueurs », principalement situés sur les macrophages, fixent les LDL oxydées qui s'accumulent en excès lorsqu'elles ne sont pas prises en charge par les récepteurs hépatiques. Les monocytes riches en LDL oxydées migrent dans l'espace sous-endothélial et deviennent des macrophages ; ces macrophages incorporeront davantage de LDL oxydées et formeront des cellules spumeuses au sein de plaques athéromateuses.
La taille des particules LDL est variable, de grande et flottante à petite et dense. **Les LDL petites et denses sont particulièrement riches en esters de cholestérol et sont associées à des perturbations métaboliques telles que l'hypertriglycéridémie et la résistance à l'insuline.**
Les **lipoprotéines de haute densité (HDL)** sont initialement des lipoprotéines exemptes de cholestérol qui sont synthétisées dans les entérocytes et dans le foie. Le métabolisme des HDL est complexe, mais un des rôles des HDL est de capter le cholestérol des tissus périphériques et d'autres lipoprotéines et de le transporter là où il est le plus nécessaire, vers d'autres cellules, d'autres lipoprotéines (en utilisant la protéine de transfert des esters de cholestérol **(cholesteryl ester transfer protein [CETP])** et le foie (pour la clairance). Leur principal effet est antiathérogène.
L'efflux de cholestérol libre des cellules est médié par l'ATP-binding cassette transporter A1 (ABCA 1) qui interagit avec l'apoprotéine AI (apo A-I) pour produire des HDL natives. Le cholestérol libre des HDL natives est ensuite estérifié par **la lécithine-cholestérol**

acyltransférase (LCAT), produisant des HDL matures. Les taux plasmatiques de HDL peuvent ne pas représenter complètement le transport inverse du cholestérol, et les effets protecteurs de taux de HDL plus élevés peuvent également être dus à des propriétés anti-oxydantes et anti-inflammatoires.
La **lipoprotéine (a) [Lp(a)]** est une LDL qui contient l'apolipoprotéine (a), caractérisée par cinq régions riches en cystéine appelées kringles. Une de ces régions étant homologue au plasminogène, il est admis qu'elle inhibe de façon compétitive la fibrinolyse et prédispose ainsi à la thrombose. La Lp(a) peut également favoriser l'athérosclérose directement. Les voies métaboliques de la production et de la clairance de Lp(a) ne sont pas bien caractérisées, mais les taux sont augmentés dans la maladie rénale chronique, en particulier chez les patients dialysés.

Besoins nutritionnels en lipides

On exprime les besoins en lipides essentiels en pourcentage de la quantité d'énergie apportée quotidiennement par l'alimentation. Si, par exemple, on consomme 2 250 kcal/j et que les ARP sont de 2,5 %, il faudra donc consommer 56,25 kcal sous forme de lipides essentiels, soit 6,25 g.

Tableau 6 : Apports nutritionnels recommandés en lipides (SCHLIENGER J.-L., 2014)

Adultes	**Lipides polyinsaturés en *n*–6**	**Lipides polyinsaturés en *n*–3**
Besoin moyen	1	0,2
Apport de référence pour une Population (ARP)	2	0,5
Seuil d'apport minimum	0,5	0,1
Grossesse (ARP)	2	0,5
Allaitement (ARP)	2	0,5

Source : SCHLIENGER J.-L., 2014 (3).

Tableau 7 : Apports de référence pour une population pour d'autres groupes

Groupes d'âge	**Lipides polyinsaturés en *n*–6**	**Lipides polyinsaturés en *n*–3**
6 – 11 mois	4,5	0,5
1 – 3 ans	3	0,5
4 – 6 ans	2	0,5
7 – 10 ans	2	0,5
11 – 14 ans	2	0,5
15 – 17 ans	2	0,5

Source : SCHLIENGER J.-L., 2014 (3).

LES MICRONUTRIMENTS ET OLIGO-ÉLÉMENTS

Les vitamines (9)

Définition

Les vitamines sont des molécules que l'être humain ne peut synthétiser lui-même. Le nom vient de l'anglais *vital amine* ou amine vitale. L'élucidation de la structure de certains agents indispensables à la vie a montré qu'ils contenaient un groupe amine. On s'est aperçu plus tard que toutes les vitamines ne contiennent pas forcément un groupe amine. Le terme vitamine s'applique aux composés essentiels qui ont un squelette de carbone, dont le besoin journalier est inférieur à 1/500 000e du total journalier des ingestas. Ces composés ne peuvent pas être synthétisés par l'organisme (du moins pas en quantité suffisante) et ils ne sont pas utilisés comme combustible. C'est ce dernier point qui les distingue des acides aminés et des acides gras essentiels. Les vitamines ne rentrent pas dans les voies métaboliques, mais constituent les outils qui permettent les réactions chimiques de l'organisme. Les vitamines n'ont pas de parenté chimique et diffèrent toutes dans leur action physiologique.

Rappel historique sur les vitamines

La découverte des vitamines fait pratiquement partie de la science contemporaine. On s'est aperçu, au début du XXe siècle, qu'il existait des facteurs essentiels, accessoires de croissance, en plus des nutriments conventionnels (glucides, lipides et protéines). Une cinquantaine fut répertoriée entre 1915 et 1945. On les identifia au fur et à mesure au moyen d'une lettre, complétée parfois d'un numéro afin de les distinguer, puis d'un nom spécifique dès que l'un de ces facteurs était isolé et sa structure chimique élucidée. Lorsqu'on s'est rendu compte que nombre de facteurs identifiés étaient des substances connues que l'organisme pouvait synthétiser lui-même, on les retira de la liste. C'est ce qui explique les différentes dénominations, ainsi que les trous dans la numérotation et dans la série des lettres qui servent d'identité aux vitamines. En définitive, et depuis la dernière découverte de la vitamine B_{12} en 1948, 13 de ces facteurs accessoires de croissance s'avèrent essentiels et constituent les vitamines telles qu'on les connaît aujourd'hui. Le rôle des vitamines fait toujours l'objet d'importantes recherches, que permettent des techniques de plus en plus sophistiquées. Elles mettent en évidence les nombreuses fonctions des vitamines, outre celles dont la carence entraîne des signes cliniques évidents, ainsi que des maladies potentiellement mortelles. On est en train de se rendre compte que ces fonctions, pour cachées qu'elles soient, sont néanmoins très importantes au niveau biochimique et jouent sans aucun doute un rôle prépondérant sur l'état de santé général des organismes, sur leur résistance aux infections et au stress, sur leur capacité de récupération et de détoxication et sur leur longévité.

Classification et nomenclature des vitamines

On distingue volontiers les vitamines en fonction de leur solubilité dans l'eau ou dans les lipides (vitamines hydrosolubles ou liposolubles). Cette distinction présente un intérêt du point de vue nutritionnel : l'organisme peut stocker les vitamines liposolubles, mais pas, ou peu, les vitamines hydrosolubles. Dans les vitamines hydrosolubles, on distingue encore les vitamines du groupe B de la vitamine C. Le groupe B regroupe les vitamines comportant plusieurs molécules dont les caractéristiques communes sont d'être des coenzymes, de contenir des atomes d'azote et d'être liées au métabolisme intermédiaire. Du point de vue de la nomenclature, la désignation officielle aujourd'hui se fait par le nom chimique de la substance – bien que la désignation alphabétique ait la vie dure.

Unités de mesure

L'unité de mesure principale et reconnue aujourd'hui est donnée en poids de substance active. Pour certaines vitamines, les anciennes unités internationales sont encore largement utilisées.

Les vitamines hydrosolubles

Acide ascorbique ou vitamine C

Source de la vitamine C : la vitamine C est synthétisée par presque tous les organismes vivants, mis à part les primates, le cochon d'Inde, une espèce de chauve-souris et quelques oiseaux. On la trouve par conséquent dans la plupart des tissus animaux et végétaux. Les agrumes et les poivrons sont les sources les plus riches, suivies des légumes verts et des légumes de la famille du chou et des fruits à peau orange.

Absorption de la vitamine C : l'absorption intestinale de la vitamine C est saturable, ce qui signifie qu'il est inutile d'en absorber plus de 150 mg à la fois. Les très grandes quantités ingérées de la vitamine C sont en majeure partie excrétées et peuvent entraîner des diarrhées et des malaises intestinaux.

Métabolisme, stockage et excrétion de la vitamine C : la demi-vie moyenne de l'acide ascorbique dans le corps humain est de 16 à 20 jours. Ce temps est inversement proportionnel à l'apport et, par conséquent, la vitesse de catabolisme lui est proportionnelle. Mais, le catabolisme ne s'arrête pas avec l'apport. On observe des pertes obligatoires de plusieurs milligrammes par jour par une dégradation irréversible de l'acide ascorbique, d'où la nécessité de compenser ces pertes sous peine de carence. Il n'y a pas de système de stockage spécifique de la vitamine C. Cependant, avec un apport adéquat en vitamine C, les cellules de l'organisme en contiennent suffisamment pour que, si l'apport chute brusquement, les signes cliniques de carence n'apparaissent pas avant deux ou trois mois.

Fonction de la vitamine C : la fonction de la vitamine C est principalement liée à son rôle réversible de réducteur chimique. Elle permet la réduction des ions métalliques requis dans certaines réactions et joue un rôle très important d'antioxydant et dans l'élimination des radicaux libres. Elle est impliquée dans la formation du collagène (tissu conjonctif de support), ainsi que dans la synthèse de la carnitine (transporteur d'acide gras) et de neurotransmetteurs. Elle participe aussi au métabolisme d'hormones, de médicaments et de drogues, et à la dégradation du cholestérol. L'acide ascorbique favorise l'absorption du fer et diminue l'effet des agents chélateurs comme les phytates et les tannins qui forment des complexes insolubles avec le fer, empêchant ainsi son absorption. La propriété réductrice de l'acide ascorbique pourrait améliorer la stabilité de l'acide folique et de la vitamine E.

Carence en vitamine C : une carence en vitamine C amène une série de symptômes qui caractérisent le scorbut. Le scorbut est mortel s'il n'est pas traité rapidement avec de la vitamine C.

Aspects clinique, prophylactique et thérapeutique de la vitamine C : mis à part son activité antiscorbutique, on pense que la vitamine C joue un rôle important dans l'immunité, la défense contre l'oxydation, la protection contre le cancer et la prévention des maladies cardiovasculaires.

Besoin en vitamine C : chez l'adulte, une **dose journalière de 10 mg** d'acide ascorbique soigne le scorbut, sans pour autant permettre de constituer des réserves de vitamine. On estime le coût de la **grossesse à 3 à 4 mg/j**, alors que **l'allaitement** coûte de **15 à 45 mg/j** sur la base d'une production lactée journalière moyenne de 750 ml. Le besoin d'un nourrisson alimenté avec un lait artificiel est satisfait avec 7 mg d'acide ascorbique par jour. Dès l'âge de six mois, les besoins se rapprochent petit à petit de ceux de l'adulte. Les quantités citées ici sont suffisantes pour prévenir le scorbut. Il n'est cependant pas certain qu'elles le soient par rapport à de nombreuses fonctions de l'acide ascorbique, qui, lorsqu'elles sont diminuées, n'entraînent pas de manifestation clinique immédiate.

Apports pharmacologiques en vitamine C : des doses de 100 à 200 mg sont recommandées lorsqu'il faut combattre une carence en fer dans des situations de besoins élevés comme la grossesse, l'allaitement ou un traitement antibiotique. En cas de blessure, de brûlures ou d'intervention chirurgicale, le besoin en vitamine C pourrait se situer entre 1 000 et 2 000 mg pour favoriser la réparation et la guérison.

Toxicité de la vitamine C : consommée à des doses raisonnables, c'est-à-dire pas plus **de 1 g /j**, la vitamine C n'a pas d'effet toxique. À des doses supérieures, il pourrait y avoir des effets négatifs, encore que ceux-ci ne soient pas encore totalement élucidés.

Tableau 8 : Besoins nutritionnels en vitamine C

Adultes	**mg/j**
Besoin moyen	30
Apport de référence pour une	45
Seuil d'apport minimum	12
Grossesse (ARP)	55
Allaitement (ARP)	70

Source : OMS, 1985.

Tableau 9 : Apports de référence en vitamine C selon l'âge

Groupes d'âge	ARP (mg/j)
6 – 11 mois	20
1 – 3 ans	25
4 – 6 ans	25
7 – 10 ans	30
11 – 14 ans	35
15 – 17 ans	40

Source : OMS, 1985.

Thiamine ou vitamine B_1

Source en vitamine B_1 : la thiamine se trouve dans tous les tissus animaux et végétaux, ce qui signifie qu'on la trouve dans tous les aliments naturels. Cependant, la thiamine n'est pas répartie dans les tissus de manière égale et certains procédés de raffinage peuvent considérablement diminuer son contenu dans certains aliments. Les sources de thiamine les plus abondantes sont les germes des céréales, des oléagineux et des légumineuses, ainsi que la levure de bière et la viande de porc. Les aliments frais (légumes verts, fruits, tubercules, viande, lait et dérivés sauf le beurre) contiennent des quantités de thiamine qui protègent contre la carence s'ils sont consommés en quantité suffisante et régulièrement. La table de composition des aliments du Mali (TACAM) (10) donne la composition nutritionnelle des aliments les plus couramment consommés au Mali.

Absorption de la vitamine B_1 : la thiamine est absorbée activement lorsqu'elle est en concentration inférieure à 2 micromoles (µmol) par litre, et passivement lorsque sa concentration est supérieure à 2 µmol/l.

Métabolisme, stockage et excrétion de la vitamine B_1 : la thiamine a un temps de demi-vie de 9 à 18 jours dans l'organisme. Si elle est en excès dans l'organisme, elle n'est pas catabolisée, mais simplement excrétée comme telle. Avec une quantité totale d'environ 30 mg chez l'adulte de référence, on se rend compte que la thiamine est pauvrement stockée dans l'organisme et qu'un apport régulier est donc indispensable.

Fonction de la vitamine B_1 : la thiamine est un coenzyme indispensable au métabolisme énergétique, en particulier à la jonction entre la fermentation et la respiration au cours de l'oxydation des glucides, et au métabolisme des acides aminés dont le squelette carboné contient un branchement. Elle joue aussi un rôle dans la transmission nerveuse, au niveau du transport du sodium et du potassium.

Carence en vitamine B_1 : la carence en thiamine amène une série de symptômes typiques du béribéri.

Une carence en thiamine peut causer des anomalies cérébrales, surtout chez les alcooliques. Des anomalies cérébrales peuvent être présentes sans causer de symptômes jusqu'à ce qu'un événement se produise pour aggraver la carence en thiamine, telle qu'une alcoolisation massive. Des anomalies cérébrales peuvent aussi causer des symptômes pour donner suite à l'administration de glucides par voie intraveineuse à un alcoolique. Les symptômes apparaissent parce que ces glucides supplémentaires augmentent encore les besoins en thiamine. Ces anomalies cérébrales sont appelées **syndrome de Wernicke-Korsakoff** (11), qui a deux manifestations :

- L'**encéphalopathie de Wernicke** entraîne une confusion, une apathie, des difficultés à marcher et des problèmes oculaires, notamment des mouvements involontaires des yeux (nystagmus) et une paralysie partielle des yeux. Si l'encéphalopathie de Wernicke n'est pas traitée rapidement, les symptômes peuvent s'aggraver et aboutir à un coma, voire au décès.
- La **psychose de Korsakoff** provoque une amnésie des événements récents, de la confusion et une tendance à inventer des faits pour combler les déficiences de mémoire (affabulation).

Chez l'enfant, le béribéri peut se rencontrer en particulier chez les nourrissons (généralement vers trois à quatre semaines de vie) qui sont allaités par une mère carencée en thiamine. Une insuffisance cardiaque peut survenir soudainement chez ces nourrissons. Ils peuvent perdre la voix (aphonie) jusqu'à un certain point, et manquer de certains réflexes.

Le béribéri peut entraîner une insuffisance cardiaque avec des œdèmes bilatéraux, ne prenant pas le godet, mais rebelle au traitement digitalo-duirétique. Non traité par une supplémentation en thiamine, le béribéri peut entraîner la mort.

Besoin en vitamine B_1 : le besoin en thiamine est principalement lié au métabolisme énergétique, c'est-à-dire à la dépense énergétique ; c'est pourquoi on l'exprime en mg/1 000 kcal. L'apport minimum est de l'ordre de 0,25 mg/1 000 kcal.

Apports pharmacologiques en vitamine B_1 : les patients présentant une dépendance vis-à-vis de la thiamine ne répondent qu'à des doses

pharmacologiques de thiamine. Cela ne concerne que quelques désordres assez rares qui réagissent à un apport élevé de thiamine, comme certaines formes d'anémie mégaloblastique, d'acidose lactique et de cétoacidurie des chaînes branchées.
Toxicité de la vitamine B_1 : l'organisme est extrêmement efficace pour excréter par les urines un excès de thiamine ; par conséquent, il n'existe aucune preuve de toxicité de la thiamine tant qu'elle est administrée par voie orale.

Tableau 10 : Besoins en thiamine ou vitamine B_1 selon la Commission européenne

	Référence nutritionnelle en vitamine B_1 en mg/j
Nourrissons	0,2
Enfants de 1 à 3 ans	0,4
Enfants de 4 à 6 ans	0,6
Enfants de 7 à 9 ans	0,8
Enfants de 10 à 12 ans	1
Adolescentes à partir de 13 ans et femmes	1,2
Adolescents à partir de 13 ans et hommes	1,5
Femmes enceintes ou allaitantes	1,8

Source : D'après les données de la Commission européenne.

Le besoin en vitamine B1 est proportionnel aux apports glucidiques et énergétiques. L'apport conseillé doit donc être majoré de 0,5 à 1,5 mg par jour chez les sportifs.

Riboflavine ou vitamine B_2

Source de la vitamine B_2 : on trouve la riboflavine dans la plupart des aliments. La levure de bière, le foie, les œufs, le lait, les fromages et la viande en sont les meilleures sources, suivis des légumes verts, puis des fruits et des légumes secs et, enfin, des céréales.
Absorption de la vitamine B_2 : la riboflavine est absorbée par un système actif saturable. L'absorption est facilitée par la présence de sels biliaires. L'administration de riboflavine sous forme médicamenteuse par voie orale doit se faire au moment des repas, car la nourriture la maintient plus longtemps sur les sites d'absorption.

Métabolisme, stockage et excrétion de la vitamine B_2 : dans les tissus, on trouve la riboflavine principalement sous forme de flavine adénine dinucléotide (FAD), la majeure partie étant libre et le reste étant lié comme coenzyme à des enzymes. Le foie est le principal organe de stockage et contient environ un tiers de toute la riboflavine de l'organisme. Sous la forme liée, la flavine adénine dinucléotide (FAD) est très stable et son renouvellement est directement lié au renouvellement des protéines auxquelles elle est liée. Lorsque les protéines sont saturées, la forme libre est dégradée en riboflavine libre qui est principalement excrétée dans les urines. L'excrétion est de l'ordre de 200 µg par 24 heures chez l'adulte de référence et diminue de quelque 75 % en situation de carence.
Fonction de la vitamine B_2 : la riboflavine est un coenzyme qui participe aux étapes d'oxydoréduction de nombreuses voies métaboliques, en particulier pour la production d'énergie (ATP) dans la chaîne respiratoire.
Carence en vitamine B_2 : la riboflavine est présente dans toutes les grandes classes d'aliments, mais pas en quantité suffisante dans les régimes essentiellement végétariens, ni dans les rations alimentaires des secours humanitaires traditionnels. C'est pourquoi une carence modérée en riboflavine se rencontre assez fréquemment, associée d'ailleurs à d'autres carences plus ou moins graves, typiques des alimentations pauvres au niveau nutritionnel. Lorsqu'on parle des signes cliniques usuels, on fait souvent référence au syndrome oro-oculo-génital, avec la stomatite angulaire, la glossite, la chéilite (gerçure des lèvres), la coloration magenta de la langue, la photophobie et la dermatite séborrhéique, en particulier du scrotum et de la vulve. Parmi tous ces signes, seule la coloration magenta de la langue est un signe absolu de carence en riboflavine. Encore faut-il avoir l'œil suffisamment exercé pour la distinguer d'autres colorations voisines de la langue, mais symptomatiques de carences différentes.

Tous les autres signes cliniques de la carence en riboflavine peuvent aussi bien provenir d'autres carences en vitamines du groupe B. Curieusement, malgré son rôle fondamental dans le métabolisme énergétique, on ne meurt pas de carence en riboflavine. Cela est probablement dû au fait que la riboflavine, une fois liée aux enzymes d'oxydoréduction, est extrêmement stable, qu'elle est présente dans toutes les grandes classes d'aliments et qu'il y en a donc toujours un minimum à disposition ; dans les situations de privation extrême de nourriture, d'autres carences sont plus rapidement mortelles. La prescription pour combattre la carence est une dose de 5 mg par voie orale trois fois par jour.

Besoin en vitamine B_2 : La riboflavine est, comme la thiamine, largement associée au métabolisme énergétique, mais pas seulement, ce qui peut expliquer pourquoi le besoin n'augmente pas significativement avec le besoin en énergie dès qu'on dépasse le seuil de maintenance. L'estimation du besoin minimum en riboflavine est exprimée en mg/1 000 kcal comme pour la thiamine, bien que contrairement à cette dernière, le besoin n'augmente pas significativement avec la dépense énergétique. On arrive à des apports minima de 0,5 mg/1 000 kcal par jour pour l'adulte, et 0,6 mg/1 000 kcal par jour pour le jeune enfant. Les besoins additionnels pour la grossesse et l'allaitement sont de 0,3 mg/j et 0,5 mg/j respectivement.

Tableau 11 : Besoins en riboflavine ou vitamine B2 selon la Commission européenne

Adultes	Hommes	Femmes
Besoin moyen	**1,3**	**1,1**
Apport de référence pour une	1,6	1,3
Seuil d'apport	0,6	0,6

Source : D'après les données de la Commission européenne.

Tableau 12 : Apports de référence en vitamine B2 pour une population pour d'autres groupes

Groupes	Groupes d'âge	Groupes Masculin	ARP (mg/j Féminin
Enfants	6 – 11 mois	0,4	0,4
	1 – 3 ans	0,8	0,8
	4 – 6 ans	1	1
	7 – 10 ans	1,2	1,2
	11 – 14 ans	1,4	1,2
	15 – 17 ans	1,6	1,3
Adultes	Grossesse	-	1,6
	Allaitement	-	1,7

Source : D'après les données de la Commission européenne.

Apports pharmacologiques en vitamine B_2 : comme la carence en riboflavine n'arrive pratiquement jamais seule, on l'administrera toujours avec de la thiamine et si possible avec toutes les autres vitamines du groupe B, et toutes à des doses thérapeutiques. En ce qui

concerne la riboflavine, une dose de **5 mg/j** est suffisante, aucune étude clinique ne montrant d'effet supplémentaire à des doses plus élevées.
Toxicité de la vitamine B_2 : la riboflavine n'est pas toxique et les excès d'apport sont éliminés très rapidement dans les urines.

Acide nicotinique et nicotinamide ou niacine ou vitamine B_3 ou PP

L'acide nicotinique et son amide, le nicotinamide, ont une activité vitaminique identique. On leur donne à tous deux le nom générique de niacine.
Source de la vitamine B_3 ou PP : la niacine est présente dans pratiquement tous les aliments, mais en quantité modérée. Les quantités les plus importantes se trouvent dans la viande (spécialement les abats), le poisson, la levure de bière, certaines légumineuses et certaines céréales. Dans les céréales, la niacine est bloquée et ne devient disponible qu'après un traitement alcalin. La niacine a un précurseur ou provitamine, à partir duquel elle peut être synthétisée. Ce précurseur est l'acide aminé essentiel appelé tryptophane. La synthèse de niacine à partir du tryptophane requiert de la riboflavine et de la vitamine B_6 ou pyridoxine. Le tryptophane peut contribuer de façon substantielle à l'apport en niacine, pour autant qu'il soit en excès par rapport au besoin protidique et à l'homéostasie des acides aminés. Il est en général admis que 60 mg de tryptophane dans l'alimentation fournissent 1 mg de niacine. La conversion du tryptophane en niacine dépend probablement aussi bien du contenu de l'un que de l'autre dans l'alimentation. En tout état de cause, les tables de composition alimentaire parlent souvent d'équivalent niacine correspondant à la vitamine plus un soixantième du contenu en tryptophane de l'aliment considéré (table de composition des aliments du Mali) (10). Cela rend assez bien compte de la réalité pour des aliments très pauvres en niacine, mais néanmoins riches en tryptophane, comme le lait et les œufs qui sont effectivement bénéfiques pour combattre la carence. La niacine se trouve très peu sous forme libre dans la nature où elle est principalement présente sous forme de nicotinamide-adénine-dinucléotide (NAD) et de nicotinamide-adénine-dinucléotide-phosphate (NADP). La NAD et la NADP sont les deux coenzymes complets dont le nicotinamide est le groupe chimiquement actif.
Absorption de la vitamine B_3 ou PP : La NAD et la NADP sont hydrolysées par des enzymes de la muqueuse intestinale avec pour

effet de libérer le nicotinamide du coenzyme. La flore intestinale convertit partiellement le nicotinamide en acide nicotinique, et tous deux sont ensuite absorbés sans que l'on sache véritablement comment. L'absorption est très efficace, même à des doses importantes (de l'ordre de 3 g), qu'il y ait ou non apport alimentaire concomitant. La niacine est ensuite rapidement extraite du plasma par les tissus.

Métabolisme, stockage et excrétion : après absorption du nicotinamide et de l'acide nicotinique dans les cellules, les coenzymes NAD et NADP se forment. Il n'y a pas de stockage à proprement parler de la niacine dans l'organisme. Un excès d'apport passe rapidement dans les urines où la niacine est excrétée telle quelle.

Fonction : le nicotinamide agit comme oxydant ou comme réducteur par échange d'un atome d'hydrogène avec son substrat. Il y a plus de 200 enzymes qui utilisent soit la NAD soit la NADP comme coenzyme. La NAD est plus souvent impliquée dans les réactions du catabolisme, comme celui des molécules de combustibles pour la production d'énergie, tandis que la NADP sert plus souvent dans les mécanismes de synthèse, comme la synthèse des stéroïdes et des acides gras. La NAD est facilement convertible en NADP et inversement, tandis que les deux molécules peuvent aussi échanger leur état d'oxydation. Ceci permet, sous contrôle hormonal, de maintenir un équilibre entre les réactions de synthèse consommatrices d'énergie et les réactions du catabolisme qui en produisent. De manière générale, la fonction d'oxydoréduction de la niacine la fait participer au métabolisme (synthèse et dégradation) des acides gras, des glucides et des acides aminés.

Carence en vitamine B_3 (11) : la carence en niacine amène une série de symptômes typiques de la pellagre, qui est mortelle si elle n'est pas traitée rapidement.

La pellagre est caractérisée par des symptômes cutanés, muqueux, du système nerveux central et gastro-intestinaux. La pellagre avancée peut entraîner une dermite symétrique associée à une photosensibilité, une stomatite, une glossite, une diarrhée ou des troubles mentaux. Les symptômes peuvent apparaître seuls ou en association.

La **carence secondaire en niacine** peut être due à une diarrhée, à la cirrhose ou à l'alcoolisme. La pellagre peut également survenir pendant un traitement prolongé par isoniazide, dans le syndrome carcinoïde (le tryptophane est détourné pour former le 5-hydroxytryptophane et la sérotonine) et dans la maladie de Hartnup (12) (entraînant un défaut d'absorption du tryptophane par l'intestin et les reins). La maladie de Hartnup est une maladie autosomique récessive rare comportant une malabsorption et une augmentation de l'excrétion rénale du tryptophane et d'autres acides aminés. La conversion du tryptophane en niacinamide est également défectueuse. Les symptômes sont une éruption, des anomalies du système nerveux central, des céphalées, une petite taille et des pertes de connaissance ou syncopes. Le diagnostic repose sur la teneur élevée des urines en tryptophane et en d'autres acides aminés.

Les **symptômes cutanés comprennent** plusieurs types de lésions, qui sont habituellement bilatérales et symétriques. La topographie des lésions, aux points de pression ou sur la peau exposée au soleil, est plus pathognomonique que la forme des lésions. Les lésions peuvent se développer avec une répartition en forme de gant sur les mains (gant pellagreux) ou en forme de botte sur les pieds et les jambes (botte pellagreuse). Les rayons solaires sont à l'origine du collier de Casal et de lésions en forme de papillon sur le visage.

Les **modifications des muqueuses** affectent principalement la bouche, mais peuvent également se localiser au niveau du vagin et de l'urètre. La glossite et la stomatite caractérisent des carences aiguës. Si la carence persiste, la langue et la muqueuse buccale prennent une couleur écarlate (glossite écarlate), suivie de douleurs dans la bouche, d'hypersalivation et d'un œdème de la langue. Des ulcérations peuvent apparaître, en particulier sur la face inférieure de la langue, sur la muqueuse de la lèvre inférieure et en regard des molaires.

Les **symptômes digestifs,** apparaissant en début, comprennent des brûlures du pharynx et de l'œsophage, une gêne et un ballonnement abdominal. La constipation est fréquente. Plus tard, des nausées, vomissements et une diarrhée peuvent survenir. La diarrhée est souvent hémorragique du fait de l'hyperhémie de l'intestin et des ulcérations digestives.

La **symptomatologie du système nerveux central** peut comprendre excitation, dépression, état maniaque, syndrome confusionnel ou paranoïa, une encéphalopathie (caractérisée par des troubles de la conscience) et un déclin intellectuel (démence). La psychose est caractérisée par une altération de la mémoire, une désorientation, une confusion et une fabulation ; le symptôme prédominant peut être l'excitation, un comportement maniaco-dépressif, une dépression, un syndrome confusionnel ou une paranoïa.

Aspects cliniques, prophylactiques et thérapeutiques de la vitamine B_3 : l'acide nicotinique a un effet préventif important sur les maladies cardiovasculaires en diminuant le taux plasmatique de cholestérol, en diminuant aussi les lipoprotéines de faible densité, et en augmentant les lipoprotéines de haute densité. La niacine joue aussi un rôle important dans le traitement de la démence, de la dépression et de la schizophrénie, trois maladies où le métabolisme de la niacine ou du tryptophane est modifié avec pour effet d'accroître les besoins pour cette vitamine. La niacine est évidemment indispensable au traitement de la pellagre.

Besoins en vitamine B_3 : La niacine est liée au métabolisme énergétique et les besoins s'expriment, comme pour la thiamine, en fonction du besoin en énergie, c'est-à-dire en mg/1 000 kcal. Par ailleurs, le besoin est exprimé en équivalant niacine pour tenir compte du fait que le tryptophane, acide aminé essentiel, est précurseur de la niacine. Cela signifie que l'alimentation ne doit pas seulement être satisfaisante du point de vue de la niacine mais aussi du tryptophane. Par exemple, un apport de référence pour une population (ARP) de 6,7 mg d'équivalent niacine/1 000 kcal signifie que l'alimentation apporte ces 6,7 mg sous forme de niacine et de 1/60 du tryptophane contenu par ces 1 000 kcal.

- Besoin moyen : **5,4 mg/1 000 kcal**.
- Apport de référence pour une population : 6,7 mg/1 000 kcal.
- Seuil d'apport minimum : 4,2 mg/1 000 kcal.

La grossesse n'augmente pas le besoin en niacine, mais **l'allaitement** l'augmente de **2 mg/j**, ce qui correspond à la quantité de vitamine sécrétée dans le lait.

Apports pharmacologiques en vitamine B_3 : un apport pharmacologique de niacine **(3 g/j)** est prescrit pour le traitement de la schizophrénie et celui de taux élevés de cholestérol dans le plasma.

Toxicité : la niacine n'est pas véritablement toxique en ce sens que de très hautes doses (3 à 6 g/j) ne provoquent que des effets secondaires passagers. Ceux-ci peuvent être cependant assez désagréables : vasodilatation et bouffées de chaleur, nausées, vomissements, maux de tête et irritations cutanées.

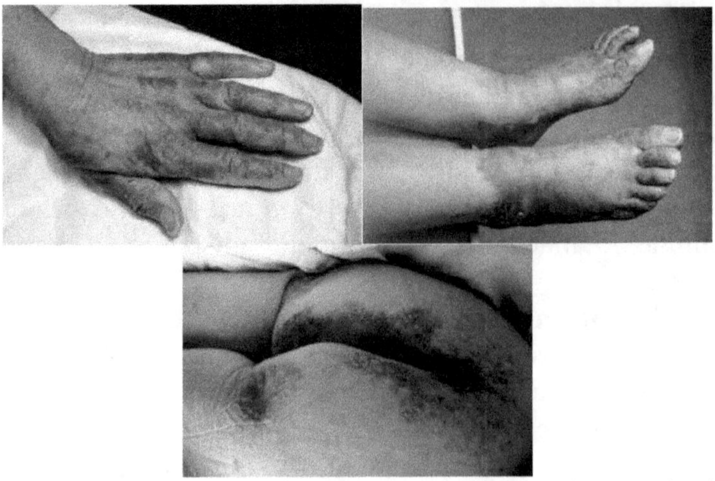

Image 1 : Manifestations cutanées de la pellagre, d'après les images de Courtesy, Karen McKoy, MD.

Acide pantothénique ou vitamine B_5

Source de la vitamine B_5 : l'acide pantothénique est universellement répandu dans tous les aliments naturels. On le trouve en grande quantité dans la levure de bière, le jaune d'œuf, les abats (spécialement le foie) et en quantité plus modérée dans les céréales et les légumineuses. Il est un des constituants du coenzyme A, auquel il est généralement intégré. Dans la nourriture, on le trouve sous forme libre et intégrée.

Absorption de l'acide pantothénique (vit. B_5) : l'absorption de l'acide pantothénique semble être passive, principalement au niveau de l'intestin grêle, mais peut-être déjà dans l'estomac. La forme intégrée au coenzyme A doit tout d'abord en être libérée par action enzymatique. L'absorption de la vitamine est de l'ordre de 70 %, le reste passant dans les selles.

Métabolisme, stockage et excrétion de l'acide pantothénique (vit. B_5) : le coenzyme A est synthétisé dans la cellule à partir de l'acide pantothénique. Suite à des réactions d'hydrolyse, ce dernier est ensuite relâché sous forme libre et excrété dans les urines tel quel, ce qui signifie que l'acide pantothénique ne subit pas de transformation dans l'organisme. Il n'y a pas de stockage d'acide pantothénique, tout excès étant immédiatement rejeté dans les urines.

Fonction de l'acide pantothénique (vit. B_5) : le coenzyme A est indispensable comme transporteur d'unités formées de deux carbones, aussi bien dans le sens de la dégradation de certains acides aminés, des sucres et des acides gras que dans le sens de la synthèse. De tous les coenzymes, il joue sans doute le rôle le plus central et le plus polyvalent dans le métabolisme intermédiaire, tout en étant aussi indispensables à de multiples réactions plus spécifiques, comme la synthèse de l'acétylcholine et des porphyrines. Le coenzyme A est aussi essentiel à la modification des protéines cellulaires en termes de structure, d'activité et de localisation.

Carence en acide pantothénique (vit. B_5) : la carence en acide pantothénique est quasiment inexistante chez l'homme, encore que des formes modérées puissent se développer lorsque l'alimentation consiste principalement en produits transformés issus de l'industrie alimentaire. Les symptômes atypiques sont la lassitude, les céphalées et l'indisposition. Le syndrome des « pieds qui brûlent » *(burning feet syndrome)* ne se développe que dans des conditions de carence expérimentale ou dans les formes graves de marasme. Les symptômes consistent en sensations de brûlure de la peau des pieds et de la cheville, qui peuvent monter jusqu'aux genoux. La douleur vient soudainement, se propage rapidement et peut être extrêmement forte. Les attaques se produisent souvent la nuit et épuisent le malade en l'empêchant de dormir. L'eau froide procure un peu d'apaisement. Le syndrome des pieds qui brûlent se rencontre souvent chez les prisonniers dénutris qui ont une alimentation extrêmement monotone et constamment déséquilibrée. Il faut noter que ce syndrome apparaît presque toujours avec les signes de carence en d'autres vitamines du groupe B.

Besoin en acide pantothénique (vit. B_5) : La carence en acide pantothénique (vitamine B5) étant pratiquement inexistante avec un apport alimentaire normal, il n'y a pas de recommandation spécifique en termes de besoins. On admet qu'un apport de **5 à 7 mg/j** est adéquat pour tous les groupes (Basu, 1996).

Apports pharmacologiques de l'acide pantothénique (vit. B_5) : il ne semble pas y avoir d'indication pour des doses élevées d'acide pantothénique. On traite le syndrome des pieds qui brûlent avec une dose intramusculaire de 10 mg/j ; la vitamine administrée par voie orale donne aussi des résultats excellents et très rapides, selon une expérience faite avec des prisonniers gravement dénutris. La dose était de 100 mg/j pour des raisons fortuites de concentration dans une préparation polyvitaminée servant aussi au traitement du béribéri.

Toxicité : l'acide pantothénique n'est pas toxique.

Pyridoxine ou vitamine B_6

Source de la pyridoxine (vit. B_6) : la pyridoxine est présente dans la plupart des aliments naturels d'origine animale et végétale. Comme pour la plupart des vitamines du groupe B, on la trouve en grande quantité dans la levure de boulanger, le foie et les germes de céréales. L'avocat, la banane, la pomme de terre ainsi que certaines noix et légumineuses en sont aussi des sources importantes.

Absorption de la pyridoxine (vit. B_6) : la pyridoxine est absorbée au cours d'un processus passif et non saturable au niveau de l'intestin grêle.

Métabolisme, stockage et excrétion de la pyridoxine (vit. B_6) : le foie fournit les autres tissus en formes actives de pyridoxine (pyridoxal-5-phosphate) dont la quantité la plus importante se trouve dans le muscle strié (80–90 % de la quantité totale de pyridoxine dans l'organisme). Il n'y a pas de stockage spécifique de la vitamine, et son renouvellement demande une trentaine de jours environ. Le pyri-doxal-5-phosphate est une molécule très réactive, aussi tout excès est-il transformé de manière irréversible en acide 4-pyridoxique, puis excrété dans les urines.

Fonction de la pyridoxine (vit. B_6) : la pyridoxine est premièrement associée à pratiquement toutes les réactions du métabolisme des acides aminés. Elle joue aussi un rôle dans la gluconéogenèse, dans la formation de niacine à partir du tryptophane, dans la synthèse de neurotransmetteurs, dans la régulation de l'action des hormones stéroïdiennes et dans l'affinité entre l'oxygène et l'hémoglobine. Son rôle dans le métabolisme des lipides n'est pas clair et, de manière générale, la fonction de la pyridoxine est loin d'être totalement élucidée. Au vu de la polyvalence de la vitamine, il est probablement très important que l'apport soit suffisant et régulier pour assurer cette multiplicité des rôles (connus aussi bien que méconnus), en évitant qu'une fonction prenne le dessus par rapport à une autre.

Carence en pyridoxine (vit. B_6) : la carence en pyridoxine est rare chez l'être humain, car la vitamine est suffisamment présente dans toutes les grandes catégories d'aliments. On la trouve en revanche associée à la malnutrition sévère ou subséquente à l'administration de médicaments antagonistes de la vitamine comme l'isoniazide, la pénicillamine et les œstrogènes. Plusieurs maladies liées à une erreur innée du métabolisme amènent une dépendance plus grande vis-à-vis de la vitamine. Les signes cliniques chez le jeune enfant sont des crises convulsives et des anomalies de l'électroencéphalogramme, réversibles par administration de pyridoxine. Chez l'adulte, on retrouve les signes associés à la carence en riboflavine : stomatite, chéilite, glossite (coloration moins typique de la langue), ainsi que de l'irritabilité, de la dépression et de la confusion mentale. Le traitement consiste en une dose de 10 mg/j, par voie orale.

Besoin en pyridoxine (vit. B_6) : la pyridoxine de par son rôle polyvalent, elle est associée à pratiquement toutes les réactions chimiques du métabolisme des acides aminés. Mais son rôle ne se limite pas à cela, car elle a une grande polyvalence (qui est loin d'être élucidée complètement), ce qui ne facilite pas la définition du besoin. Faute de mieux, on calibre le besoin en pyridoxine sur l'apport alimentaire de protéines :

- besoin moyen : **13 µg/g** de protéine ingérée ;
- apport de référence pour une population : **15 µg/g** de protéine ingérée.

Apports pharmacologiques en pyridoxine (vit. B_6) : des doses pharmacologiques de pyridoxine pourraient être efficaces contre les nausées et vomissements de la grossesse (50 mg/j), l'effet de manque chez l'alcoolique chronique (100 mg/j) et le traitement de maladies faisant suite à des radiations (25–200 mg/j). Des suppléments sont donnés simultanément au traitement de la tuberculose par l'isoniazide, et de la maladie de Wilson par la pénicillamine (10 mg/j, par voie orale).

Toxicité de la pyridoxine (vit. B_6) : la pyridoxine est considérée comme peu toxique pour l'être humain, chez lequel on n'observe pas d'effets secondaires avec les doses pharmacologiques. L'aspect « peu toxique » vient du fait que des troubles ont été observés suite à la prise de doses massives. Une fois encore, le consommateur est seul responsable de ses excès.

Biotine ou vitamine B_8 ou H ou H_1

Source en biotine (ou vit. B_8) la biotine est synthétisée par des micro-organismes, algues et plantes variés qui servent de nourriture aux espèces incapables de la fabriquer. Les sources alimentaires les plus riches sont la levure de bière, le foie, le soja et le jaune d'œuf. Il faut noter que la flore intestinale humaine produit de la biotine, mais il n'est pas clair dans quelle mesure cette production est à même de couvrir les besoins et d'éviter la dépendance vis-à-vis d'une source alimentaire.

Absorption de la Biotine (ou vit. B_8) : il est probable que l'absorption de la biotine requiert un transporteur spécifique.
Métabolisme, stockage et excrétion en biotine (ou vit. B_8) : on sait très peu de choses du métabolisme de la biotine chez l'être humain, si ce n'est que le taux plasmatique et dans les globules rouges tend à être maintenu constant.
Fonction de la biotine (ou vit. B_8) : la biotine joue un rôle-clé dans le métabolisme intermédiaire énergétique, présidant aussi bien à la synthèse du combustible (glucides/lipides) qu'à son utilisation pour produire l'ATP.
Carence en Biotine (ou vit. B_8) : la carence en biotine est rare chez l'être humain. Si on la trouve, elle est en général liée à un problème métabolique inné, à une consommation énorme de blanc d'œuf cru ou à l'expérimentation scientifique de la carence. La carence se manifeste alors principalement par une dermatite séborrhéique. Il se peut cependant qu'elle joue un rôle dans le syndrome de la mort subite observé chez des nourrissons alimentés artificiellement. En tous les cas, la carence en biotine ne représente jamais un problème de santé publique.
Besoin en biotine (ou vit. B_8) : on ne connaît pas exactement le besoin en biotine de l'être humain. On en est donc réduit à déduire un apport recommandé en fonction des différents apports connus qui préviennent l'apparition de signes de carence ou de pathologie dans des circonstances précises.
Les apports de biotine dans les pays industrialisés varient de 50 à 300 µg par jour et sont suffisants. Il est admis qu'un apport de 30 à 100 µg/j est adéquat. Au Canada, il est suggéré un apport de 1,5 µg/kg de poids corporel par jour, pour tous les groupes (Basu, 1996).
Apports pharmacologiques de la biotine (ou vit. B_8) : des doses allant de 10 à 100 µg/j ont été utilisées pour soigner des cas spécifiques de carence en biotine.
Toxicité de la biotine (ou vit. B_8) : il faut se mettre dans des conditions expérimentales de laboratoire pour arriver à des doses toxiques chez l'animal, alors que les doses pharmacologiques habituellement utilisées en nutrition parentérale chez l'être humain sont très bien tolérées.
Acide folique (acide ptéroylglutamique) ou vitamine B_9
Source vitamine B_9 : on trouve l'acide folique dans pratiquement tous les aliments naturels à savoir les extraits concentrés de viande et la levure de boulanger concentrée en sont d'excellentes sources,

tandis que les abats, les épinards, les brocolis, les asperges, les betteraves potagères, les choux, les cacahuètes et les avocats en sont de bonnes sources. Le pain complet, les œufs, le riz, les bananes et les oranges en sont des sources modérées. La viande en général, le raisin, les pommes, les pommes de terre et le lait en sont des sources pauvres en acide folique (vitamine B_9). Il faut mentionner que les pertes à la cuisson peuvent être énormes.

Absorption de l'acide ptéroylglutamique (ou vit. B_9) : dans la plupart des cas, la forme naturelle de la vitamine B_9 est l'acide tétrahydrofolique, auquel peuvent être attachées jusqu'à six molécules de glutamate. L'absorption, principalement dans le duodénum et le jéjunum, se fait après hydrolyse en monoglutamate. Elle est active, stimulée par le glucose et saturable. Toutefois, à haute concentration, il semblerait qu'elle soit passive, ce qui suggère l'existence d'un deuxième système de transport.

Métabolisme, stockage et excrétion de la vitamine B_9 : la vitamine B_9 ou acide folique est présente partout dans l'organisme, avec une quantité totale de 5 à 10 mg dont la moitié se trouve dans le foie. Le métabolisme de l'acide folique est contrôlé par des enzymes qui règlent l'équilibre entre la forme monoglutamate (forme usuelle de transport) et la forme polyglutamate (forme active et de réserve intracellulaire), protéines qui semblent gérer une forme d'épargne de la vitamine. De fait, la vitesse de renouvellement de l'acide folique dans l'organisme est inférieure à 1 % par jour. Suite à une prise élevée d'acide folique, on en retrouve la plus grande partie intacte dans les urines, avec de l'acide 5-methyl-folique et de l'acide 10-formyl-folique. Cependant, les essais avec de la vitamine marquée radioactivement montrent qu'après une excrétion importante de la dose initiale dans les urines sous forme intacte on récupère ensuite beaucoup plus lentement le reste sous des formes dégradées, ce qui suggère que l'acide folique en excès est rapidement excrété, tandis que celui qui joue un rôle fonctionnel est finalement dégradé. En outre, quelque 100 µg d'acide folique actif sont excrétés journellement dans la bile, dont une grande partie est réabsorbée au niveau de l'intestin, le reste finissant dans les selles.

Fonction l'acide ptéroylglutamique (ou vit. B_9) : l'acide folique sert de coenzyme accepteur et donneur d'une unité carbone dans le métabolisme des acides aminés et des nucléotides, et ce, dans un ensemble de réactions interdépendantes où la vitamine a un métabolisme cyclique, dépendant de la vitamine B_{12}.

Carence en l'acide ptéroylglutamique (ou vit. B_9) : l'anémie mégaloblastique est la manifestation la plus connue de la carence, qui est commune dans les populations pauvres des tropiques et spécialement chez la femme enceinte, dont les besoins en acide folique sont très accrus. La carence peut être due à des modes de cuisson détruisant la vitamine, à une absorption réduite en présence de maladies gastro-intestinales et à la consommation d'alcool. Cependant, elle peut aussi être liée à la carence en vitamine C, en niacine et en vitamine B_{12}. Comme toujours, la carence réelle précède en l'occurrence de plusieurs mois les signes cliniques d'anémie, sans qu'on en comprenne la portée réelle. On sait cependant que l'irritabilité, le manque de mémoire, l'hostilité, le comportement paranoïde sont aussi des signes de carence en acide folique.

Besoin en l'acide ptéroylglutamique (ou vit. B_9) : l'acide folique apporté par l'alimentation n'est disponible qu'à environ 50 %. Il faut environ 100 µg chez l'adulte pour maintenir un niveau normal d'acide folique sérique. Chez la femme enceinte, les besoins se situent vers 675 µg/j et entre 200 et 300 µg pour la femme allaitante. Chez le jeune enfant, le besoin est d'environ 10 µg/kg.

Tableau 13 : Besoins en acide dolique ou vitamine B_9 (les valeurs sont basées sur le fait que la biodisponibilité de l'acide folique alimentaire n'est que de 50 % environ)*

Adultes	**µg/j**
Besoin moyen	140
Apport de référence pour une population	200
Seuil d'apport minimum	85
Grossesse	400
Allaitement	350

Source : D'après les données de la Commission européenne.

* sous forme de suppléments par comprimés, car un apport adéquat en acide folique par l'alimentation est presque impossible en fin de grossesse.

Tableau 14 : Apports de référence en vitamine B_9 pour une population pour d'autres groupes

Groupes d'âge	ARP (µg/j)
6 – 11 mois	50
1 – 3 ans	100
4 – 6 ans	130
7 – 10 ans	150
11 – 14 ans	180
15 – 17 ans	200

Source : D'après les données de la Commission européenne.

Toxicité : Aucune toxicité connue chez l'homme.

Cobalamines ou vitamine B12

Source : la vitamine B_{12} se trouve sous différentes formes de cobalamines dans la nourriture. On a longtemps pensé que les cobalamines n'existaient pas dans le monde végétal, ce qui est aujourd'hui mis en question : certaines légumineuses en contiendraient de faibles quantités, bien qu'on pense plutôt que des micro-organismes pouvant les synthétiser colonisent ces plantes. On trouve les plus grandes concentrations de vitamine dans les abats (rognons, foie et cervelle), puis dans le jaune d'œuf, les huîtres, le crabe et le saumon. Les autres tissus animaux et les autres poissons en contiennent de moindres concentrations. Il faut aussi noter que la flore intestinale des animaux produit la vitamine, seule manière possible pour les herbivores de se la procurer. Chez l'être humain, la production intestinale de cobalamines est insuffisante, c'est pourquoi il faut la compléter par un apport venant de la nourriture.

Absorption de la vitamine B_{12} : les cobalamines sont absorbées au niveau de l'iléon, en premier lieu par un mécanisme actif impliquant la liaison des cobalamines au facteur intrinsèque, qui est une molécule de glycoprotéine synthétisée par les cellules pariétales de la muqueuse gastrique. Ce mécanisme est indispensable à l'absorption de la vitamine aux doses où elle se trouve d'habitude dans la nourriture. Il y a aussi un mécanisme de diffusion n'impliquant pas le facteur intrinsèque lorsque la vitamine est administrée oralement, comme médicament, à des doses supérieures à celles que l'on trouve dans l'alimentation.

Métabolisme, stockage et excrétion de la vitamine B_{12} : les cobalamines ne sont pas dégradées par l'organisme, car on les retrouve intactes dans les selles et les urines. L'excès d'apport est stocké dans le foie, à raison de plus de 50 % des 2 à 5 mg de vitamine que contient normalement l'organisme. Ceci correspond à un stock très élevé comparativement aux autres vitamines, car l'excrétion est très faible : un peu plus de 1 µg/j perdu par les urines, tandis que la vitamine rejoignant le tube digestif par la bile est réabsorbée à 70 % environ. Il en résulte une excrétion journalière estimée entre 2 et 5 µg/j, ce qui confère une autonomie de presque trois ans, sans tenir compte de la synthèse par la flore intestinale.

Fonction de la vitamine B12 : la vitamine B_{12} est essentielle à la régénération de l'acide 5-méthyl-folique en acide folique, qui est couplée à la formation de l'acide aminé méthionine. Sans cette régénération, l'acide 5-méthyl-folique est sur une voie métabolique sans autre issue que l'excrétion dans les urines. Cela amène à une insuffisance d'un autre intermédiaire du cycle métabolique de l'acide folique. Cet intermédiaire entre dans une réaction de synthèse d'un acide nucléique lui-même indispensable à la synthèse de l'acide désoxyribonucléique (ADN). Cette trappe métabolique de l'acide folique, lors de carence en vitamine B_{12}, explique pourquoi l'anémie liée à cette carence est indiscernable de l'anémie liée à la carence en acide folique. La vitamine B_{12} contribue en outre au transport et au stockage de l'acide folique dans les cellules. Elle joue un rôle crucial, mais non élucidé, dans la synthèse de la myéline. Elle intervient en outre dans le métabolisme des glucides, des lipides et des protéines et comme agent réducteur.

Carence en vitamine B_{12} : la carence en cobalamines est due soit à une absorption insuffisante liée le plus souvent à l'incapacité de fabriquer le facteur intrinsèque, mais aussi, parfois, à d'autres atteintes du tube digestif, soit à une consommation insuffisante de la vitamine.

L'incapacité de fabriquer le facteur intrinsèque entraîne l'anémie pernicieuse, mortelle si elle n'est pas traitée, et présentant les atteintes typiques de l'anémie nutritionnelle, ainsi qu'une neuropathie (le plus souvent, d'abord au niveau des nerfs périphériques, puis au niveau de la moelle épinière et du cerveau). Les signes cliniques de l'atteinte nerveuse sont les fourmillements et la sensation de froid et d'engourdissement des extrémités, puis la faiblesse musculaire et l'incoordination des mouvements au fur et à mesure que la moelle épinière est touchée. Il peut y avoir également des symptômes mentaux : lenteur intellectuelle, difficulté de mémorisation, confusion, dépression et psychoses paranoïdes.

Lors du diagnostic de l'anémie nutritionnelle, il est conseillé de vérifier s'il s'agit d'un déficit de cobalamines et/ou d'acide folique, car, d'une part, les deux vitamines ne sont pas interchangeables dans le traitement de l'anémie nutritionnelle et, d'autre part, l'administration d'acide folique peut momentanément améliorer l'anémie pernicieuse, tandis que s'aggravent les dommages neurologiques, parfois jusqu'à un stade irréversible. Le traitement de l'anémie pernicieuse amène une rémission totale, pour autant qu'il n'y ait pas déjà de dommage nerveux irréversible. Le traitement consiste en une injection sous-cutanée ou intramusculaire de 100 µg de vitamine B_{12}, une fois par mois, et à vie.
La consommation insuffisante de vitamine B_{12} est rare et ne concerne que les gens pauvres pour s'offrir des aliments d'origine animale ou ceux confinés par leur religion ou leurs principes de vie à une alimentation d'origine strictement végétale. La carence se développe très lentement, car la flore intestinale fabrique la vitamine, mais pas en quantité suffisante pour satisfaire au besoin. Quand l'insuffisance alimentaire est due à la pauvreté, l'anémie et la neuropathie se développent toutes deux également, car l'alimentation est pauvre aussi bien en cobalamines qu'en acide folique. Quand l'insuffisance a une origine culturelle, l'anémie est absente ou légère, alors que la neuropathie peut être grave, car une alimentation volontairement végétarienne est généralement très riche en acide folique, ce qui permet de compenser l'effet de trappe métabolique dont est victime l'acide 5-méthyl-folique.
On observe aussi ce phénomène lors d'anémie pernicieuse dans les classes aisées qui développent plutôt la neuropathie, et les classes pauvres qui développent la neuropathie et l'anémie : les premières tendent à avoir une alimentation plus riche en acide folique que les secondes. Le traitement d'une carence par insuffisance d'apport consiste à introduire dans l'alimentation des aliments d'origine animale ou à donner des préparations vitaminées apportant par voie orale 1 µg de vitamine B_{12} par jour. Une autre solution consiste à pratiquer le traitement de l'anémie pernicieuse.
Besoin en vitamine B_{12} : on observe qu'une dose journalière de 1 µg suffit pour contenir complètement l'anémie et la neuropathie chez les patients adultes souffrant d'anémie liée à une carence en vitamine B_{12} dans l'alimentation. Le besoin est proportionnellement plus élevé chez l'enfant en croissance, en particulier chez le nourrisson.

Tableau 15 : Besoin en cobalamine ou vitamine B_{12}

Adultes	**µg/j**
Besoin moyen	1
Apport de référence pour une	1,4
Seuil d'apport minimum	0,6
Grossesse	0,2 en plus de l'ARP (1,6)
Allaitement	0,5 en plus de l'ARP (1,7)

Source : D'après les données de la Commission européenne.

Tableau 16 : Apports de référence en cobalamine pour une population pour d'autres groupes

Groupes d'âge	**ARP (µg/j)**
6 – 11 mois	0,5
1 – 3 ans	0,7
4 – 6 ans	0,9
7 – 10 ans	1
11 – 14 ans	1,3
15 – 17 ans	1,4

Source : D'après les données de la Commission européenne.

Toxicité de la vitamine B_{12} : la vitamine B_{12} n'est pas toxique pour l'être humain.

Les vitamines liposolubles

Rétinol ou axérophtol ou vitamine A

Source en rétinol (ou vit. A) : la vitamine A se trouve dans la nourriture, principalement liée à des acides gras, le plus courant d'entre eux étant l'acide palmitique. Par ordre de concentration décroissante, on la trouve dans les huiles de foie de poissons marins et de mammifères marins (en très grandes quantités) ; dans le foie des animaux de boucherie et des volailles, dans le beurre, les fromages, les germes de blé, les œufs et les poissons gras, enfin, dans les abats autres que le foie, dans le lait, les poissons maigres, les viandes rouge et blanche. Le rétinol a quelques précurseurs ou provitamines, dont essentiellement le β-carotène, représentant principal de la grande famille des caroténoïdes. Le β-carotène est un dimère de rétinol, qui donne deux molécules de rétinol par clivage central, exactement au milieu de la molécule de β-carotène. Il semblerait que le β-carotène puisse aussi se dégrader en rétinaldéhyde par clivage excentrique, sans donner alors deux molécules de rétinol mais une seule. Le

rétinaldéhyde est facilement réduit en rétinol en présence de NADH.
Le β-carotène se trouve dans les légumes et fruits pigmentés, entre autres : épinard, persil, feuilles de manioc, d'amarante et de laitue, carotte, navet, chou, tomate, mandarine, melon, orange, datte, papaye, mangue ; dans le beurre, l'huile de palme (la source la plus riche), les germes et la farine de blé, le maïs jaune, les lentilles et la patate douce jaune. Sur la base des quantités ingérées, les différentes provitamines ont une activité biologique inférieure à celle que l'on observe avec le rétinol, car les caroténoïdes alimentaires sont moins bien digérés et absorbés que la vitamine A. En outre, les caroténoïdes ne sont pas entièrement convertis en rétinol. On les ramène alors à des équivalents rétinol (ER) : 1 ER = 1 μg de rétinol ou 6 μg de β-carotène ou 12 μg d'autres caroténoïdes servant de provitamine. Les rapports 1 à 6 et 6 à 12 sont des valeurs estimées. On les utilise faute de mieux. Anciennement, tout comme aujourd'hui, la vitamine A était aussi donnée en unités internationales (UI) ; 1 UI correspond à l'activité de 0,3 μg de rétinol ou à 0,55 μg de palmitate de rétinol. Il faut cependant faire attention au fait qu'il y a aussi des UI de provitamine A où 1 UI = 0,6 μg de β-carotène.

En résumé, 1 ER = 1 μg ou 3,33 UI de rétinol ou 3,33 UI.
= 6 μg ou 10 UI de β-carotène ou 10 UI.
= 12 μg d'autres caroténoïdes.

Absorption du rétinol (ou vit. A) : dans l'estomac, la vitamine A et ses provitamines forment avec les autres lipides des globules qui passent dans l'intestin grêle. Là, ces globules forment avec les sels biliaires des émulsions qui permettent le clivage des lipides complexes en lipides simples sous l'action des enzymes digestifs ; puis, ces émulsions se constituent en micelles de lipides mixtes qui entrent en contact avec la bordure en brosse des cellules épithéliales de la muqueuse de l'intestin. La vitamine A est transportée à travers la paroi intestinale par un système spécifique lorsqu'elle est en concentration faible et par diffusion passive lorsqu'elle est en concentration élevée, alors que les provitamines diffusent passivement. L'absorption de la vitamine A et de ses précurseurs est favorisée par la présence des protéines et des lipides du bol alimentaire. Le bon état de la muqueuse intestinale est un facteur critique. Les sels biliaires sont indispensables à l'absorption des caroténoïdes, alors que la vitamine A n'en est pas dépendante (pour autant qu'elle soit correctement solubilisée). Le rétinol du bol alimentaire est absorbé à 80 % environ, efficacité qui ne diminue qu'à très hautes doses de rétinol, alors que les provitamines ne sont absorbées qu'à 50 %, efficacité qui diminue rapidement à hautes doses.

Métabolisme, stockage et excrétion de la vitamine A : après absorption, le rétinol est transporté sous forme de palmitate de rétinol jusqu'au foie par les chylomicrons. Les caroténoïdes sont en grande partie scindés en deux molécules de rétinaldéhyde par clivage central, au niveau de la muqueuse intestinale, puis transportés jusqu'au foie, via les chylomicrons. Cependant, une quantité relativement importante de caroténoïdes peut être incorporée telle quelle dans les chylomicrons, pour être ensuite transportée et stockée dans d'autres tissus que le foie (essentiellement le tissu adipeux). Le rétinol est soit stocké dans le foie sous forme de palmitate de rétinol, soit transporté vers d'autres tissus au moyen de la **Retinol Binding Protein (RBP)**. À l'intérieur des tissus, le rétinol est aussi accroché à des **Cellular Retinol Binding Proteins (CRBP)**.

De manière générale, la vitamine A ingérée a le destin suivant : quelque 20 % sont directement excrétés dans les selles sur les deux jours qui suivent, 20 à 50 % des 80 % absorbés seront excrétés dans les selles et les urines au cours de la semaine qui suit l'ingestion, et le reste est stocké. Les réserves de vitamine A sont très importantes chez l'être humain adulte : avec un stock normal au départ, il a de quoi vivre un à trois ans sans apport. Il n'en va pas de même chez le nourrisson et le jeune enfant, car le nourrisson n'a que des réserves minimes de rétinol. La vitamine A stockée est métabolisée très lentement, selon deux voies : par dégradation de rétinol-RBP dans le rein et les tissus épithéliaux périphériques, ou par transformation du rétinol, dans le foie et les tissus périphériques, en formes conjuguées ou oxydées qui sont ensuite excrétées dans les selles ou les urines.

Fonction de la vitamine A : la vitamine A joue un rôle dans la vision, la différenciation cellulaire, la morphogenèse, ainsi que dans des processus physiologiques complexes comme la croissance, la reproduction et la réponse immunitaire. De manière générale, il est probable que tous les tissus dépendent de la vitamine A, d'où le rôle de plus en plus important qui lui est reconnu en nutrition humaine.

- **La vision :** la vitamine A est une des molécules indispensables à la transmission de l'information au nerf optique de ce que perçoit l'œil.

- **La différenciation cellulaire** : on observe qu'une carence en vitamine A amène un remplacement des cellules produisant du mucus par des cellules produisant de la kératine. Un apport en vitamine A sur les cultures de cellules amènes rapidement plusieurs types de lignées cellulaires à se différencier. L'effet de la vitamine A, ou plutôt celui de sa carence, s'observe particulièrement sur les cellules de la cornée qui se kératinise et finalement s'ulcère.
- **La morphogenèse** : aussi bien un excès qu'un déficit de vitamine A ont un effet néfaste sur l'embryogenèse, mais le mécanisme n'est pas bien connu.
- **La croissance** : la vitamine A est un facteur de croissance, par l'intermédiaire de son dérivé, l'acide rétinoïque. Là encore, le mécanisme n'est pas bien connu. L'un des premiers signes est la perte d'appétit, mais n'est pas la cause réelle du problème de croissance lié à une carence en vitamine A.
- **La reproduction** : la spermatogenèse, de même que la croissance fœtale, sont déprimées lors d'une carence en rétinol, probablement en liaison avec le rôle de la vitamine A dans la différenciation cellulaire.
- **La réponse immunitaire** : la vitamine A a été aussi nommée « vitamine anti-infectieuse ». Les mécanismes de défense spécifiques et non spécifiques dépendent tous deux d'elle. La carence, couplée à une malnutrition protéino-énergétique, a un impact désastreux sur la capacité de l'organisme à résister aux infections.

Carence en vitamine A : parmi toutes les conséquences possibles, la carence en vitamine a conduit à la cécité et à un risque de mortalité élevé par suite d'infections comme la rougeole. Il faut cependant noter que tout déséquilibre a, en général, une conséquence néfaste sur les fonctions de la vitamine A. Une carence aprotéique réduit le clivage du β-carotène et la synthèse de la RBP, tandis qu'en restreignant la croissance, une carence protéino-énergétique retarde l'apparition des troubles de la vision liés à un déficit de vitamine A. L'ingestion de lipides, en même temps que de vitamine A et de rétinoïdes, est essentielle à leur absorption. Le statut en fer est dépendant de la vitamine A, tandis que l'utilisation du rétinol est liée au statut en zinc. Le métabolisme de la vitamine A dépend, dans une certaine mesure, de la vitamine E. En outre, la vitamine A interagit avec la vitamine C, la vitamine K, la vitamine D, le calcium, le cuivre et l'iode.

Besoin en rétinol (ou vit. A) : chez l'adulte de sexe masculin, on a déterminé expérimentalement que le besoin minimum de vitamine A se situe aux alentours de **400 µg/j**.

Tableau 17 : Besoins en rétinol (vitamine A) exprimés en ER (µg d'équivalents rétinol par jour) et en valeur en UI est donnée entre parenthèses

Adultes	Hommes		Femme	
	ER	UI	ER	UI
Besoin moyen	500	1 660	400	1 330
Apport de référence pour une	700	2 330	600	2 000
Seuil d'apport minimum	300	1 000	250	830

Source : D'après les données de la Commission européenne.

Tableau 18 : Apports de référence pour une population pour d'autres groupes

Groupes	Groupes d'âge	Masculin	Féminin
		ER (µg)	UI
Enfants	6 – 11 mois	350	1 160
	1 – 3 ans	400	1 330
	4 – 6 ans	400	1 330
	7 – 10 ans	500	1 660
	11 – 14 ans	600	2 000
	15 – 17 ans	700	2 330
Adultes	Grossesse	700	2 330
	Allaitement	950	3 160

Source : D'après les données de la Commission européenne.

En raison des risques liés à une ingestion trop importante de rétinol, il est recommandé de ne pas dépasser les ARP proposés ci-dessus.

Apports pharmacologiques : les rétinoïdes, de même que, dans une moindre mesure, les caroténoïdes, sont utilisés à des doses élevées pour le traitement et la prévention d'un certain nombre de maladies dont l'acné, le cancer de la peau (mais pas le mélanome), la leucémie promyélocytique aiguë et le cancer du sein. L'apport de β-carotène est associé clairement avec une incidence réduite du cancer du poumon.

Toxicité : prise à hautes doses, la vitamine A est toxique au point qu'elle peut être mortelle. On distingue la toxicité aiguë, la toxicité

chronique et la tératogénicité. La toxicité aiguë suit l'ingestion d'une seule ou de quelques doses élevées.
Le risque de toxicité aiguë commence à partir d'une dose de :

- 200 mg de rétinol chez l'adulte ;
- 100 mg chez l'enfant en âge de scolarité ;
- 60 mg chez l'enfant d'âge préscolaire, et ;
- 30 à 40 mg chez le nourrisson.

Les signes apparaissent dans les heures qui suivent l'absorption : nausées, vomissement, céphalées, vertiges, double vision, manque de coordination et faiblesse musculaire. Chez le nourrisson, un renflement de la fontanelle est possible. Avec une dose très élevée, les vomissements sont très fréquents, il y a des démangeaisons autour des yeux, et la peau pèle, en particulier autour de la bouche.
Ces signes disparaissent en général en quelques jours, suite à l'arrêt de prise de doses massives. Par extrapolation, des études faites chez le singe (qui semble être un excellent modèle pour la toxicité de la vitamine A chez l'être humain) montrent que les doses létales devraient être de l'ordre de 500 mg chez le nourrisson et 11,8 g chez l'adulte (Shils, 1994).
La toxicité chronique est assez commune, en vertu de l'engouement exagéré de certaines personnes pour les vitamines. Celui-ci est souvent imposé aux enfants dans un souci de bien faire. Les doses journalières à partir desquelles une toxicité chronique peut se développer sont de l'ordre de 10 fois les apports recommandés, soit de 3,75 mg de rétinol chez le nourrisson et 10 mg chez l'adulte. Les signes de l'intoxication chronique les plus fréquents sont : la sécheresse et la pigmentation de la peau, les céphalées, l'anorexie et la perte de poids, l'alopécie, les raideurs et douleurs des articulations et la fatigue. Il faut des semaines, voire des mois, pour que ces signes régressent après le retour à des doses normales de vitamine.
La vitamine A est un tératogène redoutable. Au début de la grossesse, une dose unique supérieure à 200 mg ou des doses journalières de 30 à 90 mg pour une semaine, ou encore des apports journaliers à long terme de l'ordre de 7,5 mg de rétinol, peuvent se traduire par en avortement spontané ou en des malformations graves du fœtus (Shils, 1994). **Il n'est donc pas recommandé de donner des suppléments de vitamine A durant la grossesse (particulièrement au début)** aux femmes en bonne santé qui mangent régulièrement des fruits et des légumes verts. En tout état de cause, l'apport ne devrait pas dépasser 3 mg de rétinol par jour.

Les caroténoïdes quant à eux ne sont pas toxiques, même à très hautes doses, car leur absorption est inférieure à celle du rétinol et elle est très rapidement saturée.

Cholécalciférol ou vitamine D_3

Source en cholécalciférol (ou vit. D) : la vitamine D_3 n'est pas véritablement une vitamine, car elle est synthétisée par l'être humain grâce aux rayons ultraviolets du soleil qui irradient sa peau. Les rayons ultraviolets transforment la provitamine D_3, le 7-déhydrocholestérol, en prévitamine D_3, qui se transforme spontanément en vitamine D_3 en un à deux jours sous le simple effet de la chaleur de l'organisme. La synthèse a principalement lieu dans l'épiderme chez l'adulte, mais aussi, en bonne partie, dans le derme chez le nourrisson, dont l'épiderme transmet plus de rayonnement ultraviolet au derme. L'exposition intense au soleil n'amène pas d'hypervitaminose, car la provitamine comme la vitamine sont très rapidement dégradées en composés biologiquement inactifs.

La principale source de vitamine D_3 vient de la synthèse endogène. Néanmoins, la vitamine est en concentration très élevée dans l'huile de foie de morue, et on la trouve aussi dans les poissons de mer, le jaune d'œuf et les produits laitiers. Suite aux épidémies de rachitisme (carence en vitamine D_3) qui ont principalement marqué les villes industrielles du nord des États-Unis et de l'Europe, l'enrichissement en vitamine D_3 ou D_2 est courant dans le lait, la margarine et les céréales (la denrée fortifiée varie selon les pays). Les vitamines D_3 et D_2 étant analogues, on utilise le terme simple de vitamine D. À noter que la vitamine D a deux types d'unités : les microgrammes (μg) et les unités internationales (UI) : 1 UI correspondant à 0,025 μg et 1 μg correspondant à 40 UI.

Absorption du cholécalciférol (ou vit. D) : la vitamine D fournie par l'alimentation est absorbée à environ 80 %, mais l'absorption est très sensible à l'état de la muqueuse intestinale et à sa capacité d'absorber les graisses. Elle est transportée par les chylomicrons jusqu'au foie. La vitamine endogène migre vers le réseau capillaire dermique avec l'aide d'une protéine spécifique de transport, puis est transportée jusqu'au foie.

Métabolisme, stockage et excrétion du cholécalciférol (ou vit. D) : le foie convertit la vitamine D en hydroxy-vitamine D que les reins convertissent en dihydroxy-vitamine D, forme physiologiquement active de la vitamine. Les sites de stockage sont le tissu adipeux pour la vitamine D, et le muscle pour l'hydroxy-vitamine D. Le sang a la concentration la plus élevée de vitamine D et, contrairement à ce qui se passe avec la vitamine A, le foie n'est pas un site de stockage. On ne connaît pas grand-chose de la vitesse de renouvellement et de l'excrétion de la vitamine D.

Fonction de la vitamine D : la vitamine D semble fonctionner comme une hormone stéroïdienne. Son rôle le plus marquant est de maintenir la concentration intra- et extracellulaire de calcium en modulant le métabolisme du calcium et du phosphore au niveau de l'intestin et des os. La vitamine D ne joue pas directement de rôle dans l'ossification, mais la favorise en maintenant des concentrations extracellulaires sursaturées en calcium et phosphore. À part son action sur les minéraux, la vitamine D joue aussi un rôle dans la multiplication et la différenciation cellulaire. Elle est utilisée efficacement dans le traitement du psoriasis, qui est un désordre hyperprolifératif de l'épiderme.

Carence en cholécalciférol (ou vit. D) : la carence en vitamine D_3 est un phénomène lié à la pauvreté, à l'habitat, à la pollution, à l'habillement et à une surprotection contre les rayons solaires par crainte du cancer de la peau. Elle se manifeste chez l'enfant par le rachitisme et chez l'adulte par l'ostéomalacie. Vers la fin du XIXe siècle, jusqu'à 75 % des enfants des classes pauvres des grandes cités industrielles étaient rachitiques (Davidson, 1979). La combinaison de rues étroites, de bâtiments élevés, ainsi que de fumée des habitations et des usines avait pour effet de réduire énormément le rayonnement ultraviolet du soleil. De plus, les classes pauvres n'avaient pas les moyens de s'offrir les seuls aliments qui contiennent de la vitamine D : les produits laitiers et les œufs, et n'avaient, dans les grandes villes, guère l'occasion de « s'aérer ». Ces causes de rachitisme ont régressé, mais sont loin d'avoir disparu de nos jours, et les formes subcliniques de rachitisme représentent encore (ou de nouveau) des problèmes de santé publique dans les pays occidentaux. Le rachitisme est aussi à rattacher aux coutumes de protection et d'habillement des enfants et de confinement des mères et des jeunes enfants dans les arrière-cours des maisons. Dans certaines régions d'Éthiopie, par exemple, la coutume veut que les nourrissons sortent couverts de la tête aux pieds jusque vers l'âge de 6 mois, afin d'être protégés des influences néfastes de l'extérieur qui pourraient les rendre malades. Le rachitisme du très jeune enfant est donc courant,

mais se corrige très vite dès que le bébé commence à sortir non couvert.
La carence en vitamine D produit une absorption insuffisante au niveau de l'intestin et une réabsorption insuffisante, au niveau du rein, du calcium et du phosphore. Le taux sérique de ces deux minéraux diminue, ce qui, par rapport au calcium, entraîne un hyperparathyroïdisme. L'hormone parathyroïdienne et le peu de vitamine D existant provoquent alors une déminéralisation et un affaiblissement des os. Ceci entraîne les déformations typiques du rachitisme : jambes torses, élargissement des épiphyses osseuses, particulièrement au niveau des genoux, déviation de la colonne vertébrale et déformation de la cage thoracique et du bassin. Ces déformations sont purement mécaniques, les os n'ayant pas la consistance suffisante pour en supporter les contraintes normales. Par ailleurs, l'enfant rachitique est agité, inquiet et irritable, il est pâle, transpire anormalement de la tête, ses muscles sont mous et sans tonus, ce qui amène une distension de l'abdomen, et il a fréquemment la diarrhée. La tétanie hypocalcémique peut aussi se produire. Le rachitisme n'est pas mortel en soi, mais il augmente le risque de mortalité par une propension accrue aux infections respiratoires. Son pronostic est cependant assez bon, les déformations osseuses ayant tendance à se corriger spontanément au cours de la croissance.
L'ostéomalacie est la manifestation du rachitisme chez l'adulte. Elle affecte principalement les femmes en âge de procréation que des grossesses répétées appauvrissent en calcium. Les problèmes seront d'autant plus graves qu'elles auront souffert de rachitisme dans leur enfance, qu'elles sont victimes de coutumes de confinement et qu'elles sont issues de classes sociales défavorisées n'ayant pas accès à une alimentation adéquate. Les vieilles personnes sont aussi susceptibles de développer la carence à cause de leur alimentation souvent négligée, de leurs difficultés physiques et psychiques à sortir de chez elles, enfin, à cause d'une diminution d'absorption du calcium au niveau intestinal ; l'ostéomalacie est alors souvent couplée à l'ostéoporose. L'ostéomalacie se manifeste par une faiblesse musculaire, des douleurs osseuses et des déformations pelviennes qui, chez les femmes en âge de procréation, sont les causes de très sérieux problèmes obstétriques. Les déformations liées à l'ostéomalacie sont quasiment irréversibles, si ce n'est par la chirurgie orthopédique.

Le traitement du rachitisme et de l'ostéomalacie consiste en doses journalières de 25 à 125 µg de vitamine D durant un mois, sans oublier l'adjonction de 1 à 2 g de lactate de calcium par jour, non seulement pour la reminéralisation des os, mais aussi pour éviter la tétanie hypocalcémique. Il faut ensuite prendre des mesures pour favoriser l'exposition au soleil et améliorer l'alimentation dans les pays développés qui ne profitent pas toute l'année de l'ensoleillement, ce qui n'est pas le cas dans les pays ensoleillés presque toute l'année.

Besoin en cholécalciférol (ou vit. D) : l'apport alimentaire minimum qui prévient le rachitisme aussi bien que l'ostéomalacie est de **100 UI, soit 2,5 µg/j**. La variation d'exposition au soleil étant importante, de même que l'alimentation, un apport journalier par l'alimentation est actuellement recommandé. Il devrait être de **400 UI** (10 µg) pour les **enfants** et **100 UI** (2,5 µg) pour les **adultes.**

Toxicité : la vitamine D devient rapidement toxique, c'est-à-dire à partir de doses cinq fois plus élevées que les apports recommandés. Le résultat est une hypercalcémie chez l'enfant et une néphrocalcinose chez l'adulte. Chez l'enfant, les signes d'intoxication se traduisent par une perte d'appétit, souvent associée à des nausées et à des vomissements. L'enfant maigrit, s'irrite facilement et devient dépressif. L'intoxication peut être mortelle.

Tocophérols ou vitamine E

Introduction : la vitamine E est un nom générique qui recouvre huit molécules parentes (isomères) ayant des activités biologiques différentes. Les quatre molécules les plus courantes sont l'α-tocophérol, le β-tocophérol, le γ-tocophérol et le δ-tocophérol. La vitamine E est encore mal connue. Alors qu'on a pu mettre en évidence toute une série de signes de carence chez l'animal, la carence chez l'être l'homme a longtemps semblé inexistante, et ce n'est que récemment que la vitamine E s'est révélée être réellement une vitamine pour l'être humain et qu'elle lui est essentielle.

Source en vitamine E : l'α-tocophérol et le γ-tocophérol sont les formes les plus répandues dans la nature, essentiellement dans les huiles de germe de blé, de tournesol, de carthame[5], de colza, d'arachide, de maïs et d'olive. Le contenu en vitamine E des autres aliments d'origine

---

[5] Le carthame des teinturiers ou safran des teinturiers, parfois appelé safran bâtard est une plante herbacée et oléagineuse originaire d'Égypte. Son nom proviendrait d'un emprunt au latin médiéval *cartamo* ou dériverait directement du nom arabe de la plante appelée *qurtum*.

animale et végétale ne représente en moyenne que 5 % de ce que contiennent les huiles végétales. Certaines huiles, comme l'huile de soja, contiennent beaucoup plus de γ-tocophérol que de α-tocophérol. Parmi les différents isomères, c'est l'α-tocophérol qui contribue le plus à l'activité vitaminique. Les isomères β-tocophérol, γ-tocophérol et δ-tocophérol n'ont respectivement que 40 à 50 %, 10 à 30 %.

Ceci amène une fois de plus à l'utilisation d'unités internationales, avec les valeurs suivantes :

- α-tocophérol : 1,49 UI/mg (1 UI = 0,67 mg).
- β-tocophérol : 0,60 UI/mg.
- γ-tocophérol : 0,15 – 0,45 UI/mg.
- δ-tocophérol : 0,015 UI/mg.

Les activités variables des différents isomères, leur instabilité à la chaleur, à l'oxygène et à certaines préparations culinaires, et enfin la variabilité saisonnière de leur contenu dans les aliments rendent très difficiles non seulement l'élaboration de tables de composition alimentaire, mais aussi leur utilisation par rapport à une alimentation donnée. Le contenu réel ou effectif de cette dernière en vitamine E ne correspond en général que peu aux valeurs indiquées dans les tables.

Absorption en vitamine E : l'absorption de la vitamine E se fait essentiellement dans la partie médiane de l'intestin grêle. Lorsque l'apport par l'alimentation est normal, 50 % environ de la vitamine E est absorbé ; cette proportion est inversement proportionnelle à la quantité ingérée. La présence de lipides dans l'alimentation favorise l'absorption, laquelle, par ailleurs, dépend des sels biliaires et des enzymes pancréatiques. Actuellement, on ne dispose pas de connaissances supplémentaires solides sur l'absorption de la vitamine E.

Métabolisme, stockage et excrétion en vitamine E : ce que l'on sait du métabolisme de la vitamine E vient en grande partie des études sur les animaux, en particulier sur le rat. La concentration de vitamines dans les tissus augmente en fonction de l'apport ; en revanche, les différents tissus et organes ont des concentrations très différentes de vitamine E sans que l'on s'explique vraiment pourquoi. La vitamine se concentre surtout dans les fractions cellulaires riches en membranes. Les organes les plus riches en vitamine E sont le tissu adipeux, le foie et le muscle, que l'on considère comme des organes de stockage. Le métabolisme de la vitamine E est très mal connu : il semble être très lent et la vitamine est excrétée telle quelle dans les selles.

Fonction de la vitamine E : il est presque certain aujourd'hui que la vitamine E fonctionne comme antioxydant au niveau de la membrane cellulaire. Elle protégerait, en particulier, les acides gras polyinsaturés contre l'attaque des radicaux libres à laquelle ils sont très sensibles. Chez les animaux carencés en vitamine E, on a constaté que certains symptômes disparaissent complètement suite à l'administration d'antioxydants.

Carence en vitamine E : la seule affirmation que l'on peut faire concernant la carence en vitamine E chez l'être humain est que les globules rouges du sang deviennent de plus en plus sensibles à l'hémolyse in vitro, et que leur durée de vie se raccourcit in vivo quand le taux plasmatique de vitamine E descend au-dessous de 0,5 mg/dl. Faute de mieux, on admet que les individus ayant un taux plasmatique de vitamine E inférieur à 0,5 mg/dl sont en situation de carence. Ils incluent les enfants prématurés et la plupart des patients souffrant de malabsorption intestinale pour une raison ou une autre. On a soupçonné, chez les enfants prématurés, la carence comme étant à l'origine de pathologies spécifiques, telle que la rétinopathie du prématuré et l'anémie hémolytique. Cependant, les conclusions actuelles semblent infirmer ces hypothèses.

Chez les patients souffrant de malabsorption, on n'a pas non plus mis en évidence de relation entre le taux plasmatique bas de vitamine E et des désordres spécifiques, comme la myopathie de Duchenne. En revanche, chez ces patients, le temps de vie des érythrocytes est diminué, ce qui est corrigé par l'administration journalière de 100 à 200 UI de vitamine E. Ceci confirme le rôle physiologique de la vitamine et sa place parmi les éléments nutritifs essentiels. En cas de malabsorption, les doses journalières de traitement recommandées sont de 25 à 50 UI pour les nourrissons, de 50 à 100 UI pour les enfants de 1 à 10 ans, de 100 UI pour les adolescents de 10 à 18 ans, et de 200 UI pour ceux qui ont plus de 18 ans.

Besoins en vitamine E : Le besoin en vitamine E est lié à l'apport alimentaire d'acides gras polyinsaturés. En général, plus on consomme d'acides gras insaturés, plus on consomme aussi de vitamine E. On pourrait en rester là et admettre qu'il n'est pas nécessaire de faire des recommandations. Néanmoins, sur la base de la relation entre l'apport alimentaire d'acides gras polyinsaturés et l'apport de vitamine E, on en arrive à proposer un **apport de 4 mg/j** d'équivalent α-tocophérol pour **l'homme** adulte et de **3 mg/j pour les femmes**. Il a été montré que chez

l'adulte, le besoin minimal pour maintenir un taux plasmatique de tocophérol supérieur à 0,5 mg/dl est de 2 mg d'α-tocophérol (≈ 3 UI).
Apports pharmacologiques en vitamine E : il n'y a actuellement aucune preuve formelle que des doses pharmacologiques de vitamine E apportent un quelconque bénéfice.
Toxicité de la vitamine E : si aucune toxicité n'a été montrée avec de hautes doses de vitamine E de 100 à 800 mg/j, c'est peut-être simplement lié au fait qu'à de telles doses, la plupart de la vitamine n'est simplement pas absorbée. On soupçonne la vitamine E d'être toxique. Et comme, le tocophérol s'accumule dans les tissus en fonction de l'apport, il faut être prudent, en particulier si l'on administre la vitamine par voie parentérale.

Phylloquinone ou vitamine K
Source de la vitamine K : la vitamine K (nom générique pour toute une série de composés ayant la même activité vitaminique que la phylloquinone ou vitamine K_1) est largement répandue dans le monde végétal, animal et bactérien. Cependant, seules les plantes et les bactéries peuvent synthétiser la partie essentielle de la molécule. Celle-ci se trouve en concentration élevée dans les légumes verts (épinards, choux, brocolis et laitue), dans les produits laitiers et carnés et dans les fruits et les céréales. De grandes différences existent entre aliments d'une même catégorie. Les besoins en vitamine K étant très faibles, la plupart des aliments en fournissent suffisamment pour prévenir tout risque de carence. Il semble que la vitamine K serait synthétisée par la flore intestinale, laquelle contribuerait ainsi également à un apport régulier.
Absorption de la phylloquinone ou vitamine K : l'absorption de la vitamine K requiert la présence des sels biliaires et des sucs pancréatiques. La vitamine K est incorporée dans les chylomicrons puis absorbée au niveau de l'intestin grêle et réapparaît dans la lymphe. L'efficacité de l'absorption varie entre 40 et 80 %.
Métabolisme, stockage et excrétion de phylloquinone ou vitamine K : la vitamine K a une vitesse de renouvellement extrêmement rapide, de l'ordre d'un jour, avec une quantité totale estimée à environ 100 µg, ce qui en fait la vitamine ayant la plus petite réserve dans l'organisme et dont le métabolisme est le plus rapide. Cependant, la vitamine dispose d'un cycle métabolique qui contribue à la sauvegarder dans le foie, cycle sans lequel son métabolisme serait encore plus rapide. La plus grande concentration

de vitamine K se trouve dans le foie. Les études avec la vitamine radioactive ont montré qu'après utilisation comme cofacteur enzymatique, elle est rapidement dégradée en une série de produits incorrectement identifiés jusqu'à présent, que l'on retrouve dans les selles et les urines.

Fonction : la vitamine K participe comme coenzyme à la formation de sept protéines impliquées dans la cascade de réactions menant à la coagulation sanguine.

Carence en phylloquinone (vitamine K) : la carence en vitamine K se manifeste par des saignements et des hémorragies. Elle est quasiment inexistante chez l'adulte, à cause de la présence en quantité suffisante de la vitamine dans pratiquement tout type d'alimentation, mais aussi grâce au cycle de préservation de la vitamine K et à sa synthèse par la flore intestinale. Cependant, les nouveau-nés, particulièrement les prématurés, sont susceptibles de développer l'hémorragie du nouveau-né, car leur capacité de coagulation est au départ très faible, leur alimentation est pauvre en vitamine K et leur tractus intestinal est stérile.

L'amélioration de la capacité de coagulation se fait en général spontanément, en quelques jours. Néanmoins, il est recommandé d'administrer aux nouveau-nés une dose intramusculaire de 1 mg de phylloquinone. Quant aux personnes âgées, elles sont susceptibles de développer une carence, en particulier quand elles se nourrissent mal, car le besoin de vitamine K augmente avec l'âge, sans qu'on sache exactement pourquoi (absorption moins efficace, fonction hépatique diminuée, renouvellement plus rapide, besoin réellement accru).

Si la carence primaire en vitamine K est rare, la carence secondaire peut survenir pour plusieurs raisons : problème au niveau de l'absorption des lipides (obstruction des canaux biliaires et malabsorption), administration d'antibiotiques ayant un impact sur la flore intestinale, dosage trop élevé d'anticoagulants, ou encore, consommation de doses élevées de vitamines A et E. La carence secondaire apparaît facilement, parce que la quantité totale de vitamine K est si petite et son renouvellement si rapide que le moindre problème a des répercussions immédiates, ce qui ne s'observe jamais aussi vite avec les autres vitamines.

Besoin en vitamine K : le fait que l'alimentation soit suffisamment riche en vitamine K et que la flore intestinale contribue à l'apport rend difficile l'évaluation des besoins minimaux en vitamine K.

Plusieurs études ont néanmoins montré que le besoin est de l'ordre de **0,5 à 1,0 µg de vitamine K par kg et par jour**.
Toxicité de la phylloquinone ou vitamine K_1 : n'est pas toxique à haute dose, alors que la **ménadione** ou vitamine K_3 l'est, et ne doit par conséquent pas être utilisée pour le traitement des carences secondaires. La carence en vitamine K est rare chez l'être humain, ce qui ne rend pas facile l'évaluation du besoin. On admet qu'un apport de 1 µg/kg de poids corporel et par jour est adéquat et est en principe assuré par une alimentation normale.

Tableau 19 : Les apports nutritionnels conseillés en vitamines

	Source	**13–15 ans**	**13–15 ans**	**16–19 ans**	**16–19 ans**
Vitamine et provitamine A	Beurre, fromage, produits laitiers, légumes, fruits	600 µg ER *	700 µg ER *	600 µg ER *	800 µg ER *
Vitamine C	Fruits (citron, orange…)	110 mg	110 mg	110 mg	110 mg
Vitamine D	Poissons gras, jaune d'œuf, foie, beurre	5 µg	5 µg	5 µg	5 µg
Vitamine E	Huiles végétales	12 mg	12 mg	12 mg	12 mg
Vitamine B_1	Viandes, poissons, Œufs, Produits laitiers, Pain, céréales, Fruits, légumes	1,1 mg	1,3 mg	1,1 mg	1,3 mg
Vitamine B_2		1,4 mg	1,6 mg	1,5 mg	1,6 mg
Vitamine B_5		4,5 mg	4,5 mg	5 mg	5 mg
Vitamine B_6		1,5 mg	1,6 mg	1,5 mg	1,8 mg
Vitamine B_9		300 µg	300 µg	300 µg	300 µg
Vitamine B_{12}		2,3 µg	4,5 mg	2,4 µg	2,4 µg

* ER : équivalent rétinol.
Source : ANC, 2011.

Attention : Les besoins en vitamines B_2 et B_6 sont majorés sous contraception orale.

Les adolescents qui mangent varié et ayant 4 repas par jour n'ont pas besoin de supplémentation en vitamine.

Les sels minéraux et oligoéléments
Les éléments minéraux et les vitamines ont en commun d'être indispensables au fonctionnement cellulaire. Leur carence peut provoquer de graves maladies.

Les éléments minéraux sont classés en deux catégories : **les macroéléments**, présents dans l'organisme en grande quantité, et **les oligoéléments**, présents à des taux très faibles. **Les macroéléments** sont le calcium, le phosphore, le potassium, le sodium, le soufre, le chlore et le magnésium. Certains font partie de la structure des tissus (os et dents), dont ils renforcent la résistance. Ils sont alors sous forme de sels (sels de calcium). D'autres éléments minéraux entrent dans la composition de molécules structurales ou fonctionnelles. Le phosphore associé aux lipides forme des molécules de la membrane cellulaire. Le soufre entre dans la composition d'une hormone, l'insuline. Sous forme d'ions, ils sont présents dans les liquides de l'organisme ; les ions chlorure et les ions sodium régulent l'équilibre acido-basique du sang.

Les oligo-éléments sont des éléments présents dans l'organisme en très petite quantité, mais néanmoins indispensables. Ils entrent dans la composition de molécules complexes. Le fer se trouve à 60 % dans la molécule d'hémoglobine. Ils sont aussi indispensables à certaines réactions biochimiques. Par exemple, le zinc entre dans la composition de plusieurs enzymes.

Les sels minéraux et les oligoéléments sont des composants de l'organisme, d'origine minérale. Il n'y a pas de différence bien établie entre eux si ce n'est leur teneur dans le corps. Les sels minéraux existent en quantités relativement élevées dans l'organisme (de l'ordre de plusieurs grammes) : ce sont le calcium, le sodium, le magnésium, le phosphore et le potassium. Les oligoéléments, au contraire, sont présents en très petites quantités dans l'organisme, et même pour certains seulement à l'état de traces : ce sont le fer, le zinc, le fluor, le cuivre, l'iode, le manganèse, le cobalt, le sélénium, le vanadium, le molybdène, le chrome, etc.

Une vingtaine de minéraux présentent un caractère essentiel pour l'Homme. Ils sont généralement classés en deux catégories : les éléments minéraux majeurs ou macroéléments et les oligoéléments ou éléments de traces (13). Les minéraux se caractérisent par une très grande diversité, pondérale et fonctionnelle. Les quantités dans l'organisme sont très variables : près de 1 kg pour le calcium et le phosphore, quelques grammes pour les oligoéléments les plus abondants comme le fer, le zinc et le fluor et moins de 1 mg pour le chrome et le cobalt. Excepté l'iode, le fluor et le cobalt, tous les autres éléments minéraux exercent des rôles multiples dans l'organisme. Ils interviennent dans une large gamme de fonctions comme la

minéralisation, le contrôle de l'équilibre en eau, les systèmes musculaires, nerveux et immunitaires.
Les sels minéraux jouent un rôle déterminant dans le métabolisme. Certains sont abondants, comme le sodium et le potassium, tandis que d'autres ne sont pas actifs qu'à faible concentration. Environ 99 % de la masse des mammifères est constituée des éléments carbones, azote, calcium, sodium, chlore, potassium, hydrogène, phosphore, oxygène et soufre. Les composés organiques (protéines, lipides et glucides) contiennent l'essentiel du carbone et de l'azote, tandis que l'essentiel de l'oxygène et de l'hydrogène sont présents sous forme d'eau.
Les sels minéraux les plus abondants agissent comme électrolytes. Les principaux ions sont le sodium (Na^+), le potassium (K^+), le calcium (Ca^{2+}), le magnésium (Mg^{2+}), le chlorure (Cl^-), le phosphate (PO_4^{3-}) et l'ion organique bicarbonate (HCO_{3-}). Le maintien de gradients de concentration déterminés à travers les membranes cellulaires permet de maintenir l'équilibre osmotique et le pH du milieu intracellulaire. Les ions sont également essentiels au fonctionnement des nerfs et des muscles grâce au potentiel d'action issu de l'échange d'ions, à travers la membrane plasmique, entre le fluide extracellulaire et le fluide intracellulaire.
Lorsqu'on parle de minéraux, on fait référence à des éléments chimiques élémentaires indispensables à l'organisme par leurs propriétés atomiques. Les minéraux, qui incluent les éléments traces, sont des éléments essentiels, car ils ne peuvent pas être fabriqués et doivent donc être puisés, par l'intermédiaire de la nourriture et de l'eau de boisson, dans l'environnement minéral qui dépend de la nature des sols et du ruissellement. Les minéraux comprennent des éléments majeurs, comme le calcium et le phosphore, et des oligoéléments ou éléments traces dont l'organisme contient moins de quelques grammes (parfois à peine quelques milligrammes). Le fait que certains minéraux n'existent dans l'organisme qu'en infimes quantités ne signifie pas que leur carence soit anodine. La biochimie des minéraux est en plein essor et on est encore loin de bien la connaître. Ceci explique qu'il n'est pas possible de fournir des informations détaillées pour tous les minéraux essentiels.
Les principaux minéraux sont les électrolytes (sodium, potassium, chlore), les minéraux que l'on trouve principalement dans le squelette (calcium, phosphore, magnésium), ainsi que le fer, le zinc, l'iode, le cuivre, le sélénium, le manganèse, le molybdène et le

chrome. On pourrait aussi mentionner le cobalt, mais il semble que ce dernier n'intervienne que comme constituant de la vitamine B_{12}. Il existe des métaux traces, comme l'étain, le brome, le plomb et probablement d'autres qui pourraient bien être essentiels pour l'être humain. Les recherches en cours n'ont pas encore permis de le confirmer. On n'a pas non plus identifié d'état de carence spécifique.
Par rapport au besoin nutritionnel, les électrolytes ne posent pas de problème majeur, si ce n'est en cas de déshydratation. Le phosphore est si abondant dans le règne végétal qu'une carence alimentaire est presque impossible. Il est également probable que la carence en calcium par déficit alimentaire est rare, les problèmes d'ostéomalacie et de rachitisme étant dus à une carence en vitamine D, et l'ostéoporose à une déminéralisation dont on ne sait pas encore exactement à quel point elle peut être liée à un apport insuffisant de calcium dans l'alimentation.
Le soufre est amené par les protéines, et il est probable que s'il y a carence, cette dernière soit masquée par les effets de la carence protéinique, ou bien ses effets sont assimilés à celle-ci. Les carences en cuivre, en manganèse, en magnésium, en chrome et en molybdène ne posent pas de problème de santé publique, de même que celle en sélénium, car l'alimentation en fournit en principe des quantités adéquates. En revanche, en cas de malnutrition sévère qui voit la perte de l'ensemble des composants tissulaires, ou lorsque l'accès à l'alimentation est très restreint (comme dans certaines situations d'incarcération), la carence en ces minéraux et d'autres est à prendre très au sérieux. Ils doivent alors être fournis à des doses thérapeutiques quand il s'agit de traiter la malnutrition sévère, ou à des doses qui équivalent aux apports de référence quand il s'agit d'incarcération ou de toute autre situation où l'on sait que l'alimentation est carencée.
Les minéraux dont la carence clinique est le plus souvent avérée sont le fer et l'iode. Il se pourrait, néanmoins, que la carence subclinique en zinc soit plus répandue et joue un rôle plus grand qu'on ne le supposait jusqu'à récemment dans le retard de croissance et l'inhibition de l'appétit, ce qui corroborerait le fait que le zinc est un nutriment de type II.

Tableau 20 : Nutriments de type I et de type II

Nutriments de type I	**Nutriments de type II**

(Nutriments fonctionnels)	(Nutriments de la croissance)
Fer	Azote
Iode	Acides aminés essentiels
Cuivre	Potassium
Sélénium	Magnésium
Thiamine (vit. B_1)	Phosphore
Pyridoxine (vit. B_6)	Sulfure
Riboflavine	Zinc
Niacine	Sodium
Acide ascorbique (vit. C)	Chlore
Cobalamine (vit. B_{12})	
Vitamines A, D, E, K	
Caractéristiques des nutriments fonctionnels	**Caractéristiques des nutriments de croissance**
Présence de réserves corporelles	Pas de réserves corporelles
Concentration réduite en cas de carence	Concentration tissulaire stable
Signes spécifiques de carence	Pas de signes spécifiques de carence
Pas de ralentissement de la croissance	Retard de croissance important
Concentration variable dans le lait maternel	Concentration stable dans le lait maternel

Les électrolytes

Un électrolyte est une substance conductrice en raison de la présence d'ions mobiles. Il existe des électrolytes liquides et solides (14). Les électrolytes liquides peuvent être des sels fondus, constitués uniquement d'ions, ou des solutions ioniques dans lesquelles un sel est dissous dans un solvant polaire comme l'eau. Les électrolytes solides sont des cristaux dans lesquels certains ions sont mobiles ou des polymères comme ceux utilisés dans les membranes échangeuses d'ions.

Les trois électrolytes principaux sont le sodium, le potassium et le chlore. Ils sont responsables de l'osmolalité des fluides de l'organisme, et leur répartition dans l'organisme décide du volume intra et extracellulaire. Le sodium est spécifiquement un cation extracellulaire, dont le rôle est de maintenir le volume de liquide extracellulaire et la pression osmotique de ce liquide et de maintenir l'équilibre acide-base. Il participe en outre à la transmission des impulsions dans les nerfs et les muscles et entre ces derniers, et aux phénomènes de transport des métabolites à l'intérieur des cellules. Contrairement au sodium, le potassium est un cation spécifiquement intracellulaire, avec le magnésium, les phosphates organiques et les anions protidiques, où il joue un rôle complémentaire au sodium, pour des fonctions qui sont essentiellement les mêmes que celles du sodium. Le chlore est la contrepartie électrochimique du sodium et du potassium. La chimie des électrolytes est assez complexe, de même que celle des équilibres hydriques et acide-base. Ces aspects sortent du cadre de l'intervention humanitaire, car lorsque des troubles se produisent, ils requièrent expertise médicale et moyens de laboratoire. En situation de crise, en revanche, on a souvent affaire à des sujets (dénutris ou pas) qui exigent des sels de réhydratation dont la composition est différente selon qu'il y a ou non malnutrition sévère. On notera que la déshydratation peut avoir deux origines :

- **un déficit en eau** qui se traduit par une concentration plasmatique accrue de chlore et de sodium ; c'est ce qui se produit quand on ne boit pas assez d'eau, soit parce qu'elle n'est pas suffisamment disponible, soit parce qu'on n'en reçoit pas assez, situation typique quand on dépend de tiers pour l'eau de boisson, comme c'est le cas des jeunes enfants, mais aussi, souvent, des prisonniers. Le traitement consiste simplement à faire boire de l'eau, ou, en dernier recours uniquement, à administrer en intraveineuse une solution de dextrose à 2,5–5 % (l'eau pure provoquerait une hémolyse) ;
- **un déficit combiné de chlore, de sodium et d'eau**, qui est la forme de loin la plus fréquente de déshydratation et dont les causes les plus communes, et donc les plus connues, sont surtout la diarrhée, les vomissements et une transpiration abondante ; le traitement de choix de la diarrhée consiste à administrer par voie orale des sels de réhydratation à dissoudre dans l'eau et qui existent en sachets selon deux formules standard :
    - 3,5 g de NaCl (chlorure de sodium) ;
    - 2,5 g de bicarbonate de sodium ;
    - 1,5 g de chlorure de potassium ;
    - 20 g de glucose.

    Ou

    - 3,5 g de chlorure de sodium ;
    - 2,9 g de citrate trisodique ;

- 1,5 g de chlorure de potassium ;
- 20 g de glucose.

Ces formules sont à dissoudre dans 1 l d'eau potable. La posologie est de 1 l/24 h pour les nourrissons, 1 l/8 à 24 h selon l'âge pour les enfants, et consommation à volonté pour les adultes. L'idée est tout d'abord de réhydrater, puis de compenser les pertes à mesure qu'elles se produisent. D'autres déficits spécifiques comme le déficit de chlore ou de potassium résultent principalement de problèmes médicaux, qui ressortent donc de l'expertise des médecins, et qui se rencontrent rarement dans l'intervention humanitaire.
Les excès d'électrolytes sont essentiellement dus à un apport excessif en sel ou à des problèmes physiologiques. On a longtemps pensé que l'apport excessif de sodium par le sel jouait un rôle important dans l'hypertension artérielle. Ceci a été radicalement remis en cause par la suite, mais il semble tout de même aujourd'hui qu'un apport en sel supérieur à 8 g/j induit bien une augmentation de la tension artérielle. Les recommandations actuelles sont donc de ne pas dépasser cet apport, qui doit tenir compte du contenu en sel des aliments. Par ailleurs, un excès d'apport en sel déplace le calcium des os et pourrait contribuer à l'ostéoporose.

Les minéraux des os
Les trois minéraux prédominants des os sont le calcium, lié dans les os au phosphore (sous une forme cristalline qui est l'hydroxyapatite), et le magnésium.

Le calcium
Sources : les meilleures sources de calcium sont, par ordre d'importance, les fromages à pâte dure (750 mg/100 g), les oléagineux avec en particulier les amandes, les noix et les noisettes (175 mg/100 g), les fromages à pâte molle et le lait (130 mg/100 g), enfin les fruits séchés (100 mg/100 g) (Randoin, 1982).
Absorption : l'absorption du calcium se fait par deux mécanismes, l'un, actif et régulé par la vitamine D, principalement dans le duodénum, et l'autre, passif, tout au long de l'intestin mais principalement dans l'iléon. L'absorption du calcium dépend aussi largement des autres nutriments dans l'alimentation, du statut hormonal et d'états physiologiques comme la grossesse et l'allaitement. L'absorption du calcium n'est que de l'ordre de 25 à 50 % du calcium ingéré, le reste étant excrété dans les selles.

Cependant, en cas de besoin, l'organisme peut retenir beaucoup plus de calcium, ce qui explique que la carence par déficit dans l'alimentation soit rare.

Métabolisme, stockage et excrétion : les os sont des tissus vivants, en remaniement permanent. Le calcium présent dans l'organisme circule donc continuellement entre les os qui contiennent 99 % du calcium de l'organisme et le reste de l'organisme qui en contient donc 1 %. La concentration de calcium plasmatique est étroitement contrôlée, car le calcium joue un rôle vital dans de nombreux processus physiologiques. Ce contrôle s'exerce en jouant sur l'absorption, l'excrétion et le mouvement du calcium entre le plasma et les os, qui, à cet égard, jouent un rôle de stockage. Les régulateurs de l'homéostasie du calcium sont l'hormone parathyroïdienne, la calcitonine et la vitamine D. Au niveau de la masse osseuse, le métabolisme du calcium est fonction de l'âge, du statut hormonal et de l'exercice physique. Les femmes après la ménopause et les hommes après 65 ans voient leur squelette se déminéraliser. Chez les femmes, l'effet est beaucoup plus important à cause du changement hormonal qu'elles subissent. L'exercice physique entretient la masse osseuse, qui s'atrophie en cas d'immobilité, comme tout organe qui n'est pas utilisé. Le calcium est excrété à parts à peu près égales dans les urines et les selles.

Fonctions : mis à part sa fonction structurelle dans le squelette et les dents, dont il est le constituant minéral le plus important, le calcium, joue un rôle prédominant dans le déclenchement d'événements physiologiques : activation enzymatique, contraction musculaire, sécrétion vésiculaire, neurotransmission, coagulation sanguine et division cellulaire.

Carence : la carence en calcium par un déficit alimentaire est rare, sauf circonstances particulières, comme chez les prisonniers soumis à une alimentation globalement carencée. Concernant l'ostéoporose (ou déminéralisation des os au cours de la vieillesse), il ne semble pas que des suppléments de calcium aient un impact significatif pour diminuer la décalcification. Pour corroborer ce fait, on observe que chez les populations des pays en développement, où l'apport en calcium est faible, mais l'activité physique plus intense, l'ostéoporose chez les femmes post-ménopausées est beaucoup moins prévalant que chez celles des pays industrialisés, qui ont un apport de calcium beaucoup plus important mais une activité physique très réduite. L'intervention de choix pour réduire l'ostéoporose est le traitement aux œstrogènes. Dans la plupart des cas, les apports sont suffisants eu égard à l'adaptabilité de l'absorption en cas d'apport faible. Les femmes qui allaitent sécrètent des quantités constantes de calcium dans le lait maternel, quel que soit l'apport alimentaire. Cela signifie que tout apport insuffisant pour faire face à l'allaitement est compensé par le calcium des os, ce qui implique une déminéralisation osseuse. Néanmoins, cette déminéralisation est réversible dès l'allaitement terminé.

Besoins : les besoins en calcium sont fonction de l'excrétion et de l'efficacité d'absorption, mais cette dernière dépend à son tour de plusieurs facteurs, dont l'apport alimentaire, ce qui rend les recommandations difficiles. En revanche, on connaît les besoins supplémentaires liés à l'allaitement et qui doivent être fournis par l'alimentation, sous peine de décalcification des os de la mère[38].

Apports pharmacologiques : les apports pharmacologiques de calcium ne servent semble-t-il à rien ; on peut donc s'en tenir aux apports recommandés.

Toxicité : le calcium ingéré à haute dose n'est pas toxique et n'accroît pas le risque de formation de calculs rénaux, mais il réduit l'absorption du fer, ce qui incite une fois encore à s'en tenir aux apports recommandés.

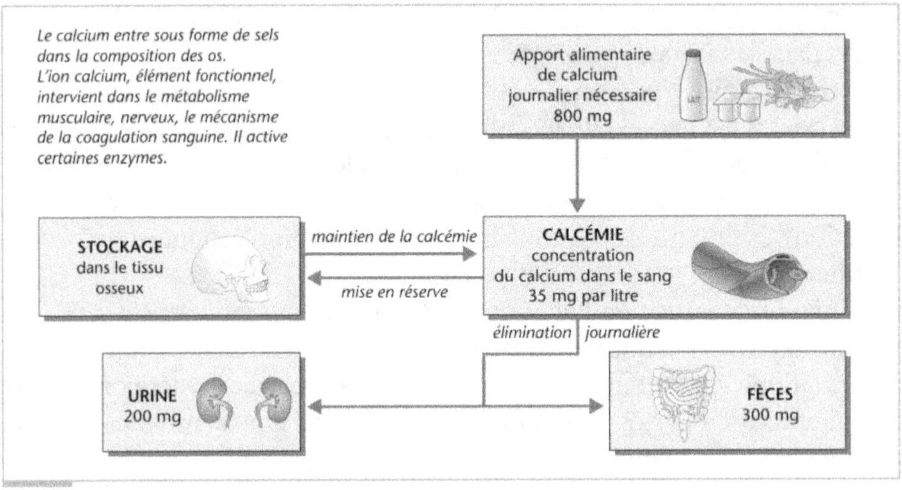

Source : *Les Constituants de l'organisme*, chapitre 2, in https://extranet.editis.com/images/300/art/doc/ consulté le 17/01/2022.

Figure 10 : Renouvellement du calcium dans l'organisme

Le phosphore

Le phosphore est présent dans les aliments, l'eau et dans les tissus vivants, sous forme de phosphates. C'est un élément essentiel à la santé des dents et des os. On retrouve entre autres le phosphore dans les glucides, les lipides et les protéines. Le processus de l'absorption du phosphore ne peut s'effectuer sans la présence de la vitamine D. L'organisme puise une quantité de phosphore au niveau des aliments qui varient en fonction de ses besoins.

Sources : Il y a du phosphore dans presque tous les aliments, mais les fromages, les abats (foies et rognons), les fruits à coque, les poissons, les viandes et volailles, les œufs, en sont particulièrement riches. La levure de bière et le germe de blé peuvent le cas échéant compléter les apports. Le phosphore est très abondant dans les produits animaux, les oléagineux, les légumineuses et les céréales, ce qui rend sa carence par déficit alimentaire improbable (voir Tableau 22 ci-dessous).

Absorption : l'être humain absorbe de 60 à 70 % du phosphore qu'il consomme, l'absorption du phosphore provenant de sources animales étant plus efficace que celle du phosphore de provenance végétale. Comme pour le calcium, l'efficacité de l'absorption est inversement proportionnelle à la quantité fournie par l'alimentation. L'absorption du phosphore n'est à ce jour par encore très bien comprise, mais on sait qu'il y a un mécanisme de transport actif saturable et un mécanisme non saturable dépendant de la concentration de phosphore. La vitamine D, qui favorise l'absorption du calcium, favorise aussi celle du phosphore.

Métabolisme, stockage et excrétion : l'homéostasie du phosphore se joue entre l'intestin, les reins, les os et la masse maigre. Le taux plasmatique de phosphore est principalement réglé par le rein qui réabsorbe ou excrète plus ou moins le phosphore en fonction de l'apport alimentaire. Cependant, l'intestin joue aussi un rôle en augmentant son efficacité d'absorption en cas d'apport faible. Le phosphore, comme le calcium, est essentiellement stocké dans les os (85 % du phosphore de l'organisme), alors que 14 % se trouvent dans le muscle. L'excrétion de phosphore se produit en premier lieu par le rein, la réabsorption étant réglée par l'hormone parathyroïdienne, en fonction de l'apport alimentaire.

Fonctions : le phosphore a de multiples fonctions essentielles dans l'organisme. Il est lié au calcium pour former la structure osseuse ; il sert d'outil de construction dans la formation des grands assemblages moléculaires du monde vivant ; il est indispensable au stockage et à la libération de l'énergie chimique ; il est indispensable à la structure membranaire et à sa perméabilité, enfin il contrôle de nombreuses activités enzymatiques.

Carence : la carence en phosphore due à un apport alimentaire insuffisant est rare, mais, chez les personnes très âgées, l'absorption du

phosphore diminue alors que son excrétion urinaire augmente, ce qui peut provoquer une carence dont les symptômes sont l'anorexie, la faiblesse musculaire, la débilité d'esprit et des douleurs osseuses.
Besoins : Les besoins en phosphore sont donnés dans le tableau 21 ci-dessous.
Toxicité : un excès d'apport de phosphore par rapport au calcium peut entraîner une hypocalcémie et une tétanie chez les nourrissons alimentés avec des formules dont le rapport phosphore/calcium est plus grand que 2 (deux).

Tableau 21 : Références nutritionnelles (apports nutritionnels conseillés)

Description	**Référence nutritionnelle en mg par jour**
Enfants de 1 à 3 ans	360
Enfants de 4 à 6 ans	450
Enfants de 7 à 9 ans	600
Adolescents de 10 à 14 ans	830
Adolescents de 15 à 18 ans	800
Adultes	700
Femmes enceintes	800
Femmes allaitantes	850
Personnes âgées de plus de 75 ans	800

Source :
https://www.doctissimo.fr/html/nutrition/vitamines_mineraux/phosphore.htm

Tableau 22 : Source alimentaire du phosphore

Aliments	Teneur en phosphore en mg pour 100 g d'aliment
Levure de bière	1300
Germe de blé	1030
Fromage (emmental, comté, beaufort, parmesan)	625 à 810
Graine de sésame	605
Sardine à l'huile en boîte	530
Foie d'agneau ou de génisse cuit	425 à 485
Blanc de poulet cuit	480
Noix, amande, pistache, noix de cajou, noisette	385 à 460
Jambon blanc	425
Crabe ou tourteau cuit	345
Fromage de chèvre en crottin	280
Maquereau, thon ou saumon cuit	270
Pain complet	255
Riz complet	235
Porc, veau ou agneau cuit	220 à 235
Bœuf cuit	200
Œuf cuit	200
Lait, yaourt nature ou fromage blanc	95 à 115

Source :
https://www.doctissimo.fr/html/nutrition/vitamines_mineraux/phosphore.htm

Le magnésium

Sources : tous les aliments contiennent du magnésium, mais avec des variations importantes de l'un à l'autre. Le lait, les céréales complètes, les légumineuses, les légumes et la pomme de terre sont particulièrement riches en magnésium. Les végétaux sont généralement bien pourvus en magnésium, car ce dernier est à la chlorophylle ce que le fer est à l'hémoglobine.

Absorption : comme pour d'autres minéraux, l'absorption du magnésium se fait par un mécanisme actif pour des apports faibles, mécanisme qui se sature au fur et à mesure que l'apport augmente, puis le magnésium est absorbé passivement. Le taux d'absorption varie de 20 à 70 % de l'apport.
Métabolisme, stockage et excrétion : les deux tiers environ du magnésium se trouvent dans les os, un quart dans le muscle, et pratiquement tout le reste dans d'autres cellules, moins de 1 % se trouvant dans le liquide extracellulaire. L'homéostasie du magnésium est comparable à celle du calcium et se joue entre la réserve dans les os, l'absorption intestinale et l'excrétion urinaire ; le mécanisme hormonal de régulation est encore mal compris. L'excrétion urinaire est aussi adaptable que l'est l'absorption intestinale.
Fonctions : le magnésium est un élément absolument vital et joue de nombreux rôles, tous aussi importants les uns que les autres. On connaît actuellement plus de 300 réactions dans l'organisme qui dépendent du magnésium. Il est en particulier essentiel pour la minéralisation et le développement du squelette, la synthèse des lipides et des protéines, les mécanismes de phosphorylation et de déphosphorylation, les voies métaboliques de production d'énergie et l'entretien des potentiels électriques transmembranaires dans les nerfs et le muscle.
Carence : la carence en magnésium due à un apport alimentaire insuffisant est improbable, car tous les aliments, y compris les aliments de base, sont en général de bonnes sources de magnésium. En revanche, la carence peut survenir suite à des problèmes de malabsorption et durant le rattrapage de la malnutrition sévère. Il est donc fondamental d'assurer un apport adéquat en magnésium durant le rattrapage nutritionnel, car c'est un nutriment de type II[40].
Besoin : comme la carence en magnésium par déficit alimentaire est improbable, on ne peut pas calibrer précisément le besoin en magnésium et l'on s'en tient à une gamme d'apports acceptable (150 à 500 mg/j). Cependant, durant le rattrapage nutritionnel suite à la malnutrition sévère, le besoin en magnésium est précis.
Toxicité : vu la souplesse d'adaptation de l'excrétion de magnésium par le rein, des apports élevés par voie orale ne sont pas toxiques, mais peuvent entraîner des diarrhées passagères. En revanche des administrations intraveineuses excessives peuvent entraîner la mort par dépression du système nerveux central et paralysie musculaire.

Le fer alimentaire

Sources : les sources alimentaires de fer sont, par ordre d'importance (Randoin, 1982) :

- le persil (> 10 mg/100 g) ; bien que ce soit excellent, il n'est pas courant de manger le persil en légume, ce qui fait que l'apport de fer par le persil est en général peu important ;
- le foie, les légumes secs (légumineuses) et le jaune d'œuf, qui en contiennent de 5 à 10 mg/100 g ; le jaune d'œuf a malheureusement un effet inhibiteur sur l'absorption du fer (non seulement celui qu'il contient, mais aussi le fer apporté par d'autres aliments) ;
- la viande, les oléagineux, la farine complète, le cresson et les épinards, qui en contiennent de 2 à 4 mg/100 g ;
- la plupart des fruits et légumes frais, les fromages ainsi que les farines blanches, qui en contiennent de 1 à 0,5 mg/100 g ; ce sont donc des sources pauvres en fer, de même que les boissons fermentées, le lait et des fruits comme les pommes, les poires et les cerises, qui sont encore plus pauvres, avec moins de 0,4 mg/100 g.
- le fer contenu dans l'eau de boisson, de même que celui des marmites de cuisson peuvent représenter une source de fer non négligeable, mais il est difficile d'en tenir compte en raison de la grande variabilité de ces deux facteurs.

Absorption : l'absorption du fer est un phénomène particulièrement important.

Il est à noter que c'est à ce niveau que l'organisme essaie de maintenir un équilibre pour éviter carence et surcharge, sans avoir recours à la modulation au niveau des pertes. L'absorption du fer se fait de deux manières, selon qu'il est ou non lié au groupe hème de l'hémoglobine ou de la myoglobine. Quand il n'est pas lié au groupe hème, le fer est solubilisé par les sucs gastriques, réduit en fer II, et lié à d'autres molécules. Lorsque ces molécules sont petites, comme l'acide ascorbique, les sucres et les acides aminés, elles favorisent l'absorption du fer.

Certains facteurs alimentaires réduisent cependant son absorption. Ce sont les tannins, les phytates, les phosphates, que l'on trouve dans les céréales complètes et les oléagineux, le jaune d'œuf, le thé et le café ; les protéines du lait et du soja ont, elles aussi, un effet inhibiteur sur l'absorption du fer. Les phytates et les tannins du thé et du café peuvent réduire environ de moitié l'absorption du fer. L'absorption proprement dite se fait dans l'intestin grêle, particulièrement au niveau du duodénum. Le passage de la muqueuse est facilité par la présence d'acides organiques, des sels biliaires et des sous-produits peptidiques de la digestion des protéines.

Le fer entre dans les cellules épithéliales en se liant à une protéine spécifique. À son entrée dans le plasma, le fer est oxydé en fer III, puis la plupart se lient à la transferrine, et le reste à la ferritine. Le fer lié au groupe hème (fer héminique), qui provient donc de la viande et du sang, est absorbé par un mécanisme différent du précédent. Le groupe hème est directement absorbé par les cellules de la muqueuse intestinale, puis le fer est séparé du groupe hème et est délivré dans le plasma sous forme de fer III. Le fer héminique est beaucoup mieux absorbé (environ à 25 %) que le fer non héminique (environ 10 à 15 %) ; les facteurs qui favorisent ou inhibent l'absorption du fer non héminique n'ont pas d'effet sur son absorption à lui. Même en petite quantité, la présence dans l'alimentation de fer lié au groupe hème augmente considérablement l'absorption du fer non héminique. Cela est valable de façon générale par rapport aux différents facteurs qui favorisent ou inhibent l'absorption du fer et dont les effets s'additionnent. Par exemple, la consommation d'une petite quantité de poisson ou de viande en même temps que celle d'un plat de céréales va grandement augmenter l'absorption du fer fourni par ces dernières, effet qui peut être augmenté par la consommation de fruits ou diminué par la consommation de thé. À noter, cependant, que le calcium inhibe l'absorption du fer, aussi bien héminique que non héminique ; un verre de lait contenant environ 160 mg de calcium inhibe l'absorption du fer par plus de 50 %.

L'absorption du fer augmente à mesure qu'augmente l'apport alimentaire, mais en proportion de plus en plus faible. Les mécanismes qui règlent l'absorption du fer l'accroissent en cas de carence en fer, et la diminuent en cas de surcharge, sans que l'on sache exactement comment. Les personnes en bonne santé absorbent environ 5 à 10 % du fer présent dans l'alimentation tandis que les personnes carencées en absorbent de 10 à 20 %. Quantitativement, l'absorption maximale du fer chez l'adulte en bonne santé est de l'ordre de 1 à 2 mg /j, alors qu'elle est de 3 à 6 mg chez les individus carencés (Shils, 1994).

Métabolisme, stockage et excrétion : après absorption, le fer est dirigé vers la moelle osseuse pour être intégré à l'hémoglobine au cours de la synthèse des globules rouges. De là, il se retrouve avec les globules rouges dans le sang, où il séjourne environ 4 mois. Après destruction des globules rouges par les phagocytes (le temps de vie des globules rouges est de 4 mois environ), la majorité du fer retourne dans le plasma et le liquide extracellulaire, tandis qu'une petite quantité est stockée avec la ferritine et l'hémosidérine qui rendent un peu plus tard leur fer au plasma après leur destruction, selon leur cycle de renouvellement. Ensuite, la plus grande partie du fer reprend le cycle en retournant à la moelle osseuse pour la synthèse des globules rouges. La protéine de transport du fer dans le plasma est la transferrine, qui transporte le fer non seulement vers la moelle osseuse mais aussi vers toutes les autres cellules où il est nécessaire. Approximativement deux tiers du fer de l'organisme se trouvent dans l'hémoglobine, un quart environ est stocké, un petit pourcentage se trouve dans une protéine du muscle, la myoglobine, le reste se trouve dans le liquide extracellulaire et les cellules. Moins de 0,1 % du fer est en circulation avec la transferrine. L'organisme a une faculté remarquable d'épargne du fer par une réutilisation quasi complète, à quelque niveau qu'il soit de son cycle entre le plasma et les globules rouges.

Le problème de carence est donc surtout lié à des pertes anormales et à une absorption limitée. L'excrétion du fer est donc largement passive et liée aux pertes obligatoires ou aux « fuites » de l'organisme, par l'intestin, les urines, la bile, la desquamation de la peau (au total, environ 1 mg/j) et les pertes menstruelles des femmes en âge de procréation, qui sont de l'ordre de 25 mg par cycle. La grossesse et l'allaitement coûtent aussi très cher en fer par rapport à la capacité d'absorption : outre les pertes obligatoires normales qui continuent durant la grossesse, de 200 à 370 mg seront transférés au fœtus, environ 90 mg sont utilisés pour le placenta et le cordon ombilical, et 250 mg en moyenne sont perdus au cours des saignements liés à l'accouchement ; l'allaitement fournit de 0,5 à 1 mg de fer par jour au nourrisson.

Fonctions : la fonction première du fer est bien entendu le transport de l'oxygène et du dioxyde de carbone dans l'organisme, via les globules rouges du sang. Le fer est vital à la production énergétique aérobie, car il est présent dans les groupes actifs de la plupart des enzymes nécessaires à cette production. Il participe enfin au transport d'électrons par les cytochromes dans la chaîne respiratoire.

Carence : la carence en fer est sans doute la carence la plus répandue au monde. Elle affecte principalement les femmes en âge de procréation. Elle est développée plus loin[42].

Besoins : lorsqu'on exprime les besoins en fer, il faut faire la différence entre fer absorbé et fer consommé, attendu que l'absorption du fer est très largement inférieure à la quantité contenue dans l'alimentation[43].
Le tableau ci-dessous concerne tous les groupes, sauf celui des femmes en âge de procréation. Il présente les niveaux d'apport nécessaires pour couvrir les besoins de 95 % des individus de chaque groupe. Ces niveaux sont donnés, d'une part, pour le fer qu'il faut absorber et, d'autre part, pour le fer qu'il faut consommer, sur la base d'une disponibilité biologique de 15 % de l'apport alimentaire.

Tableau 23 : Besoins en fer absorbé et alimentaire selon le sexe et l'âge

Âge (années)	Besoins en fer absorbé (mg/j)	Besoins alimentaires (mg/j)
Les deux sexes		
0,5 – 1	0,93	6,2
1 – 3	0,58	3,9
4 – 6	0,63	4,2
7 – 10	0,89	5,9
Garçons		
11–14	1,46	9,7
15–17	1,88	12,5
18 et plus	1,37	9,1
Filles		
11–14 (sans les règles)	1,4	9,3
Femmes après la ménopause	1,13	7,5
Femmes qui allaitent	1,5	10

Source : Alain Mourey, *Manuel de Nutrition pour l'intervention humaine*, 2002.

Les besoins en fer des femmes en âge de procréation montrent une grande variabilité. L'apport qui va satisfaire 50 % des femmes de ce groupe est de 1,46 mg/j de fer absorbé pour les femmes adultes, soit 9,7 mg de fer dans l'alimentation, et de 1,62 mg/j pour les adolescentes de 15 à 17 ans, soit 10,8 mg de fer dans l'alimentation. L'apport qui va satisfaire 95 % des femmes de ce groupe est de 2,94 mg/j de fer absorbé pour les femmes adultes, soit 19,6 mg de fer dans l'alimentation, et de 3,1 mg/j pour les adolescentes de 15 à

17 ans, soit 20,7 mg de fer dans l'alimentation. Les recommandations pour la grossesse devraient être de 45 mg de fer alimentaire par jour durant la seconde moitié de la grossesse. Cependant, même en en consommant une telle quantité, l'absorption ne serait pas suffisante. Il faut donc jouer sur l'alimentation en faisant consommer des aliments riches en fer et en favorisant son absorption en évitant ceux qui l'inhibent et, dans la mesure du possible, donner des suppléments de fer durant la seconde moitié de la grossesse et les trois premiers mois post-partum. La posologie est de 300 mg de sulfate de fer et 0,5 mg d'acide folique par jour.

Apports pharmacologiques : il n'y a pas de raison de donner des apports pharmacologiques en fer, en particulier à cause de sa toxicité ; en revanche, des suppléments sont très souvent nécessaires pour corriger la carence.

Toxicité : le fer est toxique lorsqu'il se trouve en excès dans l'organisme. Cependant, une alimentation normale ne permet pas de développer une surcharge en fer, car la régulation de son absorption est très efficace. Une pathologie de surcharge, l'hémochromatose ou hémosidérose, ne peut se produire que si cette régulation est déficiente (erreur innée et héréditaire du métabolisme), ou s'il y a un apport excessif lié à des circonstances spécifiques, ou en cas d'affection particulière, comme la cirrhose hépatique et l'insuffisance pancréatique. Les circonstances qui conduisent à un apport excessif sont la consommation prolongée de suppléments chez des gens qui ne sont pas anémiques, et la consommation de boissons traditionnelles, fermentées dans des récipients en fer qui s'oxydent et relâchent de très grandes quantités de fer dans le milieu de fermentation.

L'iode

Sources : la teneur en iode des aliments est essentiellement fonction de la concentration d'iode dans les sols et les eaux de ruissellement. Cette concentration est liée à la géologie. Si au moment de la formation de la terre, l'iode était assez uniformément répandu, il a ensuite été lavé par les pluies, l'érosion, les glaciations et les inondations. La plupart de l'iode terrestre se trouve donc en milieu marin, ainsi que dans les couches terrestres profondes. L'iode est présent dans le sol et l'eau sous forme d'iodure. Les rayons solaires transforment l'iode marin en iode élémentaire, volatil, qui gagne l'atmosphère avant d'être redéposé sur terre par les précipitations. Il retourne ensuite à la mer en fonction de la pluviométrie et du drainage. Cependant, ce cycle de l'iode ne compense pas les pertes subies au cours des âges, car l'iode qui retombe sur terre est emmené tout aussi vite par le drainage des sols. Cela explique que les reliefs élevés, les hauts plateaux bien arrosés et bien drainés ainsi que les plaines facilement inondées soient les zones les plus affectées par les désordres liés à la carence en iode. Il n'est guère utile de donner la teneur en iode des aliments dans les tables de composition alimentaire puisqu'elle est susceptible de très grandes variations. En revanche, les poissons, fruits et algues de mer sont très riches en iode, de même que les végétaux des bords de mer et les animaux qui les consomment. Aujourd'hui, dans bien des pays, la source d'iode la plus fiable est le sel, qui est enrichi en iodate de potassium à concurrence de 30 à 50 mg d'iode par kilogramme de sel (PAHO, 1986). L'iode doit se présenter sous forme d'iodate de potassium et non d'iodure de potassium qui est trop instable à l'humidité et à la chaleur. Un gramme d'iodate de potassium contient 0,6 g d'iode. Ainsi l'enrichissement consistera en 50 à 83 mg d'iodate de potassium par kilogramme de sel.

Fonctions : l'iode est un constituant essentiel des hormones thyroïdiennes, qui agissent comme régulatrices du métabolisme, et qui assurent chez les enfants une croissance et un développement (physique et mental) normaux.

Carence : la carence en iode constitue une sérieuse menace pour environ un quart de l'humanité et représente, dans certaines régions, un problème de santé publique majeur.

Besoin : les apports recommandés figurent dans les tableaux suivants :

Tableau 24 : Besoins moyens en iode

Adultes	**µg/j**
Besoin moyen	**100**
Apport de référence pour une population	130
Seuil d'apport minimum	70
Grossesse (ARP)	130
Allaitement (ARP)	160
15 – 17 ans	130

Source : Alain Mourey, *Manuel de nutrition pour l'intervention humaine*, 2002.

Tableau 25 : Apports de référence pour une population pour d'autres groupes

Groupes d'âge	ARP (µg/j)
6 – 11 mois	50
1 – 3 ans	70
4 – 6 ans	90
7 – 10 ans	100
11 – 14 ans	120
15 – 17 ans	130

Source : Alain Mourey, *Manuel de Nutrition pour l'intervention humaine*, 2002.

Le zinc

Sources : on trouve le zinc dans la plupart des aliments, avec des concentrations très variables. Les sources les plus importantes sont les produits animaux (3 – 5 mg/100 g) et les céréales et les légumineuses (2 – 3 mg/100 g). Dans les pays où la consommation des produits animaux est élevée, l'alimentation est suffisamment riche en zinc. En revanche, dans les pays où l'on ne consomme que très peu d'aliments d'origine animale, ce sont les céréales et les légumineuses qui fournissent la majorité du zinc, ce qui peut se révéler insuffisant si les céréales sont trop raffinées, car le zinc se trouve principalement dans les couches périphériques du grain, qui sont perdues proportionnellement au raffinage. Par exemple, la farine de blé complète contient environ 5,5 mg de zinc/100 g, alors que la farine blanche n'en contient plus que 1,7 mg/100 g, soit une perte de 70 %.

Absorption : l'absorption du zinc est assez semblable à celle du fer, en ce sens qu'elle augmente avec l'apport, mais en proportion de plus en plus faible. Le zinc est absorbé au niveau de l'intestin grêle. Le degré d'absorption est fonction de la présence de molécules qui la favorisent ou l'inhibent, dans ce dernier cas les phytates, les tannins et les oxalates. En revanche, le zinc a un effet inhibiteur sur l'absorption du cuivre.

Métabolisme, stockage et excrétion : le contenu en zinc de l'organisme est contrôlé par l'efficacité de l'absorption qui augmente en cas d'apport faible ou de carence et qui diminue en cas de surcharge. Cependant, on a vu que l'absorption continue d'augmenter en fonction de l'apport, même si c'est de plus en plus faiblement ; il faut donc être capable de se débarrasser de l'excès, car le zinc peut devenir toxique. Cela se fait par l'excrétion fécale, qui augmente en cas d'apport trop important. En fin de grossesse, l'absorption du zinc augmente. Elle diminue avec l'âge, mais les pertes aussi, ce qui permet de garder l'équilibre. Il n'y a pas de stockage du zinc en tant que tel, et un apport insuffisant est rapidement suivi par des signes de carence.

Fonctions : le zinc joue une multitude de rôles essentiels dans l'organisme, ce qui explique sa classification dans les nutriments de type II. Il est nécessaire à l'activité d'au moins 200 enzymes, il est un composant des membranes cellulaires, et il contribue à la stabilisation des acides ribonucléique et désoxyribonucléique et des ribosomes. Le zinc fait l'objet de nombreuses recherches, et il ne serait pas surprenant qu'on lui découvre de nouvelles fonctions.

Carence : la carence aiguë en zinc est liée à une erreur innée du métabolisme du zinc, connue sous le nom d'acrodermatite entéropathique, à une alimentation parentérale déficiente en zinc, à différents problèmes de malabsorption, à l'alcoolisme et à des troubles rénaux et métaboliques. Au Proche-Orient, on observe un nanisme des jeunes adolescents et un retard de maturation sexuelle due à la carence en zinc. La carence modérée en zinc pourrait être plus répandue qu'on ne le croyait jusqu'à récemment, et elle induit un retard de croissance. La carence en zinc évolue avec la gravité de la malnutrition sévère, et tout rattrapage de cette condition implique l'administration de zinc à des doses thérapeutiques, car le zinc conditionne le rattrapage nutritionnel au même titre que les autres nutriments de type II.

Besoin : les apports recommandés figurent dans les tableaux suivants.

Tableau 26 : Besoins moyens en zinc

Adultes	**Hommes (en mg/j)**	**Femmes (en mg/j)**
Besoin moyen	**7,5**	**5,5**
Apport de référence pour une Population	9,5	7
Seuil d'apport minimum	5	4
Grossesse (ARP)	-	7
Allaitement (ARP)	-	12

Source : Alain Mourey, *Manuel de Nutrition pour l'intervention humaine*, 2002.

Tableau 27 : Apports de référence pour une population pour d'autres groupes

Enfants	Groupes d'âge	ARP (mg/j)
Les deux sexes	6 – 11 mois	4
	1 – 3 ans	4
	4 – 6 ans	6
	7 – 10 ans	7
Garçons	11 – 14 ans	9
	15 – 17 ans	9
Filles	11 – 14 ans	9
	15 – 17 ans	7

Source : Alain Mourey, *Manuel de nutrition pour l'intervention humaine*, 2002.

Toxicité : l'excès de zinc peut occasionner des problèmes chroniques ou aigus. Les intoxications aiguës provoquent des douleurs gastriques, des nausées et vomissements et de la diarrhée. Ces intoxications peuvent se produire lorsque sont consommées des boissons contaminées par le zinc relâché par des récipients galvanisés. Des doses au-dessus de 200 mg provoquent toujours des vomissements. Supérieures, elles peuvent entraîner la mort. Les intoxications chroniques commencent avec des suppléments de zinc pas plus importants que 25 mg/j, qui induisent une carence secondaire en cuivre par compétition entre les deux éléments par rapport à leur absorption intestinale. Des suppléments de zinc de l'ordre de 150 mg/j induisent une concentration plasmatique faible des lipoprotéines de haute densité (le risque de maladies cardio-vasculaires est inversement proportionnel à cette concentration), une érosion gastrique et une dépression du système immunitaire (Shils, 1994).

Le cuivre

Sources : la plupart des aliments contiennent du cuivre, mais les sources les plus riches **(avec 0,3 à 2 mg/100 g**) sont les coquillages, les oléagineux (y compris la poudre de cacao), les légumineuses et les céréales complètes.

Absorption : l'absorption du cuivre, comme celle d'autres métaux, augmente en fonction de l'apport, mais en proportion de plus en plus faible. Le zinc inhibe l'absorption du cuivre.

Métabolisme, stockage et excrétion : après absorption, le cuivre est transporté jusqu'au foie où il se lie à une protéine, la céruloplasmine, qui le transporte aux tissus de l'organisme. Il se pourrait que le cuivre puisse être stocké dans le foie, mais en très petite quantité. On ne sait pas par quel mécanisme le cuivre est excrété, si ce n'est dans l'intestin par les sels biliaires. L'excrétion est inversement proportionnelle à l'apport et à la carence. Ainsi, l'homéostasie du cuivre est réglée en jouant sur l'apport et sur l'excrétion.
Fonctions : le cuivre est impliqué dans toute une série de réactions d'oxydoréduction, comme élément d'enzymes. Ces enzymes sont essentiels dans la chaîne respiratoire, la synthèse des protéines du collagène, dans la synthèse et la maintenance de la myéline, dans la synthèse des neurotransmetteurs, dans le métabolisme du fer, et dans la protection contre les risques d'oxydation. Comme pour le zinc, on pense que le cuivre pourrait avoir encore d'autres rôles qui font actuellement l'objet de recherches.
Carence : la carence en cuivre peut affecter les prématurés, ainsi qu'elle affecte les nourrissons nourris au lait de vache non modifié et les enfants qui récupèrent de la malnutrition sévère. La carence se manifeste par la leucopénie, la neutropénie, des anomalies du squelette et une susceptibilité accrue aux infections. Chez l'adulte, il se pourrait que des apports insuffisants provoquent des maladies cardiovasculaires.
Besoin : les apports recommandés figurent dans les tableaux suivants.

Tableau 28 : Besoins moyens en cuivre

Adultes	Besoins en mg/j
Besoin moyen	0,8
Apport de référence pour une population	1,1
Seuil d'apport minimum	0,6
Grossesse (ARP)	1,1
Allaitement (ARP)	1,4

Source : Alain Mourey, *Manuel de Nutrition pour l'intervention humaine*, 2002.

Tableau 29 : Apports de référence pour une population pour d'autres groupes

Groupes d'âge	ARP (mg/j)
6 – 11 mois	0,3
1 – 3 ans	0,4
4 – 6 ans	0,6
7 – 10 ans	0,7
11 – 14 ans	0,8
15 – 17 ans	1

Source : Alain Mourey, *Manuel de nutrition pour l'intervention humaine*, 2002.

Toxicité : le cuivre est toxique et les intoxications sont accidentelles. Elles sont liées à la consommation de boissons acides ayant été stockées dans des récipients en cuivre ou chez les vignerons utilisant le sulfate de cuivre. Les symptômes sont des douleurs gastriques, des nausées, des vomissements et de la diarrhée. Les intoxications aiguës provoquent le coma, une nécrose hépatique, un effondrement vasculaire et la mort.

Le sélénium

Sources : les sources les plus importantes de sélénium sont les produits de la mer, les abats, la viande, les céréales et les légumineuses.

Absorption : le sélénium ingéré est la plupart du temps lié à la méthionine et à la cystéine, et il est bien absorbé. L'absorption ne joue pas de rôle dans l'homéostasie du sélénium.

Métabolisme, stockage et excrétion : on sait peu de chose sur le métabolisme du sélénium, si ce n'est que l'excrétion est essentiellement urinaire et que c'est par sa régulation que se fait l'homéostasie du sélénium.

Fonctions : la fonction principale du sélénium est d'être un antioxydant. Il en a probablement d'autres, qui font l'objet de recherches, comme celle de protéger l'immunité cellulaire.

Carence : la carence en sélénium provoque la maladie de Keshan, une cardiomyopathie, mais il semble que d'autres facteurs doivent être impliqués pour que la maladie se développe. Il se pourrait que la carence en sélénium joue un rôle dans l'étiologie du kwashiorkor.

Besoin : les apports recommandés figurent dans les tableaux suivants

Tableau 30 : Besoins moyens en sélénium

Adultes	Besoin (µg/j)
Besoin moyen	40
Apport de référence pour une population	55
Seuil d'apport minimum	20
Grossesse (ARP)	55
Allaitement (ARP)	70

Source : Alain Mourey, *Manuel de Nutrition pour l'intervention humaine*, 2002.

Tableau 31 : Apports de référence pour une population pour d'autres groupes

Groupes d'âge	ARP (µg/j)
6 – 11 mois	8
1 – 3 ans	10
4 – 6 ans	15
7 – 10 ans	25
11 – 14 ans	35
15 – 17 ans	45

Source : Alain Mourey, *Manuel de Nutrition pour l'intervention humaine*, 2002.

Toxicité : une surdose de sélénium peut être causée par l'alimentation dans certaines régions dont les sols sont riches en sélénium ou par la consommation de comprimés. À haute dose, le sélénium est toxique et provoque des nausées, des diarrhées, de l'irritabilité, de la fatigue, une neuropathie périphérique, une perte de cheveux et une modification des ongles (Shils, 1994).

Le chrome

Il est admis aujourd'hui que le chrome est un nutriment essentiel qui potentialise l'action de l'insuline et qui influence donc le métabolisme des glucides, des lipides et des protéines (Shils, 1994). Il n'a pas été démontré de carence à ce jour chez l'être humain. Les données ne sont pas suffisantes pour donner avec certitude une fourchette de besoins en chrome. La recommandation est qu'un apport journalier de 50 µg de chrome est probablement adéquat pour assurer un bon état de santé à la grande majorité des individus (Shils, 1994).

Autres métaux traces

Parmi les autres métaux traces qui semblent essentiels et dont la carence ne pose pas de problème particulier, parce que l'apport est en général suffisant, il faut citer le **bore**, qui influe sur le métabolisme des minéraux ; **le manganèse**, qui est un activateur enzymatique et un composant de quelques enzymes ; le **molybdène,** qui est aussi un composant de quelques enzymes ; et **le silicium**, qui est impliqué dans la synthèse des os et des cartilages. **Le vanadium**, le **brome, le fluor, le plomb et l'étain** pourraient être des métaux traces essentiels, mais rien ne le prouve à l'heure actuelle. En revanche, des doses pharmacologiques de fluor protègent contre la carie dentaire et peut-être contre des risques de fracture liés à l'ostéoporose.

Besoins :

Le manganèse, sa carence est peu probable chez l'être humain. La gamme acceptable d'apports est de 1 à 10 mg/j.

Le Fluor est un élément essentiel chez l'être humain. Chez l'adulte, la gamme acceptable d'apports est de 1,5 à 4,0 mg/j (Shils, 1994).

Le soufre, s'il ne fait pas de doute que le soufre est un élément essentiel chez l'être humain, la carence n'a pas encore été démontrée, car il est toujours apporté en quantité suffisante par les acides aminés soufrés des protéines. Il n'y a donc pas à faire de recommandation spécifique par rapport au soufre.

Tableau 32 : Fréquence de consommation des aliments permettant un apport adéquat notamment en acide folique (1), calcium (2), iode (3), fer (4) et vitamine C (5) (ANC 2001)

Un produit laitier (en variant laitages frais et fromages) (1.2.3)	**À chacun des trois principaux repas**
Viande ou jambon (4), poisson ou fruits de mer (3.4) et/ou de temps en temps de l'œuf (1.3), de la charcuterie chaude, du pâté de foie (1.4), ou du foie (au plus 1 fois/semaine) (1.4)	1 fois par jour
Légumes** (1) cuits : haricots verts, petits pois, épinards, endives, courgettes, choux-fleurs, tomates, carottes, champignons... (frais, surgelés, ou même en conserve) Ou Pomme de terre, riz, pâtes ou légumes secs (1.4), châtaignes, maïs, pois chiches (1), avec salade verte ou crudités (dont avocat et melon) ou potage de légumes (1.5)	2 fois par jour
1 fruit de saison (pomme, poire, fruits rouges, raisins, abricot, pêche...) (1.5) + 1 agrume (1.5) + éventuellement fruits secs (1.4)	1 fois par jour de chaque sorte
Dessert sucré ou viennoiserie	Au plus 1 fois par jour
Du pain : varier les pains, les préférer aux céréales	À tous les repas
Des matières grasses variées (huiles diversifiées, beurre, crème fraîche, margarine...)	Crues de préférence
De l'eau (si eaux minérales ou de source, varier les origines)	À volonté
Utiliser du sel enrichi en iode (3)	

* La vitamine C facilite l'absorption du fer ; il est donc conseillé de consommer au même repas des aliments contenant ces deux nutriments.

** Les légumes surgelés sont aussi conseillés que les légumes frais pour la teneur en acide folique ; dans les deux cas, il est déconseillé de cuire trop longtemps les légumes.

Source : *Cah. Nutr. Diét.*, 36, hors-série 1, 2001.

Les interactions vitaminiques (15)
L'absorption des nutriments, leur captation tissulaire et leur utilisation requièrent pratiquement toujours d'autres nutriments. La prévention de l'ensemble des pathologies n'est plus considérée en fonction d'une supplémentation en un seul élément nutritif, mais en fonction d'une synergie de nutriments multiples, associée à de judicieux conseils alimentaires et de style de vie. En outre, plusieurs facteurs endogènes et exogènes réagissent avec les nutriments : certaines de ces réactions auront des effets soit positifs soit défavorables :

- **un effet positif** en augmentant la biodisponibilité, l'efficacité biologique, l'utilisation réelle par l'organisme ;
- **un effet défavorable** en créant une compétition entre les nutriments, en bloquant leur absorption ou en les détruisant.

Dans tous les cas, une déficience d'un nutriment ne se présente jamais seule.

Facteurs à effet positif
La vitamine A (Rétinol) améliore la biodisponibilité de la vitamine E, du phosphore, de la choline, facilite l'absorption du calcium, du zinc, permet la mobilisation des réserves de fer et favorise l'utilisation de la vitamine D.
Les vitamines du complexe B potentialisent la biodisponibilité de toutes les vitamines B, de l'acide pangamique, de la vitamine E, de la choline, de l'inositol (vitamine B_7) et du soufre, sont nécessaires à l'absorption du fer et à la croissance de la flore intestinale et contribuent à préserver les réserves de vitamine A.

La vitamine B2 (riboflavine) améliore l'absorption du zinc.
La vitamine B3 (niacine) améliore la biodisponibilité de la proline.
La vitamine B6 (pyridoxine) améliore la biodisponibilité du magnésium, du potassium et de la tyrosine, est nécessaire au métabolisme du zinc et de l'alanine et favorise l'absorption de la lysine.
La vitamine B7 (inositol) améliore la biodisponibilité de la choline et favorise l'utilisation de la vitamine E.
La vitamine B9 (acide folique) améliore la biodisponibilité du fer.
La vitamine B12 (cyanocobalamine) participe au métabolisme du fer.

La vitamine C (acide ascorbique) est mieux absorbée en présence de bioflavonoïdes (*wholefood!*). Elle est mal absorbée en présence de pectine, de cuivre, de fer et de zinc, mais potentialise la biodisponibilité de l'acide pangamique, des bioflavonoïdes, des vitamines du complexe B, de l'inositol (vitamine B7), de la vitamine E, du magnésium, du sélénium, de la proline et protège les vitamines du groupe B contre l'oxydation. Elle aide à prévenir la toxicité de la vitamine D, améliore l'efficacité de la cystéine, et augmente l'absorption du fer, du zinc et du calcium. Elle est nécessaire à la synthèse de la carnitine.

La vitamine D stimule l'absorption intestinale du calcium, du magnésium dans les suppléments alimentaires, du phosphore et de la vitamine K. Un rapport calcium/magnésium de maximum 2/1 est recommandé (plus de calcium, risque de freiner l'absorption de magnésium). La vitamine D favorise aussi l'utilisation de la vitamine A.

La vitamine E améliore la biodisponibilité de la vitamine C, de l'acide pangamique, du magnésium, du manganèse et de l'inositol (vitamine B7). Elle protège les acides gras essentiels (oméga3 et 6) contre l'oxydation.

La vitamine J (choline) aide à prévenir la toxicité de la vitamine D et favorise l'utilisation des vitamines A, B12 et de l'inositol (B7).

Facteurs à effet négatif :

La vitamine C (acide ascorbique) a une action antagoniste sur le cuivre.

La vitamine E : son excès peut réduire l'absorption de la vitamine K.

Le fer empêche l'absorption de la vitamine E. S'il est ingéré en même temps, son action est antagoniste à celui de la vitamine A et nuit à l'absorption du zinc.

Les autres nutriments

Les enzymes pancréatiques peuvent se lier à l'acide folique (vitamine B9) pour former des complexes insolubles induisant ainsi une réduction de l'acide folique.

Les protéines dont l'excès augmente la perte urinaire du calcium et réduit l'absorption du magnésium.

Les glucides dont l'excès a une action néfaste sur la flore intestinale (probiotiques) et réduit donc la synthèse des vitamines du complexe B et de la vitamine K.

Les probiotiques

En 2001, l'Organisation mondiale de la santé (OMS) et l'Organisation des Nations unies pour l'alimentation et l'agriculture (FAO) ont donné

une définition officielle des probiotiques qui sont « ***des micro-organismes vivants qui, lorsqu'ils sont ingérés en quantité suffisante, exercent des effets positifs sur la santé, au-delà des effets nutritionnels traditionnels*** » (16). Par extension, il existe des définitions plus larges qui ne font pas référence à l'alimentation, et où le mot « ingérés » peut être remplacé par « administrés » (17).
Les probiotiques sont des micro-organismes vivants (bactéries ou levures) ajoutés à certains produits alimentaires comme les yaourts et vendus comme promoteurs de santé humaine. Une grande partie de leurs bienfaits allégués ne possède pourtant pas de réel fondement scientifique (18). Les probiotiques représentent toutefois un marché mondial de quelque 40 milliards d'euros en 2018 (19), ce qui intéresse logiquement les services marketing. Les allégations nutritionnelles et de santé portant sur les probiotiques reposent actuellement sur un nombre insuffisant d'analyses statistiques robustes et sur des études hétérogènes qui diffèrent par la durée du traitement probiotique, le modèle utilisé (humain ou animal), la souche probiotique utilisée, son conditionnement (gélule, poudre, yaourt, boisson et crème pour la peau) et son mode d'administration, ainsi que la dose (20).
L'adéquation entre les tests in vitro et la réalité in vivo doit encore être démontrée (en termes de prédictibilité), et les études montrent que si les probiotiques semblent effectivement utiles en cas de déficit du microbiote intestinal, ils n'ont que très peu ou pas d'intérêt lorsque ce microbiote est déjà bien constitué (21). Ce défaut de preuve a conduit l'Autorité européenne de sécurité des aliments à discréditer, fin 2009, toutes les allégations de type (« Renforce l'immunité », « Aide l'organisme à se défendre », « Active la santé », « Équilibre la flore intestinale ») mentionnées sur les produits enrichis en probiotiques (22).
Le concept de probiotique, redéfini en 1989 par le microbiologiste britannique Roy Fuller (23), s'applique également en alimentation animale (24). Il a aussi été étendu à des traitements non alimentaires, en vue de soigner ou prévenir des affections cutanées ou vaginales, en particulier (25). Enfin plus récemment, le concept a été étendu aux productions végétales (26).

Origine des probiotiques

L'origine du terme probiotique, par opposition à antibiotique, est attribuée au bactériologue Werner Kollath (1953) cité par le chercheur allemand Ferdinand Vergin (27). En 1965, Lilly et Stillwell proposent de définir les probiotiques comme des substances produites par des micro-organismes qui favorisaient la croissance d'autres micro-organismes (28).

Les scientifiques doutaient qu'un phénomène similaire puisse se produire lors de l'ingestion de probiotiques, les yaourts contiennent à peine un petit milliard de bactéries (109) face à la centaine de milliers de milliards (1 015) présentes dans l'intestin, et l'acidité de l'estomac peut détruire une grande partie des bactéries ingérées.

Le microbiote intestinal humain (terme privilégié à celui de microflore) comprend de 800 à 1 000 espèces microbiennes connues (29) et sa diversité en espèces dominantes est propre à chacun. Au plan quantitatif, il se montre très stable dans le temps (pour un individu donné sur 2 mois à 2 ans), bien qu'il ne soit pas possible de définir un microbiote intestinal de l'espèce humaine par le profil d'espèces dominantes. C'est un consortium adapté à l'hôte, stable, c'est-à-dire résistant à la modification.

Pour avoir un effet bénéfique sur la santé, il faut que plusieurs conditions soient réunies (30) :

- êtres vivants (ou lyophilisés) ; une condition est nécessaire à la survie et à l'efficacité des probiotiques : humidité relative résiduelle de moins de 4 % ; il s'agit de souches sélectionnées pour l'effet recherché (ex. : dans *Lactobacillus acidophilus,* il existe des milliers de souches dont chacune a un effet différent) ;
- résister à l'acidité gastrique et à la bile ; « pour être efficaces sur la flore intestinale », il faut que les probiotiques parviennent vivants dans le côlon et « en nombre suffisant ». Ils ne doivent donc pas être dégradés à la suite de leur passage dans l'estomac et « doivent être capables de résister à l'acidité gastrique et aux sucs pancréatiques » (Gareth Gordon *et al.*, 2015) ;
- être utilisés en cure d'au moins 10 jours par mois ;
- avoir bénéficié d'une démonstration d'efficacité tant chez l'être humain sain que chez le malade.

Parmi les micro-organismes utilisés, les bactéries lactiques, qui sont des hôtes naturels du microbiote intestinal humain, sont les plus utilisées.

Les probiotiques les plus étudiés appartiennent à deux genres :

- ***Bifidobacterium spp*.** plus particulièrement les espèces *Bifidobacterium nifidum* (bifidus), *Bifidobacterium lactis*, *Bifidobacterium longum*, *Bifidobacterium breve…*

- ***Lactobacillus spp*.** plus particulièrement *Lactobacillus reuteri, Lactobacillus acidophilus, Lactobacillus casei, Lactobacillus plantarum, Lactobacillus rhamnosus…*

La levure, *Saccharomyces boulardii,* a aussi été très étudiée comme probiotique (autorisée comme médicament). *Lactobacillus reuteri* et *Saccharomyces boulardii* ont montré une efficacité préventive contre les diarrhées post-antibiotiques et les colites à Clostridium difficile (31,32).

CHAPITRE III : MÉTABOLISME ÉNERGÉTIQUE

MÉTABOLISME DE BASE

Introduction

Le métabolisme est l'ensemble des réactions chimiques qui se déroulent à l'intérieur d'un être vivant et lui permettent notamment de se maintenir en vie, de se reproduire, de se développer et de répondre aux stimuli de son environnement. Certaines de ces réactions chimiques se déroulent en dehors des cellules de l'organisme, comme la digestion ou le transport de substances entre cellules. Cependant, la plupart de ces réactions ont lieu dans les cellules elles-mêmes et constituent le métabolisme intermédiaire (1).

La biochimie cellulaire repose sur des réactions chimiques catalysées par des enzymes, c'est-à-dire des protéines possédant chacune la faculté de faciliter une réaction chimique spécifique. Ces réactions sont régies par les principes de la thermodynamique et s'organisent en voies métaboliques. Ces dernières sont constituées d'un ensemble de transformations permettant de convertir un composé chimique en un autre à travers des transformations successives, parallèles ou cycliques, catalysées par des enzymes. Certaines de ces enzymes sont soumises à une régulation par des métabolites cellulaires ou par des signaux extracellulaires. Ces facteurs de régulation modifient la cinétique enzymatique, accélérant ou ralentissant certaines réactions déterminantes, et aboutissant à l'autorégulation du système par l'ouverture et la fermeture des différentes voies métaboliques selon les circonstances.

Dans l'ensemble des réactions constituant le métabolisme, on distingue d'une part **l'anabolisme,** qui représente l'ensemble des voies de biosynthèse des constituants cellulaires, et d'autre part **le catabolisme**, qui représente l'ensemble des voies de dégradation de ces constituants cellulaires en petites molécules pour en libérer l'énergie par oxydation ou pour rebâtir d'autres constituants cellulaires. Les réactions de l'anabolisme et du catabolisme sont interconnectées à travers des molécules spécialisées jouant le rôle de cofacteurs enzymatiques. C'est le cas de l'adénosine triphosphate (ATP), dont l'hydrolyse en adénosine diphosphate (ADP) et en phosphate inorganique (Pi) est souvent couplée aux réactions d'anabolisme pour les rendre thermodynamiquement favorables.

Le nicotinamide adénine dinucléotide ($NAD+$ à l'état oxydé) et le nicotinamide adénine dinucléotide phosphate (NADPH à l'état réduit), quant à eux, sont des transporteurs d'électrons utilisés dans les réactions

d'oxydoréduction cellulaires, le NAD + plutôt dans le catabolisme et le NADPH dans l'anabolisme. Des coenzymes permettent également d'échanger de la matière entre les différentes voies métaboliques. Ainsi, la coenzyme A permet d'activer des groupes acyle pour former une acyl-CoA, dont la plus importante est l'acétyl-CoA : cette dernière se trouve au carrefour de plusieurs voies métaboliques majeures, telles que la dégradation des glucides et des lipides, la production d'énergie métabolique, ou encore la biosynthèse des acides gras et des oses.
Les besoins nutritionnels de l'être humain viennent d'une triple dépendance vis-à-vis de l'énergie, de la matière et des autres espèces. Comme tous les êtres vivants, l'être humain a besoin d'énergie pour recycler l'adényl-triphosphate (ATP) qui lui permet d'accomplir le travail biologique nécessaire à sa survie. Pour cela, il a besoin de manger pour maintenir son poids constant, mais aussi d'évaluer la dépense énergétique spécifique des phénomènes énergétiques de son organisme (c'est-à-dire selon chaque facteur de dépense). La somme des dépenses permet de déduire le besoin global correspondant.
Les facteurs de dépense sont classés comme en :

- dépense basale (métabolisme basal) ;
- effet thermique de la consommation alimentaire ou action dynamique spécifique ;
- dépense d'activité musculaire ;
- dépense de la thermogenèse ;
- dépense de croissance, de réparation et de production.

DÉPENSES ÉNERGÉTIQUES

Dépense énergétique basale (DEB)

Chez les hommes (homéothermes), qui tendent à maintenir leur température constante, la machine biologique a une vitesse minimale de fonctionnement relativement stable. On l'appelle vitesse métabolique de base ou, simplement, métabolisme de base (2). Le métabolisme de base engendre une consommation d'énergie, à l'image d'une voiture à l'arrêt dont le moteur tourne au ralenti.
Le métabolisme de base représente les transformations énergétiques et chimiques qui maintiennent en vie l'organisme à l'état de repos et de confort thermique. Il comprend :

- **le travail osmotique** pour maintenir les gradients chimiques, travail électrochimique du système nerveux ;

- **le travail mécanique** du cœur, des poumons, du tube digestif et de la tension musculaire de repos ;
- **le travail chimique** du foie et du rein, pour la dégradation et la synthèse permanentes des composés cellulaires et tissulaires.

Chez les homéothermes adultes, on observe que le métabolisme de base standard moyen, sur une base de 24 heures et exprimé en kilocalories, équivaut à « soixante-dix fois le poids corporel élevé à la puissance trois quarts » :

Métabolisme de base journalier (kcal) = 70 × poids corporel$^{3/4}$ (kg)
Le poids à la puissance trois quarts s'écrit aussi poids à la puissance 0,75 (poids^{0,75}).

Cette loi générale exprime que la capture du flux énergétique dans l'organisme des homéothermes a une relation de proportionnalité directe avec la masse. Masse signifie masse active, ce qui exclut l'individu obèse qui possède une masse adipeuse inerte importante.
En effet, le métabolisme de base est lié aux cellules actives de l'organisme qui produisent un travail (masse maigre) et non aux adipocytes, cellules de stockage de l'énergie (tissu adipeux) dont la dépense énergétique est négligeable.
Les cinq organes les plus actifs de l'organisme (cerveau, foie, rein, cœur et muscle strié) totalisent plus de 90 % de la dépense basale.

Chez l'homme, le métabolisme de base est mesuré dans les conditions standard conventionnelles suivantes : (i) le sujet est au repos allongé, (ii) éveillé, (iii) en situation de calme émotif, (iv) à jeun depuis 12 à 14 heures, (v) légèrement vêtu, (vi) dans une température ambiante de 18 à 20 °C. On a là une méthode de mesure commode de la dépense énergétique incontournable de l'organisme. Cependant, le métabolisme de base mesuré conventionnellement ne représente pas le métabolisme minimum. On devrait plutôt l'appeler métabolisme standard, car le métabolisme de base réel de l'individu dépend, dans des proportions non négligeables, des conditions climatiques, des habitudes alimentaires, des activités physiques nécessaires à la vie, de la consommation d'agents pharmacodynamiques (tabac et café), enfin, du niveau émotionnel culturel du groupe social.

En général, le métabolisme de base dépend principalement de la masse de l'organisme mais aussi de l'âge et du sexe.

Tableau 33 : Métabolisme de base selon le sexe et le niveau d'activité physique (Équation de l'OMS, 1985)

Activité	**MB 1 778 kcal/j**	**Homme**	**MB 1 318 kcal/j**	**Femme**
Réduite	MB × 1,18	**2 100**	MB × 1,36	**1 800**
Habituelle	MB × 1,56	**2 700**	MB × 1,56	**2 000**
Importante	MB × 1,78	**3 000**	MB × 1,64	**2 200**
Très importante	MB × 2,10	**3 500**	MB × 1,82	**2 400**

Source : Avignon A., Barbe P. *et al.*, *Cahier de nutrition et de diététique*, 2021.

Âge

Le métabolisme de base par kilogramme de poids corporel augmente au cours de la première année, puis diminue lentement jusqu'à la maturité sexuelle. Le métabolisme de base élevé du jeune enfant s'explique en partie par sa plus grande vitesse de renouvellement tissulaire. Durant la vie adulte, il est constant jusqu'à 40 à 50 ans, puis il diminue lentement. Chez la personne âgée de plus de 60 ans, il est de 15 à 20 % inférieur par unité de poids corporel par rapport à celui du jeune adulte.

Sexe

Par unité de poids corporel, l'homme adulte a un métabolisme de base de 12 à 20 % plus élevé que celui de la femme. Cela vient en partie du fait que les femmes ont une plus grande proportion de tissu adipeux que les hommes.

La mesure standard du métabolisme de base prend toute sa signification réelle lorsqu'elle porte sur un très grand nombre d'individus. Elle devient alors une mesure statistique qui permet de prédire avec une marge de ± 10 % le métabolisme de base d'un individu moyen, représentatif de sa classe d'âge et de son sexe. Le métabolisme de base a fait l'objet de multiples mesures quantitatives. Le tableau ci-après présente les résultats publiés par l'Organisation mondiale de la santé (OMS, 1986).

Tableau 34 : Équations pour le calcul du métabolisme de base, en fonction du poids (P), de l'âge et du sexe (Black, 2001).

Classes d'âge (années)	Kcal/j	
	Sexe masculin	Sexe féminin
0 – 3	60,9 P – 54	61 P – 51
4 – 10	22,7 P + 495	22,5 P + 499
11 – 18	17,5 P + 651	12,2 P + 746
19 – 30	15,3 P + 679	14,7 P + 496
31 – 60	11,6 P + 879	8,7 P + 829
> 60	13,5 P + 487	10,5 P + 596

Kcal* = kilocalories

Source : Avignon A., Barbe P. *et al.*, *Cahier de nutrition et de diététique*, 2021.

Le calcul des dépenses énergétiques de repos (DER) est évalué par l'équation de Black (ANC, 2001) qui est la suivante :

Femmes **DER = 0,963 × P 0,48 × T 0,50 × A – 0,13**

Hommes **DER = 1,083 × P 0,48 × T 0,50 × A – 0,13**

Cette équation surestime de 3 à 6 % la DER des personnes obèses et sous-estime de 3 à 5 % celle des sujets âgés de 60 à 70 ans actifs pour leur âge (ANC 2001).

Le groupe d'experts des ANC 2001 a choisi cette formule comme étant la plus précise. À titre d'exemple, on calcule le métabolisme de base (MB) d'une femme de 28 ans pesant 55 kg comme suit :

MB femme = (14,7 × 55) + 496 = 1 304,5 kcal.

Pour un homme de même âge, pesant 55 kg, le métabolisme de base est le suivant :

MB homme = (15,3 × 55) + 679 = 841,5 + 679 = 1 520,5 kcal.

Pour un garçon de 3 ans, pesant 18,2 kg et une fille de même âge, pesant 14 kg, les métabolismes de base (MB) se calculent respectivement comme suit :

MB
garçon = (60,9 × 18,2) + 495 = 1108,38 – 54 = 1 054,38 kcal.
MB fille = (61 × 14) – 51 = 854 – 51 = 803 kcal.

Par comparaison, le métabolisme de base d'une fillette de 3 ans et pesant 14 kg est de 803 kcal. Sous cette forme, on peut dire que le métabolisme de base de la fillette est inférieur de 38,4 % à celui de la jeune femme, ce qui ne nous apprend pas grand-chose sur les besoins énergétiques respectifs des deux sujets. La comparaison est plus utile si l'on exprime la dépense en kilocalories par kilogramme de masse corporelle, soit 57,4 kcal/kg pour la fillette et 23,7 kcal/kg pour la jeune femme. Cela démontre que les besoins de la jeune femme sont inférieurs de 33,7 % à ceux de la fillette.

La dépense énergétique liée à la consommation alimentaire

La consommation d'aliments entraîne une dépense d'énergie, liée, d'une part, au fonctionnement du système digestif et, d'autre part, à la nature des aliments ingérés et à leur stockage. L'augmentation de la dépense énergétique liée à la nature des aliments ingérés est également appelée « **action dynamique spécifique** » (ADS). Statistiquement, l'action dynamique spécifique (ADS) est de 30 % pour les protéines, de 6 % pour les glucides et de 4 % pour les lipides. En d'autres termes, cela signifie que, par exemple, la consommation d'une quantité de protéines fournissant 100 kcal augmente la vitesse métabolique de 30 kcal. Cependant, la nature de l'ADS n'est pas complètement élucidée, car on observe de grandes variations en fonction de l'apport et de l'état nutritionnel. À titre d'indication générale, le fait de manger augmente de 20 à 30 % la dépense énergétique basale (Trémolière, 1977).

La dépense énergétique du travail musculaire

Le travail mécanique musculaire, que l'on appelle aussi activité physique, peut représenter une composante très importante de la dépense énergétique journalière. La dépense liée à l'activité physique dépend non seulement du type d'efforts fournis, de la manière dont ils sont fournis (efficacité du geste et tension émotionnelle), de l'apport alimentaire et de l'adaptation à l'environnement (la pression d'oxygène ambiante). On trouvera donc des variations importantes entre les individus et les sociétés et on en est réduit à devoir utiliser une approche statistique pour évaluer la dépense énergétique musculaire.

En outre, les méthodes de mesure ne permettent pas de différencier les composantes spécifiques de la dépense énergétique au cours de l'effort, mais seulement le coût final total. Pour ces deux raisons principalement, l'évaluation de la dépense musculaire consiste à établir, à partir de la dépense énergétique totale enregistrée pendant l'effort, des tables statistiques du coût de telle ou telle activité, exprimé en multiple du métabolisme de base standard (BRICAS N, 2012). Ces tables montrent que les activités impliquant la plus grande dépense énergétique représentent à peu près huit fois le métabolisme de base.

La dépense énergétique de thermogenèse

L'énergie thermique produite comme perte entropique au cours du travail biologique n'est pas physiologiquement directement utilisable. Cependant, chez les homéothermes, elle joue un rôle vital, car la machine biologique doit maintenir sa température entre 35 et 42 °C pour fonctionner normalement. Le maintien de la température exige un apport d'énergie très constant, ce qui est une dépendance, mais permet en revanche à l'organisme de s'adapter à des conditions climatiques extrêmes.

L'homme tente de maintenir sa température aux environs de 37 °C. À l'instar d'autres homéothermes, il peut se trouver dans un environnement plus chaud ou plus froid et, dans ce cas, il transmettra spontanément de sa chaleur à son environnement plus froid. En outre, l'organisme peut « chauffer » au cours de l'exercice physique ou lors d'infections, ce qui exige un refroidissement. L'échange de chaleur se fait à travers la peau, par radiation (rayonnement infrarouge), conduction (transmission par contact), convection (échange lié au déplacement d'air) et vaporisation (évaporation de l'eau par sudation).

Entre la lutte contre le trop chaud et celle contre le trop froid, il y a une zone de thermoneutralité où les pertes entropiques du métabolisme de base suffisent à maintenir la température corporelle, et où la sudation n'est pas nécessaire.

Lorsque l'organisme chauffe ou qu'il se trouve dans un environnement plus chaud que lui, son refroidissement n'implique pas de coût énergétique mais des pertes en eau et sels minéraux. En revanche, le refroidissement de l'organisme au contact d'un environnement plus froid exige une dépense énergétique de thermogenèse afin de maintenir la température corporelle. La thermogenèse, mise en œuvre par l'exercice musculaire, le frissonnement ou la combustion du tissu adipeux brun (François Collart Dutilleul, 2019) commence à partir d'une « température critique inférieure » de l'environnement. Cette température varie

énormément selon la protection contre le froid (habillement et abri) et l'alimentation.
Chez un homme adulte nu, en bonne santé et à jeun, la température critique inférieure est d'environ 28 °C. Après un repas consistant, elle descend vers 22 °C, et, s'il s'habille légèrement, elle s'abaisse encore vers 18 °C. Le nourrisson a une surface corporelle proportionnellement beaucoup plus importante que celle de l'adulte. Il perd donc beaucoup plus rapidement de la chaleur, et sa température critique inférieure est de 33 °C. En outre, le jeune enfant est beaucoup moins mobile que l'adulte et il ne peut pas frissonner avant 18 à 24 mois ; le froid représente donc pour lui un très grand danger.
Du point de vue quantitatif, le coût énergétique de la thermogenèse peut être énorme, représentant jusqu'à 3 à 4 fois le métabolisme de base. Par exemple, un homme de 65 kg, légèrement vêtu, immobile, placé dans un environnement à 15 °C exempt de courant d'air, doit dépenser environ **750 kcal/j** pour maintenir sa température, ce qui correspond à une augmentation de 45 % de son métabolisme de base (Rivers, 1988).
Le coût de la thermogenèse augmente exponentiellement quand la température ambiante diminue linéairement. En outre, le coût est d'autant plus important que la conduction est grande : dormir sur le sol nu ou en contact avec l'eau (vêtements mouillés par les intempéries, naufrage). De manière générale, Rivers estime que, dans la zone comprise entre 28 et 20 °C, le métabolisme de base augmente de 30 kcal par jour, par diminution de la température ambiante de 1 °C en dessous de la température critique inférieure. De 20 à 13 °C, on passe de 3 à 5 fois cette augmentation par diminution de 1 °C de la température ambiante (Rivers, 1988). Lorsque l'organisme ne parvient pas à se réchauffer, son refroidissement amène une hypothermie qui est généralement mortelle lorsque la température corporelle descend jusque vers 25 °, ce qui correspond à une heure d'immersion dans l'eau glacée. Ceci donne une idée de la vitesse de refroidissement d'un individu dénutri, mal vêtu, exposé à la pluie et au vent, comme cela arrive souvent en situation de catastrophe. Lors des famines où la malnutrition devient généralisée et extrême, les pics de mortalité chez les sans-abri s'observent la nuit et lorsqu'il pleut.
Il est impossible de prévoir les dépenses de thermogenèse, tout simplement parce que l'homme s'habille, s'abrite et mange en fonction

de son environnement quand il en a les moyens. Il faut cependant se souvenir que le froid impose une dépense énergétique importante à partir de conditions climatiques communes même sous les tropiques. Les populations privées de nourriture et d'abri y seront particulièrement sensibles.

Tableau 35 : Dépense énergétique d'une journée moyenne chez un homme en bonne santé

Activité	**Temps (heures)**	**Dépense d'énergie (kcal/min)**	**Mode de Calcul**	**Dépense totale (kcal)**
Sommeil (MB = 1)	8	1	8 × 60 × 1	480
Travail léger : garder un troupeau	8	2,5	8 × 60 × 2,5	1 200
Activités diverses et position assise	8	2	8 × 60 × 2	960
Total	**24**			**2 640**

Source : Avignon A., Barbe P. *et al.*, *Cahier de nutrition et de diététique*, 2021.

Tableau 36 : Dépense énergétique lorsque la même personne effectue trois heures de travail dur

Activité	**Temps (heures)**	**Dépense d'énergie (kcal/min)**	**Dépense totale (kcal)**
Sommeil (MB)	8	1	480
Travail léger : garder un	5	2,5	750
Travail dur : labour	3	8	1 440
Activités diverses et position	8	2	960
Total	**24**		**3 630**

Source : Avignon A., Barbe P. *et al.*, *Cahier de nutrition et de diététique*, 2021.

Tableau 37 : Dépense énergétique lorsque la même personne adapte son travail à une alimentation insuffisante

Activité	Temps (heures)	Dépense d'énergie (kcal/min)	Dépense totale (kcal)
Sommeil	10	1	600
Travail léger : garder un	5	2,5	750
Travail dur : labour	3	8	576
Activités diverses et position	6	2	720
Total	**24**		**2 646**

Source : Avignon A., Barbe P. *et al.*, *Cahier de nutrition et de diététique*, 2021.

BESOINS ÉNERGÉTIQUES DE L'ORGANISME

Le besoin nutritionnel de l'être humain est abordé principalement sous l'angle qualitatif. Il est essentiel de pouvoir traduire ce besoin en valeurs quantitatives représentant des recommandations pratiques d'apport journalier. Ceci afin de pouvoir établir des rations alimentaires ou de pouvoir juger de leur adéquation. Le problème réside dans le fait que, entre des individus à priori comparables (même classe d'âge, même sexe, même poids, même taille et même activité physique), le besoin en chaque nutriment diffère. Afin de décider de la valeur à proposer, il est fait recours à un modèle qui n'est pas parfait (2), mais qui donne une idée de cette variabilité biologique. Il postule que pour une population d'individus plus ou moins identiques (classe homogène d'individus), la variabilité relative au besoin nutritionnel suit une distribution normale (loi de Laplace-Gauss) comme indiqué dans le schéma ci-dessous.

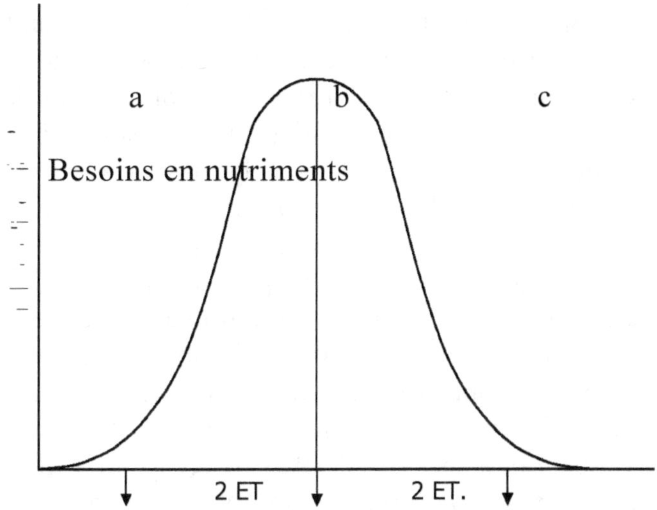

Figure 11 : Distribution des besoins individuels pour un nutriment dans une classe d'individus

La distribution du besoin en fer chez les femmes en âge de procréer n'est pas symétrique, et, pour de nombreux nutriments, on n'a pas la certitude que la distribution du besoin suive la loi normale de Laplace-Gauss, telle que décrite par la figure 8 ci-dessus.
Cette distribution du graphique 1 révèle :

- **un apport minimum**, au point *a*, deux écarts types au-dessous de la valeur moyenne, apport qui ne peut suffire qu'à un faible pourcentage des individus étudiés ;
- **un apport moyen**, au point *b*, suffisant pour la moitié des individus étudiés ;
- **un apport de sécurité**, au point *c*, deux écarts types au-dessus de la moyenne, suffisant pour pratiquement tous les individus considérés.

Évidemment, plus l'apport se rapproche de *c*, plus le nombre d'individus qui consomme au-delà de ce qui est nécessaire augmente.
Le terme « suffisant » relatif au point *b* signifie que l'apport permet à un individu, au départ en bonne santé, de se maintenir en bonne santé. Cet apport est en général supérieur à celui à partir duquel disparaissent les signes cliniques de carence. On en est encore au stade de la recherche quant au rôle de nombreux nutriments dont

l'apport, considéré aujourd'hui comme suffisant, pourrait en fait ne pas l'être et induire une carence subclinique. Faute de mieux, les experts émettent leurs recommandations sur la base des données existantes. Les recommandations sur les besoins en nutriments n'ont de sens que pour des classes homogènes d'individus. Ceci signifie que, lorsqu'on les émet, il faut le faire en fonction des classes homogènes du point de vue du besoin nutritionnel, c'est-à-dire en fonction des besoins spécifiques de la croissance, de la grossesse et de l'allaitement, et en fonction du sexe et des classes d'âge.

On se base généralement sur l'approche suivie par la Commission européenne qui donne, dans les limites des connaissances actuelles, trois valeurs par nutriment et par classe d'individus, valeurs qui indiquent la dispersion des besoins (Commission européenne, 1993).

La Commission propose, par ailleurs, la terminologie suivante :

- **ARP : Apport de référence pour une population** (3) (Muray A., 2014) : correspond au point *c* de la courbe du schéma 1. Ce niveau d'apport est suffisant pour quasiment toutes les personnes en bonne santé d'un groupe homogène et peut être pris comme niveau d'apport de sécurité. En général, on prend l'ARP comme base pour calculer et évaluer les rations, car on est sûr alors d'avoir une marge de sécurité.
- **BM : Besoin moyen d'un groupe** : correspond au point *b* du schéma 1. Ce point doit être choisi comme ARP lorsqu'un apport excessif peut s'avérer nocif, c'est-à-dire lorsque l'élément nutritif considéré, plutôt que d'être métabolisé, s'accumule dans l'organisme, car son apport excède le besoin. Il s'agit en particulier de l'apport en énergie dans les pays nantis.
- **SAM : Seuil d'apport minimum** : correspond au point *a* du schéma 1. C'est le niveau d'apport au-dessous duquel risque d'apparaître, chez la majorité des individus du groupe concerné, un dysfonctionnement métabolique par carence.

Il peut y avoir plusieurs ARP dans une population, en fonction du sexe, de l'âge, de la grossesse et de l'allaitement. Il est important d'insister sur le fait que les ARP ne sont pas propres aux individus mais aux groupes d'individus. La plupart des ARP émanent de la Commission européenne, sinon la référence est indiquée (d'autres études proposent en effet des ARP légèrement différents). Ces différences n'ont en général aucune conséquence opérationnelle.

Les ARP proposés ici présupposent que les besoins en autres nutriments sont satisfaits dans l'alimentation.

L'Énergie

Les besoins en énergie quotidiens sont actuellement exprimés en besoins moyens et non en apports de référence [6] pour une population. En effet, si l'on se base sur des ARP pour définir des apports, on induit un risque d'obésité plus ou moins prononcé pour environ 90 % de la population considérée. L'obésité constituant l'un des plus gros problèmes de santé publique des pays industrialisés, il a été jugé préférable de faire des recommandations de besoins moyens. On doit savoir que transformer ces besoins moyens en apports ôte, dans l'aide humanitaire, toute marge de sécurité, dans des contextes où l'obésité n'est en général pas du tout un problème de santé publique dans les pays en voie de développement.

Les besoins pour les adultes sont donnés pour une activité physique moyenne journalière légère, modérée et intense. Les données sont adaptées du rapport FAO/OMS/UNU (OMS, 1986). On donne le métabolisme de base (MB) par kilogramme pour différentes tranches de poids corporel et d'âge, et en fonction du sexe, afin de faciliter les calculs si l'on doit faire des recommandations d'apports selon d'autres multiples du métabolisme de base. Les valeurs sont arrondies à la dizaine la plus proche et vers le haut si le chiffre se termine par 5, par exemple : 2 345 est arrondi à 2 350.

Le besoin énergétique de synthèse

La synthèse biologique est un phénomène permanent, lié principalement au renouvellement des composants cellulaires et tissulaires (synthèse d'entretien). De ce point de vue, son coût énergétique est pris en compte dans la dépense basale. Mais, il y a aussi la synthèse de nouveaux tissus liés à la croissance de l'enfant, à la grossesse, à l'allaitement et à la réparation de tissus perdus.

La croissance

La croissance est le développement de l'individu pour atteindre sa stature physique d'adulte. L'évaluation du besoin énergétique spécifique de la croissance pose trois problèmes principaux : (i) **celui de la mesure**, (ii) celui de la **différenciation de la dépense normale de fonctionnement** par rapport à celle de l'accumulation de tissus,

---

[6] Le terme « référence » est équivalent à ce que d'autres rapports appellent « recommandé » ou « conseillé ». Il est issu du choix des auteurs du rapport de la Commission européenne qui préfèrent proposer un apport de référence, plutôt que de conseiller quoi que ce soit.

et (iii) celui de la **composition tissulaire moyenne** déposée, qui varie selon l'âge et le sexe.
En fait, lorsqu'on essaie de calibrer précisément la croissance, on touche aux limites de validité de l'approche factorielle des besoins, qui devient trop simpliste. On donne ici, à titre d'information, les deux valeurs de référence habituellement utilisées. Elles correspondent aux valeurs statistiques moyennes des données existantes, et concernent surtout les jeunes enfants. Waterlow adopte le chiffre de 4 kcal comme estimation raisonnable du coût total de l'élaboration de 1 g de tissu de composition équilibrée (Waterlow, 1992). Un comité d'experts de la FAO/OMS/UNU (4) cite la valeur de 5 kcal/g comme étant une valeur largement acceptée du coût énergétique de la croissance (OMS, 1986). La différence n'a pas une grande importance.
En effet d'une part, les deux valeurs sont très proches l'une de l'autre (ce sont des moyennes statistiques dont la déviation standard est supérieure à 1) et, d'autre part, après les premiers mois de la vie, durant lesquels la croissance est relativement rapide et peut représenter 15 à 20 % du besoin énergétique total, **la croissance chez l'être humain est lente et ne coûte plus en moyenne que 5 % environ des besoins en énergie.**

La grossesse

La grossesse comprend la croissance du fœtus et du placenta, ainsi que la croissance et la modification des tissus maternels, ce qui exige évidemment de l'énergie. Il est admis qu'une grossesse normale implique un gain de poids moyen de l'ordre de 10 ± 2 kg, ainsi qu'une augmentation d'environ 20 % du métabolisme de base durant le dernier trimestre (Trémolière, 1977). Les estimations classiques évaluent le coût global de la grossesse à 80 000 kcal, dont 36 000 kcal représentent le dépôt de 4 kg environ de tissu adipeux. **On pourrait en déduire que durant sa grossesse une femme doit augmenter sa consommation moyenne journalière de 300 à 500 kcal**. Ces chiffres doivent être cependant pris avec précaution. Une étude menée dans cinq pays montre que la réalité pourrait être assez différente : l'augmentation moyenne de l'apport énergétique est inférieure à 100 kcal par jour chez des Européennes bien nourries. Les données vont dans le sens d'un coût inférieur aux estimations classiques chez les femmes de trois pays différemment développés (Durnin, 1987). La différence entre ces nouvelles estimations et les

anciennes ne semble pas s'expliquer par une diminution de l'activité physique durant la grossesse.
L'étude menée par Durnin montre qu'il faut être très prudent lorsqu'on parle du coût énergétique de la grossesse et qu'il y a là encore un immense champ de recherche. Des différences importantes sont probables à cause de la multiplicité des facteurs impliqués. Par conséquent, on ne pourra sans doute pas déterminer un coût sur lequel on puisse, de façon réaliste, baser une recommandation universelle d'apport, valable pour toutes les femmes de la planète.

L'allaitement

La production de lait maternel est très variable d'une femme à l'autre. Les valeurs citées couramment vont de **750 à 850 ml/j**. La valeur énergétique du lait maternel varie largement selon l'origine des groupes de femmes considérées. Elle varie également avec la durée de l'allaitement (Waterlow, 1992). Dans les tables de composition alimentaire, on trouve des valeurs allant de **67 kcal à 75 kcal pour 100 ml**. Le coût de la synthèse est calculé en adoptant un facteur d'efficacité de synthèse minimum de 80 % (OMS, 1986). Ainsi par exemple, si une femme produit 800 ml de lait par jour, la valeur énergétique du lait représentera au minimum 80 % du coût de la synthèse, soit de 536 kcal à 600 kcal. Le coût maximum de synthèse sera de 670 kcal à 750 kcal. Au-delà de toute évaluation calculée, on sait que la production de lait maternel coûtera au minimum la valeur énergétique contenue dans le lait lui-même. Cette valeur est élevée et l'on voit que l'allaitement représente k, en fait, un stress énergétique beaucoup plus important pour la femme que celui de la grossesse. Il équivaut à environ la moitié de son métabolisme de base d'avant la grossesse.

La réparation

La réparation intervient lorsque l'individu a perdu une partie de sa masse corporelle, suite à une maladie, un accident ou un apport alimentaire insuffisant pour maintenir un poids normal. « Récupération nutritionnelle » ou « croissance de rattrapage » sont les termes habituellement utilisés pour qualifier le processus de réparation qui suit une dénutrition.
Le coût de la croissance de rattrapage varie selon la composition du tissu synthétisé et le rendement de la synthèse. Il y a des variations importantes de la composition de tissu, une incertitude sur le

rendement de synthèse protidique, et qu'un gain rapide de poids augmente l'action dynamique spécifique (Waterlow, 1992). Néanmoins, en s'appuyant sur la littérature (OMS, 1986 ; Ashworth et Millward, 1986), on peut retenir, à titre de moyenne, que le coût énergétique du rattrapage nutritionnel est de l'ordre de 5 kcal/g de tissu synthétisé. Ce coût est très important et augmentera considérablement le besoin énergétique journalier si l'on veut avoir une récupération nutritionnelle satisfaisante.

On observe des vitesses de rattrapage qui dépassent 20 g/kg de masse corporelle par jour, soit un coût d'au moins 100 kcal/kg par jour. Sachant que le besoin de maintenance (SEN A., 1981) est de 100 kcal/kg chez une petite fille de 3 ans dénutrie et pesant 11 kg, il faudra doubler cet apport de maintenance pour qu'elle atteigne la vitesse de rattrapage de 20 g/kg par jour. Chez un adulte dénutri, le coût est proportionnellement encore plus grand. Il faudra tripler l'apport de maintenance pour atteindre cette vitesse de rattrapage.

Le besoin de maintenance

Une notion utile en nutrition est celle de coût énergétique de la maintenance, qui comprend la dépense basale, l'action dynamique spécifique et la dépense d'activité physique minimale (quand on mange, se lave, s'habille, etc.). Le besoin de maintenance correspond au besoin minimal pour rester en vie lorsqu'on ne fait rien de spécial. C'est le temps mort entre le sommeil et les activités professionnelles, les loisirs ou l'entretien du ménage.

Rappelons qu'à l'origine l'expression « besoin de maintenance » était appliquée à la nutrition animale (besoin à satisfaire pour que l'animal d'élevage ne gagne ni ne perde de poids (Kleiber, 1975). Et effectivement, un ruminant à l'étable n'a pas d'autre activité que de se tenir debout, se lever, se coucher, se déplacer légèrement, manger et excréter.

Le besoin de maintenance est directement et avant tout lié au métabolisme de base. Rivers l'estime à 1,5 × le métabolisme de base (Rivers, 1986). Un comité d'experts de la FAO/OMS/UNU parle de besoin énergétique résiduel, ce qui correspond à peu près à l'idée de besoin énergétique de maintenance, et l'évalue à 1,4 × le métabolisme de base (OMS, 1986).

Les tableaux suivants donnent les valeurs des besoins énergétiques quotidiens calculés sur la base du niveau d'activité physique (OMS, 1986). Il tient compte de la dépense énergétique importante des adolescents et des besoins de croissance. S'il faut calculer des besoins pour une population précise, il est préférable de le faire à partir du poids plutôt que des tranches d'âge, car la poussée de croissance de l'adolescence se fait à des âges variables.

Le besoin lié au flux énergétique

La nature du combustible

Le recyclage de l'adénosine dicte les besoins de l'organisme en matériaux combustibles ou oxydables et, bien entendu, en substance oxydante, accepteur d'électrons.
Les matériaux combustibles circulant dans le sang pour être utilisés par les organes sont les suivants :

Source principale

- **le glucose**, qui provient de l'alimentation, des réserves de glycogène, ou qui est synthétisé dans le foie à partir de certains acides aminés et à partir du glycérol ;
- **les acides gras**, qui composent les lipides complexes et, en particulier, les triglycérides des huiles et des graisses, en provenance de l'alimentation ou qui sont produits par synthèse à partir du glucose, de certains acides aminés et du produit de dégradation d'autres acides gras ;
- **les acides aminés**, qui proviennent de l'alimentation, de l'ensemble des acides aminés circulants ou produits par synthèse à partir d'autres acides aminés réagissant avec des substrats de la glycolyse et du cycle de l'acide citrique.

Source secondaire

Les corps cétoniques, formés à partir des produits d'oxydation des acides gras et de certains acides aminés, lorsque le glucose est insuffisamment disponible (situation de jeûne).

Source mineure

- L'acide lactique, formé à partir de l'oxydation anaérobie du glucose.
- Le glycérol, qui provient du clivage des triglycérides en acides gras et glycérol.

Source additionnelle

- L'alcool éthylique qui provient de l'alimentation.
- Le fructose et le galactose, glucides qui proviennent tous deux de l'alimentation.

L'accepteur d'électrons le plus important est l'oxygène. Les molécules de combustible transfèrent leur énergie par oxydation de leurs atomes de carbone et d'hydrogène au cours de la fermentation (glycolyse anaérobie) et de la respiration (cycle de l'acide citrique couplé à la chaîne respiratoire).
Comme son nom l'indique, la glycolyse anaérobie ne requiert pas d'oxygène, mais son rendement pour le recyclage de l'ATP est faible, et c'est la respiration qui fait l'essentiel du travail.
L'organisme recycle chaque jour une quantité énorme d'ATP. On peut estimer qu'un homme adulte pesant 65 kg et ayant une activité modérée va recycler quelque 70 kg d'ATP par jour. En revanche, la quantité totale d'ATP présente à chaque instant dans son corps n'excédera probablement pas 100 g, soit une réserve d'énergie de l'ordre de deux minutes (quelques secondes pour le cerveau). Ceci est dû au fait que l'utilisation et le recyclage d'ATP sont extrêmement rapides, d'où une perte de conscience également très rapide chez l'individu privé d'oxygène et des dommages irréversibles pour son cerveau après deux minutes de privation déjà.

La production énergétique de la combustion

On ne peut mesurer la dépense énergétique de l'organisme qu'en unités d'énergie, et non en molécules d'ATP transformées en ADP. On exprime donc la production énergétique de la combustion en unités d'énergie produites (kcal ou kJ). Pour cela, il faut trouver des facteurs de conversion entre grammes de combustible et énergie produite exprimée en kcal (ou kJ).
En vertu des principes de la thermodynamique, la combustion complète d'un nutriment fournira toujours la même quantité d'énergie, quelle que soit la route suivie (combustion directe dans une bombe calorimétrique ou combustion par étapes au long des voies cataboliques). Il est donc possible de brûler les différents combustibles nutritionnels dans une bombe calorimétrique pour en déduire leur valeur calorique. La réalité n'est pourtant pas si simple. Voici quelques exemples de facteurs de complication :

- l'être humain ne consomme en général pas de nutriments spécifiques, mais des aliments de composition variée qu'il ne digère ni n'absorbe complètement ;
- les protéines ne sont pas complètement oxydées lorsqu'elles servent de combustible ;

- le rendement énergétique des nutriments peut varier en fonction de leur stockage et de leur parcours métabolique. Leur expression en multiples du métabolisme de base permet de diminuer l'inexactitude liée à une sommation purement factorielle. Il convient donc de garder à l'esprit qu'il s'agit là d'une méthode d'analyse des besoins et que tout calcul entraîne immanquablement une marge d'incertitude, liée :
  - aux interactions permanentes existant entre toutes les composantes du besoin ;
  - aux modifications qu'une seule composante entraîne sur toutes les autres ;
  - aux différentes formes d'équilibres ;
  - à la variabilité biologique inhérente à toute espèce ;
  - à l'impact des comportements sur la consommation et la dépense énergétique.

Calcul du besoin énergétique journalier

Le tableau ci-dessous présente les besoins énergétiques journaliers moyens d'hommes et de femmes adultes effectuant un travail considéré comme léger, modéré et dur, exprimés en multiples du métabolisme de base (MB). On voit par exemple qu'une femme faisant un travail dur a besoin de 1,82 fois son MB.

Si elle a 25 ans, mesure 1,40 m et pèse 41 kg, son MB est de 1 100 kcal par jour, et ses besoins énergétiques sont donc de 1 100 × 1,82, soit 2 002 kcal par jour.

Tableau 38 : Besoins énergétiques moyens par catégorie d'activités, exprimés en multiples du métabolisme de base (MB), selon l'OMS (1985)

Catégorie d'activité	Homme	Femme
Léger	1,55	1,56
Modéré	1,78	1,64
Dur	2,10	1,82

Source : Avignon A., Barbe P. *et al.*, *Cahier de Nutrition et de diététique*, 2021.

Les besoins énergétiques correspondant à plusieurs activités effectuées pendant une certaine durée. On multiplie alors un facteur d'activité (qui varie selon l'activité) par le MB du sujet. Le tableau 6 présente ces différents facteurs permettant de calculer l'énergie approximative dépensée selon l'activité effectuée. L'homme moyen ne dépense l'énergie correspondant à son métabolisme basal que lorsqu'il est au repos complet. Les moindres mouvements de la vie quotidienne requièrent une énergie supplémentaire, et un travail physique encore plus bien sûr. Le tableau 13 présente les dépenses d'un homme sain dont le MB est de 1 kcal par minute et qui effectue un travail léger.

Tableau 39 : Facteurs de calcul de l'énergie (à multiplier par le MB)

Activité	**Homme adulte**	**Femme adulte**
Sommeil	1,0	1,0
Position couchée	1,2	1,2
Position assise	1,2	1,2
Position debout	1,5	1,5
Marche lente	2,8	2,8
Marche normale	3,2	3,3
Marche rapide en montée	7,5	6,6
Cuisine	1,8	1,8
Travail de bureau avec petits	1,6	1,7
Conduite d'un camion	1,4	1,4
Travail aux champs	5,2	4,4
Coupe canne à sucre	6,5	–
Traction d'une charrette chargée	5,9	–
Football	6,6	6,3
Corvée d'eau au puits	–	4,1
Mouture de céréales	–	4,6

Source : OMS, 1985.

Note : Ces valeurs sont des moyennes approximatives qui ne s'appliquent qu'au temps réellement passé à travailler, et non aux pauses. En effet, les personnes qui accomplissent un travail très dur prennent fréquemment un moment de repos.

Les besoins énergétiques sont déterminés par plusieurs facteurs dont les plus importants sont :

- **La taille du corps.** Une personne maigre a besoin de moins d'énergie qu'une personne de forte corpulence.
- **Le métabolisme basal (MB).** Le métabolisme de base est variable et affecté par différents facteurs, notamment les problèmes thyroïdiens.
- **L'activité.** Plus le sujet effectue d'efforts physiques, qu'il s'agisse de travail ou de loisirs, plus il a besoin d'énergie.
- **La grossesse.** Une femme enceinte a besoin de plus d'énergie pour le développement du fœtus et à cause de sa prise de poids.

Le besoin énergétique sur 24 heures se calcule en estimant les dépenses énergétiques journalières selon la série d'étapes suivantes :

1. **Calculer le métabolisme de base journalier** en fonction de la masse corporelle, de l'âge et du sexe, à partir des équations données ci-dessous
2. **Calculer le métabolisme de base horaire**, qui est le métabolisme de base journalier divisé par 24.
3. **Évaluer le nombre d'heures journalières passées aux types d'occupations** suivantes : sommeil, maintenance, activité professionnelle ou domestique, activité de loisir.
4. **Calculer la dépense énergétique journalière liée à chaque type d'occupation** en multipliant le métabolisme de base horaire par le facteur propre à l'occupation considérée et par le nombre d'heures journalières passées à cette occupation, en utilisant les facteurs de multiplication conventionnels suivants (OMS, 1986 ; Rivers, 1986) :
   - **DEJ pendant le sommeil = 1 × MB (sexes confondus).**
   - **Maintenance ou besoin énergétique résiduel (BER) = 1,4 à 1,5 × MB** (tous sexes confondus).
   - **DEJ de maintenance = MB × 1,4 ou MB × 1,5.**
   - Activité physique professionnelle : on peut soit appliquer les facteurs conventionnels ci-dessous, soit se rapporter aux tableaux 40 à 46 .
   - **Activité physique professionnelle légère :**
     DEJ = 1,7 × MB (tous sexes confondus).
   - **Activité physique professionnelle modérée** :
     DEJ femmes = 2,2 × MB
     DEJ hommes = 2,7 × MB
   - **Activité physique professionnelle intense :**
     Femmes : 2,8 × MB

Hommes : 3,8 × MB

- **Activité de loisir** : chercher le facteur approprié dans les tableaux ci-dessous (Tableau 40).
- **Activité de ménage** : chercher le facteur approprié dans les tableaux ci-dessous (Tableau 40).

5. **Calculer la dépense énergétique journalière totale** en additionnant les dépenses liées à chaque activité en y ajoutant les dépenses éventuelles liées aux états physiologiques particuliers : croissance, grossesse, allaitement, croissance de rattrapage, et aux conditions climatiques. Cette dépense totale définit le besoin énergétique journalier.

Il est commode d'exprimer la dépense énergétique sur une base journalière. En réalité, elle varie au cours du temps et en fonction des cycles d'activité. Par conséquent, si l'on doit évaluer le besoin énergétique d'un individu ou d'un groupe afin de faire des recommandations de rations alimentaires, il faut s'assurer que l'évaluation représente des besoins moyens sur de longues périodes.

Tableau 40 : Besoins énergétiques moyens des nourrissons et des enfants de 3 mois à 10 ans

	Poids médian (kg)	**Besoins énergétiques Faibles (kcal)**	**Besoins énergétiques Moyens (kcal)**
Âge			
3 – 6 mois	7,0	100	700
7 – 9 mois	8,5	95	810
10 – 12 mois	9,5	100	950
2 ans	11	105	1 160
3 ans	13,5	100	1 350
4 – 5 ans	16,5	95	1 570
Garçons			
6 – 7 ans	20,5	90	1 850
8 – 10 ans	27,0	78	2 110
Filles			
6 – 7 ans	20,5	85	1 740
8 – 10 ans	27,0	67	1 810

Source : Alain Mourey, *Manuel de nutrition et diététique*, CICR, janvier 2002.

Tableau 41 : Besoins énergétiques moyens des adolescents de 10 à 18 ans

Âge	Poids médian (kg)	Taille (cm)	Besoins quotidiens faibles (kcal)	Besoins quotidiens moyens (kcal)
Garçons				
11 – 12	34,5	144	36,5	2 200
13 – 14	44	157	32,5	2 400
15 – 16	55,5	168	29,5	2 690
17 – 18	64	176	27,5	2 820
Filles				
11 – 12	36	145	33	1 950
13 – 14	46,5	157	28,5	2 110
15 – 16	52	161	26,5	2 140
17 – 18	54	163	25,5	2 110

Source : Alain Mourey, *Manuel de nutrition et diététique, CICR*, janvier 2002.

Tableau 42 : Besoins énergétiques pour les hommes de 18 à 30 ans

Poids (kg)	MB (kcal)	Activité légère (1,55 kcal)	Activité modérée (1,78 kcal)	Activité intense (1,82 kcal)
50	29,0	2 250	2 580	3 050
55	27,5	2 350	2 690	3 180
60	26,5	2 460	2 830	3 340
65	26,0	2 620	3 010	3 550
70	25,0	2 710	3 120	3 680
75	24,5	2 850	3 270	3 860
80	24,0	2 980	3 420	4 030

Source : Alain Mourey, *Manuel de Nutrition et diététique, CICR*, janvier 2002.

Tableau 42 : Besoins énergétiques pour les hommes de 31 à 60 ans

Poids (kg)	MB	Activité légère (1,56 kcal)	Activité modérée (1,78 kcal)	Activité intense (1,82 kcal)
50	29,0	2 250	2 580	3 050
55	27,5	2 340	2 690	3 180
60	26,0	2 420	2 780	3 280
65	25,0	2 520	2 890	3 410
70	24,0	2 600	2 990	3 530
75	23,5	2 730	3 140	3 700
80	22,5	2 790	3 200	3 780

MB : Métabolisme de base

Source : Alain Mourey, *Manuel de nutrition et diététique, CICR*, janvier 2002.

Tableau 44 : Besoins énergétiques pour les hommes de plus de 60 ans

Poids (kg)	MB	Activité légère (1,56 kcal)	Activité modérée (1,78 kcal)	Activité intense (2,10 kcal)
50	23,0	1 780	2 050	2 420
55	22,5	1 920	2 200	2 600
60	21,5	2 000	2 300	2 710
65	21,0	2 120	2 430	2 870
70	20,5	2 220	2 550	3 010
75	20,0	2 330	2 670	3 150
80	19,5	2 420	2 780	3 280

Source : Alain Mourey, *Manuel de nutrition et diététique, CICR*, janvier 2002.

Tableau 45 : Besoins moyens pour les femmes de 18 à 30 ans

Poids (kg)	MB	Activité légère (1,56 kcal)	Activité modérée (1,78 kcal)	Activité intense (2,10 kcal)
50	29,0	2 250	2 580	3 050
55	27,5	2 350	2 690	3 180
60	26,5	2 460	2 830	3 340
65	26,0	2 620	3 010	3 550
70	25,0	2 710	3 120	3 680
75	24,5	2 850	3 270	4 860
80	24,0	2 980	3 420	4 030

Source : Alain Mourey, *Manuel de nutrition et diététique, CICR*, janvier 2002.

Tableau 46 : Besoins moyens pour les femmes de plus de 60 ans

Poids (kg)	MB	Activité légère (1,56 kcal)	Activité modérée 1,78 kcal	Activité intense 2,10 kcal
40	25,5	1 590	1 670	1 860
45	23,5	1 650	1 730	1 920
50	22,5	1 760	1 850	2 050
55	21,5	1 840	1 940	2 150
60	20,5	1 920	2 020	2 240
65	19,5	1 980	2 080	2 310
70	19,0	2 070	2 180	2 420
75	18,5	2 160	2 280	2 530

Source : Alain Mourey, *Manuel de nutrition et diététique, CICR*, janvier 2002.

Les réserves de combustible dans l'organisme

Système de mise en réserve

Après un repas, les aliments absorbés par l'organisme sont partiellement utilisés pour répondre à la demande immédiate, tandis que l'excédent est mis en réserve pour une mobilisation ultérieure. Le glucose excédentaire peut être, d'une part, assemblé en chaînes de glycogène pour être stocké dans le foie et dans le muscle et, d'autre part, transformé en acides gras et stocké dans le tissu adipeux sous forme de triglycérides (trois acides gras liés au glycérol).

L'importance quantitative de la deuxième voie est fonction directe de l'apport, car les réserves de glycogène de l'organisme sont limitées, alors que les réserves de tissu adipeux sont extensibles à l'extrême (obésité). Les acides gras, sous forme de triglycérides, sont transportés vers le tissu adipeux où ils y seront stockés. Les acides aminés sont principalement utilisés comme matériau de construction des protéines, et celles-ci n'ont pas pour fonction première de servir de réserve d'énergie en tant que telle. En revanche, les protéines sont soumises à un renouvellement permanent, couplé au renouvellement continuel des tissus corporels.

Le renouvellement protidique implique que les protéines soient dégradées et synthétisées à une fréquence variable selon les tissus et les protéines. Du point de vue fonctionnel, le renouvellement protidique permet d'avoir des acides aminés en permanence à disposition, pour répondre aux rythmes inégaux de synthèse des enzymes, pour le remplacement des protéines tissulaires dégradées, et

éventuellement comme source d'énergie. Le renouvellement protidique est quantitativement important.
En situation normale d'équilibre, la synthèse et la dégradation journalière impliquent 4 à 5 fois plus d'acides aminés que la quantité fournie par l'alimentation. Ceci signifie qu'il y a un renouvellement important de l'ensemble des acides aminés circulants, qui sont immédiatement disponibles soit comme source directe d'énergie, soit comme précurseurs du glucose, lorsque ce dernier vient à manquer.
En situation de jeûne, la gestion hormonale du renouvellement protidique permet de diminuer la synthèse et d'augmenter la dégradation. Dans une telle situation, c'est le muscle squelettique qui, par son importance, représente la réserve principale d'énergie. Lorsque l'alimentation contient un excès de protéines et d'énergie par rapport aux besoins, les acides aminés non utilisés ne peuvent pas être stockés comme tels. Ils perdent alors leur azote, deviennent substrats du métabolisme énergétique et sont finalement transformés en acides gras et stockés dans le tissu adipeux. Ils constituent des réserves à disposition. Les réserves énergétiques de l'organisme sont le glycogène, les protéines et le tissu adipeux. Ce dernier est le dépôt ultime de l'énergie alimentaire excédentaire, puisque les glucides comme les acides aminés sont finalement stockés sous forme de graisse. Ce stockage est le seul moyen dont dispose l'organisme pour gérer les excès alimentaires. En conséquence, le tissu adipeux a une réelle capacité d'augmenter ou de diminuer en fonction des excès et des déficits énergétiques.

Besoin lié au flux énergétique

Grâce au travail de Cahill sur le jeûne (Cahill, 1970), on sait que les réserves énergétiques potentielles d'un homme adulte de 70 kg se composent d'environ **15 kg de triglycérides** (135 000 kcal), **6 kg de protéines** (24 000 kcal), **0,225 kg de glycogène** (900 kcal) et **0,023 kg de combustible circulant** (100 kcal) (3).
En plaçant une personne en situation de jeûne total (à part l'eau et les minéraux) et dans les conditions de dépense énergétique de base, on constate que le glycogène et les combustibles circulants ne lui assurent pas un jour d'énergie, alors que les graisses seules lui permettraient de survivre près de 90 jours et que les protéines fourniraient encore une quinzaine de jours supplémentaires. En effet, les tissus consommateurs obligatoires de glucose, dont le principal est le cerveau, amènent automatiquement une dégradation protidique accrue pour permettre la

synthèse du glucose. Ainsi, les protéines sont d'emblée mises à forte contribution, contribution qui diminue mais ne s'arrête pas lorsque le cerveau s'adapte partiellement à l'utilisation des corps cétoniques, dérivés des lipides, comme source de combustible. De plus, les pertes de protéines liées au fonctionnement habituel continuent de se produire. Contrairement au tissu adipeux, cette quantité de protéines n'est que peu extensible (par l'exercice physique). Si on prend l'exemple d'un obèse de 140 kg, on sait que pour porter sa graisse, il disposera d'environ 2 kg de protéines musculaires supplémentaires par rapport à un homme de 70 kg. Sa survie sera proportionnellement plus longue en fonction de ces 2 kg de protéines, et non pas de ses quelque 65 kg de triglycérides excédentaires.
Les terribles exemples des grèves de la faim totales (à part l'eau) chez les sujets de sexe masculin montrent que le temps de survie, dans des conditions de dépense énergétique quasi basale, est de l'ordre de deux mois plus ou moins une semaine.

Utilisation du combustible dans l'organisme
L'utilisation du combustible dans l'organisme dépend de l'organe considéré, du travail à fournir et de l'apport alimentaire.
Utilisation par les organes. Le foie est le premier organe à recevoir les nutriments après leur absorption par l'intestin. Il est par excellence l'usine chimique de l'organisme et, par conséquent, s'adapte très rapidement à tous les combustibles dont il peut disposer, sauf les corps cétoniques qu'il produit. Chez l'individu au repos, la consommation énergétique du foie représente environ 25 % de la dépense basale. L'activité du muscle squelettique au repos compte pour environ 30 % de la dépense basale. Environ 85 % de l'énergie vient de l'oxydation des acides gras, et le reste de l'oxydation du glucose.

Le cerveau a une consommation d'énergie constante, indépendante du travail intellectuel fourni. Son activité compte pour **20 à 25 %** de la dépense basale. En situation normale, le cerveau utilise exclusivement le glucose comme combustible.

Le cœur au repos brûle essentiellement des acides gras, qui fournissent environ 70 % du combustible utilisé. Son activité dans les conditions de repos représente **7 à 10 %** de la dépense basale.

Le rein a une grande souplesse métabolique et peut fonctionner en brûlant aussi bien les acides aminés que le glucose, les corps cétoniques ou les acides gras. Il fonctionne de manière assez constante, et sa dépense énergétique compte pour environ **7 %** de la dépense basale.

Utilisation du combustible en fonction du travail fourni

Le travail mécanique modifie la consommation énergétique du cœur et du muscle. Le cœur montre une très grande adaptation à l'effort. Il passe d'une consommation prédominante d'acides gras au repos à une consommation de glucose en l'espace de quelques secondes après le début de l'effort, alors que, quelques minutes plus tard, son énergie lui est à nouveau en majorité fournie par les acides gras (3). Le muscle squelettique montre la même capacité d'adaptation à l'effort (3). On entend ici des kilogrammes de poids de protéines et non des kilogrammes de muscle, dont la densité énergétique est beaucoup plus faible.

Utilisation du combustible selon l'apport alimentaire

L'apport alimentaire des repas est discontinu et peut même être interrompu durant plusieurs jours sans conséquence grave pour l'organisme. Or, la respiration ne peut être interrompue plus de trois minutes sans que mort s'ensuive. Il existe donc des mécanismes de mobilisation et redistribution des nutriments dans l'organisme qui assurent un apport continu et constant, en particulier pour le cerveau, une fois le bol alimentaire distribué par le foie vers les différents organes. La mobilisation du combustible est sous contrôle endocrinien et se fait en fonction de la concentration des différents substrats impliqués dans le métabolisme énergétique, des stimuli nerveux et de l'activité physique. Cette capacité de mobilisation est en outre liée au renouvellement permanent des protéines.

Limites de l'approche factorielle

L'approche factorielle consiste à découper la dépense énergétique en facteurs se rapportant à des entités physiques intelligibles : température, travail, croissance. Elle postule que si l'on parvient à quantifier correctement chaque facteur de la dépense énergétique journalière, on peut alors évaluer le besoin énergétique total. Cette approche présente néanmoins deux faiblesses.

La somme comptable ou algébrique des dépenses

Elle est artificielle et ne tient pas compte des aspects fondamentaux suivants :

- les différents facteurs de dépense énergétique sont intégrés au mécanisme de fonctionnement global de l'organisme qui est géré par le système neuroendocrinien. Ce système gouverne le métabolisme énergétique selon des critères différents de ceux qui président à l'approche factorielle ;
- les facteurs de la dépense énergétique ont entre eux des relations et des dépendances souvent complexes qui échappent à l'analyse factorielle. Par exemple, l'activité musculaire diminue les besoins de thermogenèse, tandis que la grossesse accroît les besoins mais diminue l'activité physique et peut amener une adaptation métabolique globale ;
- les états émotionnels, les apports alimentaires et les adaptations sont des variables habituelles dans les situations réelles. Ils modifient beaucoup la dépense énergétique sans qu'il soit pour autant possible de les analyser et de les quantifier à des fins de prédiction. Par exemple, au moment de préparer son champ, la tension nerveuse et musculaire de l'agriculteur n'est pas la même selon que les conditions sont normales ou précaires.

Une meilleure approche consisterait à intégrer les trois composantes réelles de la dépense énergétique en tant que comportement :

- le comportement des cellules et des organes ;
- le comportement régi par le système nerveux (état émotionnel, comportement alimentaire) ;
- le comportement de l'activité physique.

Ces trois comportements sont les vrais déterminants de la dépense énergétique totale. Ils règlent le niveau métabolique des divers organes et, partant, le métabolisme énergétique global de l'organisme par l'intermédiaire du système neuroendocrinien.

La méthode factorielle est tributaire des méthodes de mesure.
Ces dernières ne permettent pas une analyse suffisante de la dépense énergétique, en raison d'une incertitude liée à la mesure précise de chaque facteur, ainsi que d'une incapacité de rendre compte des intégrations, interrelations et comportements qui gèrent globalement la dépense énergétique. Les méthodes de mesure conditionnent donc la connaissance et l'approche du besoin énergétique. En conséquence, les chiffres à disposition donnent des ordres de grandeur statistiques moyens du besoin énergétique évalué dans des conditions standard. Ils sont valables pour un sujet dit de référence, représentatif d'une société donnée à un moment donné. La variabilité liée au

comportement physiologique, nerveux et mécanique introduit une source d'incertitude impossible à évaluer dans son ensemble. L'incertitude devient encore plus grande lorsqu'on ne s'intéresse plus à un sujet de laboratoire, mais à un groupe social faisant face à son environnement. Quiconque a eu l'occasion d'observer, chez des individus ou des groupes, le bilan énergétique résultant d'un apport calorique défini sait bien que, dans la plupart des cas, la réalité refuse de s'adapter à la théorie... Il convient alors de s'adapter à la réalité par une observation scrupuleuse des bilans et utiliser les chiffres pour ce qu'ils sont, soit des guides de travail extrêmement utiles pour approcher le besoin nutritionnel, mais non des lois intangibles.

Résumé du besoin en énergie

Pour comprendre véritablement ce qui influence le besoin énergétique de l'homme, on est contraint de passer par une analyse factorielle du besoin. Cette analyse consiste à identifier et quantifier les facteurs de dépense énergétique, notamment :

- le métabolisme de base, qui équivaut à la dépense de l'organisme au repos ;
- l'action dynamique spécifique liée à la prise de repas ;
- l'activité physique ;
- la thermogenèse ;
- la croissance, la production (grossesse et allaitement) et la réparation.

La mesure du métabolisme de base tente d'appréhender la dépense énergétique de l'organisme au repos dans sa totalité fonctionnelle. Pour des besoins de comparaison, elle se fait dans des conditions standard qui ne reflètent pas une réalité universelle. Sauf pour la synthèse tissulaire de croissance, production et réparation, les dépenses énergétiques de l'organisme s'expriment en multiples du métabolisme de base.

L'analyse factorielle est un outil qui ne permet que d'appréhender les ordres de grandeur des différents travaux biologiques. Leur expression en multiples du métabolisme de base permet de diminuer l'inexactitude liée à une sommation purement factorielle. Il convient donc de garder à l'esprit qu'il s'agit là d'une méthode d'analyse des besoins et que tout calcul entraîne immanquablement une marge d'incertitude, liée :

- aux interactions permanentes existant entre toutes les composantes du besoin ;

- aux modifications qu'une seule composante entraîne sur toutes les autres ;
- aux différentes formes d'équilibres ;
- à la variabilité biologique inhérente à toute espèce ;
- à l'impact des comportements sur la consommation et la dépense énergétique.

Références

1. FONTAINE E., GALUSCA B., PÉRONNET F., LAVILLE M., *Métabolisme énergétique*, 2017, Éd. Elsevier Masson.
2. Comité de la sécurité alimentaire mondiale, *S'entendre sur la terminologie*, CSA, 39e session, 15–20 octobre 2012, 17 p.
3. MOUREY Alain., *Manuel de nutrition pour l'intervention humaine*, CICR, janvier 2004, 718 p.
4. FAO, CSA, Committee on World Food Security, sur *www.fao.org* (consulté le 7 octobre 2020).
5. Comité de la sécurité alimentaire mondiale, *S'entendre sur la terminologie*, CSA, 39e session, 15-20 octobre 2012, 17 p.
6. FAO, le terme « référence » est équivalent à ce que d'autres rapports appellent « recommandé » ou « conseillé ». Il est issu du choix des auteurs du rapport de la Commission européenne qui préfèrent proposer un apport de référence, plutôt que de conseiller quoi que ce soit.

CHAPITRE IV : PLACE DE LA NUTRITION DANS LES OBJECTIFS DU DÉVELOPPEMENT DURABLE (ODD)

Objectifs du développement durable (ODD)

Les objectifs de développement durable (ODD) représentent un programme porteur de changement, axé sur l'être humain, et fondé sur les principes de transparence, de participation, et d'inclusion. Ils sont importants pour tous les pays, car il incombe à chaque pays une part de responsabilité pour garantir son avenir et celui de notre planète. Sans objectifs précis et sans cibles mesurables, et en l'absence d'un ensemble de données permettant d'analyser la situation, notamment au niveau local, on risque de laisser les plus vulnérables de côté et de ne pas répondre efficacement aux difficultés qui entravent le développement et fragilisent notre planète.

Quels sont les objectifs du développement durable ? Ils sont au nombre de 17 et les 169 cibles qui y sont associées font partie du Programme de développement durable à l'horizon 2030, qui fixe des orientations aux politiques et aux financements, au service du développement pour les 9 prochaines années.

Le Programme de développement durable à l'horizon 2030 est un plan d'action pour l'humanité, la planète et la prospérité, renforçant la paix et nécessitant des partenariats pour sa mise en œuvre. Ces cinq éléments du développement durable sont intimement liés – comme l'illustre la roue du développement durable ci-contre.

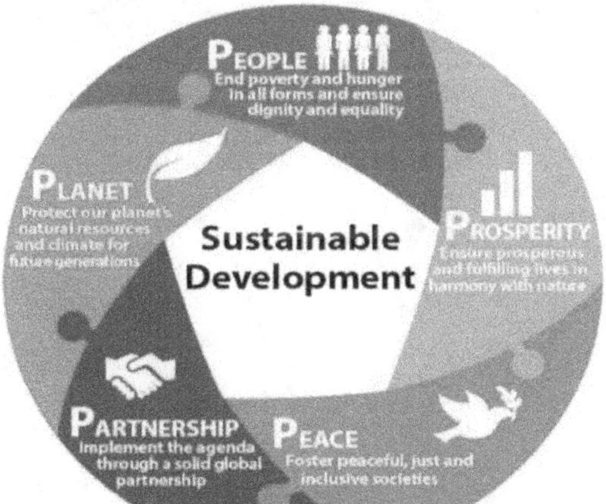

Source : *UN Volontaires, ODD, informations pour les organisations des volontaires*, p. 2.

Figure 12 : La roue du développement

Tenant compte des succès comme des insuffisances des objectifs du millénaire pour le développement (OMD), les ODD mettent l'accent sur de nouveaux domaines tels que l'inégalité économique, l'innovation, le changement climatique, les modes de consommation durable, la paix et la justice, entre autres.

Les ODD sont universels, inclusifs, et représentent un engagement ambitieux envers l'humanité et la planète. L'expression **« objectifs mondiaux »** pour le développement durable est également utilisée pour faire référence aux ODD.

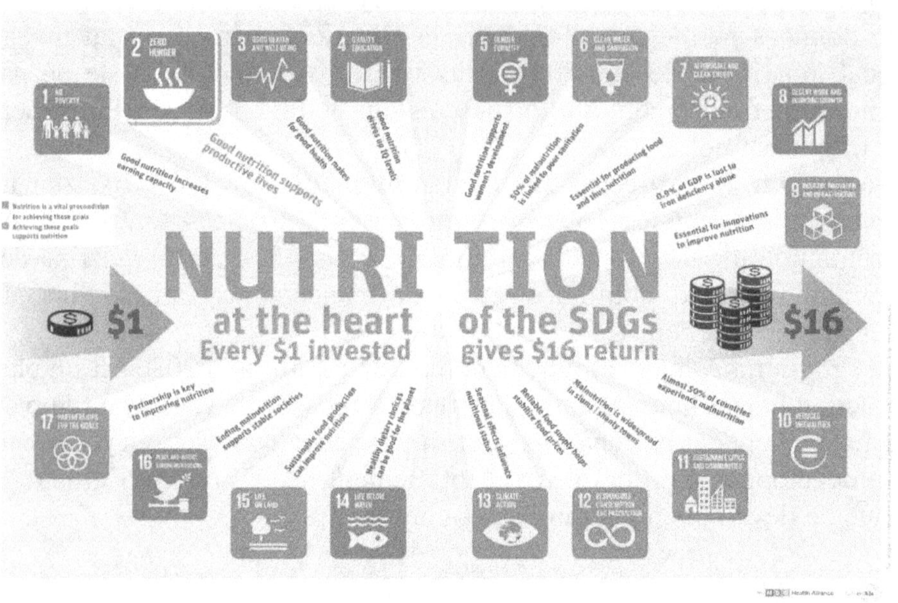

Figure 13 : Les 17 objectifs du développement durable (ODD)

Les différents objectifs du développement durable (ODD) et leurs indicateurs

- ODD n°°1 - Pas de pauvreté
- ODD n°°2 - Faim « Zéro »
- ODD n°°3 - Bonne santé et bien-être
- ODD n°°4 - Éducation de qualité
- ODD n°°5 - Égalité entre les sexes
- ODD n°°6 - Eau propre et assainissement
- ODD n°°7 - Énergie propre et d'un coût abordable
- ODD n°8 - Travail décent et croissance économique
- ODD n°°9 - Industrie, innovation et infrastructure
- ODD n°°10 - Inégalités réduites
- ODD n°°11 - Villes et communautés durables
- ODD n°°12 - Consommation et production responsables
- ODD n°°13 - Lutte contre les changements climatiques
- ODD n°°14 - Vie aquatique
- ODD n°°15 - Vie terrestre
- ODD n°°16 - Paix, justice et institutions efficaces
- ODD n°°17 - Partenariats pour la réalisation des objectifs

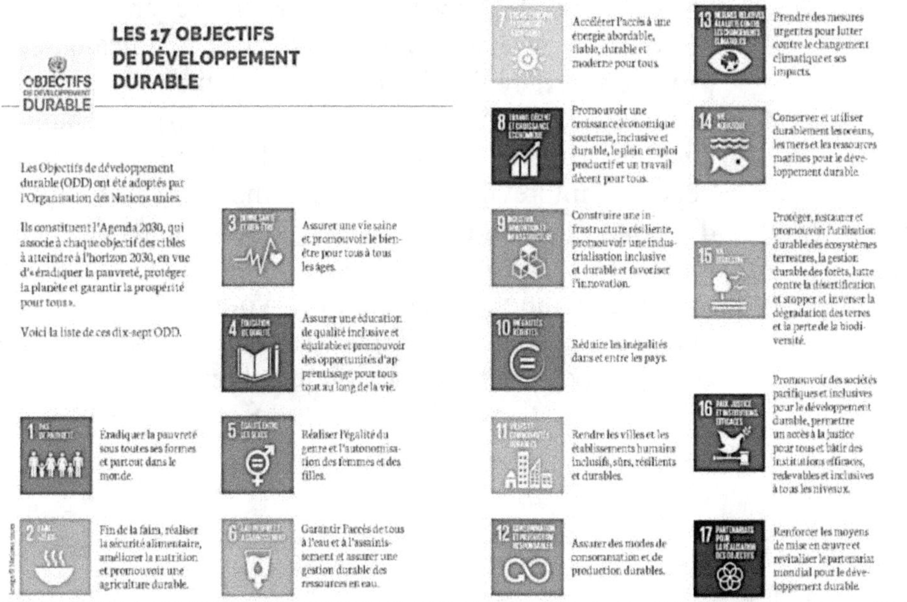

Figure 14 : Rappel des 17 objectifs du développement durable (ODD)

L'objectif de développement durable n°°1 vise à mettre fin à la pauvreté sous toutes ses formes et partout dans le monde d'ici à 2030.

Il insiste sur la multi dimensionnalité de la pauvreté, qui ne se limite pas à l'insuffisance de revenus. L'ONU préconise d'adopter une vision plurielle, en se concentrant sur la satisfaction des besoins les plus élémentaires, tels que la faim, la santé, l'éducation, et l'accès à l'eau et l'assainissement.

Indicateurs à suivre

- Nombre de personnes se situant sous le seuil de 60% du revenu médian après transferts sociaux, c'est-à-dire en prenant en compte les prestations de la protection sociale ainsi que les biens et services non marchands tels que l'éducation et la santé (seuils français et européen).
- Personnes menacées de pauvreté ou d'exclusion sociale (Eurostat), c'est-à-dire affectées par au moins une des trois conditions suivantes :
    - en situation de pauvreté après transferts sociaux ;
    - en situation de privation matérielle sévère vivant dans des ménages à faible intensité de travail ;
    - en situation de privation matérielle sévère (en %) ; personnes remplissant au moins 4 des 9 indicateurs de privation : (i) régler le loyer ou les factures pour les services d'utilité publique ; (ii) chauffer convenablement le domicile ; (iii) faire face à des dépenses imprévues ; (iv) consommer de la viande ; (v) du poisson ou un équivalent protéiné tous les deux jours ; (vi) partir en vacances hors du domicile une semaine par an ; (vii) acheter une voiture ; (viii) acheter une machine à laver le linge ; (ix) acheter une télévision couleur ; payer une connexion téléphonique.

L'objectif N°2 : est d'éliminer la faim, d'assurer la sécurité alimentaire, d'améliorer la nutrition et de promouvoir l'agriculture durable.

Cet objectif tend à repenser la manière dont nous cultivons, partageons et consommons les aliments, afin de soutenir un développement centré sur les régions rurales et la protection de l'environnement.
Le défi de nourrir les 925 millions de personnes souffrant de la faim et les 2 milliards de personnes supplémentaires dans le monde d'ici 2050 nécessitent en effet de repenser les systèmes actuels d'alimentation.

Indicateurs à suivre

- Proportion de personnes souffrant de la faim.
- Prévalence de la sous-alimentation.
- Proportion des zones agricoles exploitées de manière productive et durable.
- Indicateur des anomalies tarifaires pour les denrées alimentaires.
- Quantité de nourriture gaspillée par an.
- Part des budgets des ménages consacrée à l'alimentation.
- Nombre de personnes bénéficiant d'une aide alimentaire.

L'objectif de développement durable n°°3 vise à donner les moyens de mener une vie saine et promeut le bien-être de tous à tous les âges.

L'Organisation mondiale de la santé définit la santé comme « un état de complet bien-être physique, mental et social, et ne consiste pas seulement en une absence de maladie ou d'infirmité ».

Indicateurs à suivre

Les neuf premiers indicateurs sont des indicateurs Insee.

- Taux bruts de décès pour cause de : maladies de l'appareil circulatoire, tumeurs, diabète sucré, asthme et autres maladies chroniques des voies respiratoires inférieures.
- Taux de mortalité maternelle.
- Taux de mortalité infantile.
- Nombre de tués par accident de la route.

- Quantité d'alcool consommé (en litres équivalents d'alcool pur) par habitant de 15 ans et plus.
- Densité des médecins et des professionnels de santé.
- Taux bruts de décès pour cause de suicide.
- Prévalence du tabagisme régulier (ou quotidien) par tranche d'âge.
- Découverte de séropositivité VIH par sexe et par an.
- Consommation de psychotropes ou anxiolytiques (Agence du médicament, CNAMTS).
- Indicateur du Vivre Mieux ou Better Live Index (BLI) de l'OCDE). (indicateur économique créée en 2011 par l'OCDE, qui permet aux individus de comparer les pays selon 11 thèmes considérées essentiels au bien-être.

L'objectif n°°4 vise à assurer l'accès de tous à une éducation de qualité, sur un pied d'égalité, et à promouvoir les possibilités d'apprentissage tout au long de la vie.

L'éducation est présentée par l'ONU comme la clé de voûte de la réalisation des autres objectifs de développement durable : elle permet de sortir de la pauvreté, de réduire les inégalités et d'instaurer un climat de paix et de tolérance dans chaque société.

Indicateurs à suivre

- Taux d'accès annuel à la formation des 18-64 ans, par sexe (Insee).
- Enquêtes PISA : proportion de jeunes de 15 ans ayant acquis les compétences nécessaires en lecture et mathématiques.
- Taux de réussite au baccalauréat (Éducation nationale).
- Nombre d'élèves sortant du système scolaire sans aucun diplôme (Éducation nationale).
- Nombre de projets d'éducation au développement durable dans les écoles, collèges et lycées (Insee).

L'Objectif n°°5 vise à atteindre l'égalité des sexes et à autonomiser les femmes.

Bien que les inégalités entre les sexes se soient réduites ces dernières années dans les pays du Sud en particulier, les femmes continuent de subir des discriminations et des violences. Les grandes lignes suivies par cet objectif sont celles de la garantie d'accès des femmes à l'éducation, aux soins de santé, à un travail de qualité et à une représentation politique

Indicateurs à suivre

- Proportion de femmes victimes de violences au sein et en dehors du ménage chaque année (Insee).
- Temps consacré au travail domestique au cours d'une journée moyenne par sexe (Insee).
- Participation des femmes à la vie politique (Insee) au Parlement et dans les administrations locales.
- Proportion de femmes cadres dirigeants (Insee).
- Écart de salaire entre homme et femme à poste équivalent.
- Proportion de filles dans les filières scientifiques (Éducation nationale).

L'objectif n°°6 vise l'accès à l'eau propre et à l'assainissement pour tous

Pouvoir accéder à l'eau, aux services d'assainissement et d'hygiène est un droit humain. Malgré cela, les chiffres de l'ONU montrent que 2,4 milliards de personnes sont privées des services de base comme les latrines et que 1,8 milliard consomment de l'eau contaminée. Un problème auquel il faut ajouter le manque d'eau qui touche 40 % de la population et qui risque de s'accroître, ainsi que la pollution des cours d'eau par les activités humaines. **Qualité et viabilité de l'accès à l'eau d'un côté, accessibilité à des sanitaires de l'autre sont ainsi les deux grands enjeux de cet ODD.**

Indicateurs à suivre

- Pourcentage de la population desservie par une eau non conforme.
- État quantitatif et qualitatif des eaux.
- Taux de conformité de la performance des stations de traitement des eaux usées domestiques.
- Part de la population raccordée à des stations d'épuration des eaux usées.
- Indice de pollution des cours des eaux.

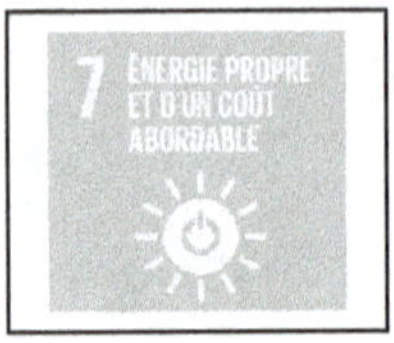

L'Objectif n°°7 vise à promouvoir l'énergie propre et d'un coût abordable.

L'énergie est au centre de presque tous les défis majeurs, mais aussi des perspectives prometteuses, qui se présentent au monde aujourd'hui. Qu'il s'agisse d'emplois, de sécurité, de changement climatique, de production de nourriture ou d'accroissement des revenus, l'accès de tous à l'énergie est essentiel.

Indicateurs à suivre

- Part de ménages en précarité énergétique.
- Part des énergies renouvelables dans la consommation finale brute d'énergie.
- Efficacité énergétique
- Part des investissements consacrés à l'économie d'énergie dans l'industrie.

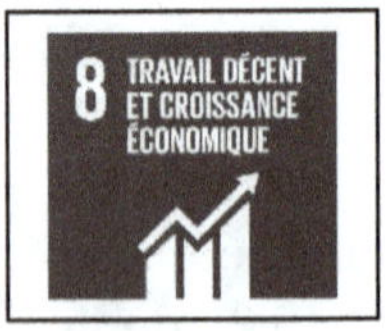

L'Objectif n°°8 vise à promouvoir une croissance économique soutenue, partagée et durable, le plein emploi productif et un travail décent pour tous.

La société dans son ensemble bénéficie du fait que plus de personnes sont productives et contribuent à la croissance de leur pays.
L'emploi productif et le travail décent sont des éléments clés essentiels à la réalisation d'une mondialisation juste et à la réduction de la

pauvreté. En outre, si rien n'est fait, le chômage peut mener à l'instabilité et perturber la paix au niveau des pays.

Indicateurs à suivre

- Croissance du PIB en volume par habitant.
- Salaire brut horaire moyen (privé).
- Taux de chômage.
- Jeunes non scolarisés sans emploi ni formation (15–24 ans).
- Taux de chômage des personnes en situation de handicap.
- Part des CDI dans les contrats de travail.
- Accidents de travail.

L'Objectif n°°9 vise à bâtir une infrastructure résiliente, promouvoir une industrialisation durable qui profite à tous et encourager l'innovation.

Les infrastructures de base, qui jouent un rôle de catalyseur dans le développement, restent trop rares dans de nombreux pays en développement. En France, si notre réseau d'infrastructures est particulièrement bien développé, nous pouvons en revanche redoubler d'efforts pour soutenir une croissance durable dans ces pays.
Nous devons également mettre davantage l'accent sur les aspects de résilience et de durabilité, par exemple en encourageant l'innovation. Ces aspects sont tout aussi importants en regard de l'atteinte d'un développement durable mondial.

Indicateurs à suivre

- Part de transport collectif de voyageurs (intérieur terrestre).
- Valeur ajoutée manufacturière dans le PIB.
- Part du secteur high-tech dans le PIB.
- Émission de CO_2 par rapport au PIB.
- Dépense intérieure en R&D.

L'Objectif n°°10 vise à réduire les inégalités dans les pays et d'un pays à l'autre.

Les inégalités fondées sur les revenus, le sexe, l'âge, le handicap, l'orientation sexuelle, la race, la classe, l'origine ethnique, la religion et les inégalités de chance persistent à travers le monde, dans les pays et d'un pays à l'autre. Les inégalités constituent une menace pour le développement économique et social. Elles sont préjudiciables à la réduction de la pauvreté et sapent le sentiment l'accomplissement et l'estime de soi des individus.

Indicateurs à suivre

- Taux de croissance du revenu réel par unité de consommation : pour les 40 % plus pauvres pour l'ensemble de la population.
- Taux de pauvreté (seuil à 50 % du revenu médian) : hommes vs. Femmes par âge.
- Poids des rémunérations des salariés dans le PIB.

L'Objectif n°°11 vise à faire en sorte que les villes soient sûres, résilientes et durables.

La moitié de l'humanité soit près de 3,5 milliards de personnes vit aujourd'hui dans des villes et ce nombre continuera d'augmenter.
Étant donné qu'à l'avenir une grande partie de la population mondiale vivra en zone urbaine, les solutions à certains des principaux défis de l'être humain à savoir la pauvreté, les changements climatiques, les soins de santé, l'éducation doivent être trouvées dans la vie urbaine.
Les problèmes que l'on retrouve dans les villes aujourd'hui (taudis, embouteillages, pollution, inégalités, sécurité…) sont un frein au bon développement de la société et apportent donc une contribution négative aux autres ODD. Ces problèmes sont généralement les conséquences d'une urbanisation qui reste trop souvent subie et mal orchestrée.
Planifier la ville de manière durable, où chacun puisse contribuer effectivement à sa dynamique, offrirait à tous ses citoyens une meilleure qualité de vie et une certaine stabilité sociale.

Indicateurs à suivre

Qualité de vie dans les villes :

- nombre de personnes sans logement ou vivant dans des conditions de logement très difficiles ;
- nombre de personnes sans domicile en France métropolitaine ;
- victimes de harcèlement.

Transport durable :

- part de transport collectif de voyageurs (intérieur terrestre) ;
- population vivant dans les « périmètres de transports urbains ».

Environnement :

- part de déchets collectés et traités sur le total généré par les villes ;
- taux d'artificialisation des sols ;
- part de stations de mesure ayant dépassé dans l'année le seuil journalier pour les particules PM10 (par taille d'agglomération).

L'objectif n°°1 2 vise à promouvoir une production et consommation responsable.

Les vingt prochaines années annoncent l'entrée dans la classe moyenne de bon nombre de personnes à travers le monde, augmentant ainsi la pression déjà forte sur les ressources naturelles. Pour éviter de trop ponctionner la planète, il importe de modifier nos comportements de production ou de consommation. « Faire plus et mieux avec moins », pour reprendre la formule extraite de l'intitulé de l'ODD par l'ONU, est ainsi l'enjeu principal de cet ODD.

Indicateurs à suivre

- Indicateur de consommation intérieure de matières et de productivité matière.
- Pertes et gaspillages alimentaires au long de la chaîne alimentaire.
- Taux de recyclage des déchets municipaux.
- Projets d'éducation au développement durable dans les écoles.

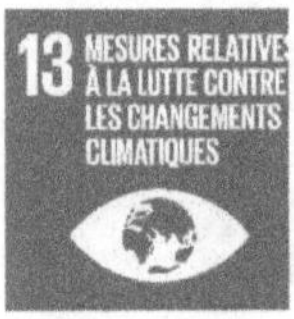

L'objectif n°°13 vise à prendre les mesures relatives à la lutte contre les changements climatiques.

Les activités humaines ont atteint une telle ampleur qu'elles affectent durablement le climat, dont l'évolution conditionne des phénomènes climatiques problématiques (montée du niveau des mers par exemple) contre lesquels il s'agit de lutter en amont et de se prémunir en aval. Réduire les émissions de gaz à effet de serre d'origine anthropique et prévenir les conséquences naturelles engendrées par le réchauffement climatique sont ainsi les deux enjeux clés de cet ODD.

Indicateurs à suivre

- Nombre de catastrophes naturelles en France ;
- Émissions de gaz à effet de serre par secteur ;
- Plans de prévention inondation mis en place dans les communes ;
- Fonds et financement dédiés à la lutte contre le réchauffement climatique.

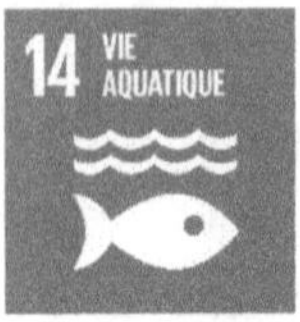

L'objectif n°°14 vise à conserver et protéger la vie aquatique.

La vie aquatique constitue des écosystèmes précieux tant du point de vue écologique, par la richesse de leur biodiversité et leur rôle dans l'élimination des déchets, qu'économique par ses gisements de ressources (nourritures, carburants…) comme d'emplois. Les océans sont aujourd'hui menacés d'appauvrissement par les activités humaines directes (surpêche) et leurs effets indirects (pollution). Conserver ces zones et leurs ressources pour assurer leur durabilité et leur biodiversité est l'enjeu principal de cet ODD.

Indicateurs à suivre

- Part des eaux marines françaises en Aires maritimes protégées (APP) ;
- État des stocks de pêche de l'Atlantique nord-est et de la Méditerranée ;
- Nombre d'engagements européens et internationaux de la France sur les domaines maritimes.

L'objectif n°° 15 vise à préserver la vie terrestre.

Les forêts sont un écosystème d'une valeur inestimable. La qualité de notre air (production d'oxygène par photosynthèse) comme de notre eau (alimentation des nappes phréatiques grâce aux racines des arbres) en dépend. Préserver les écosystèmes terrestres en luttant contre la déforestation, la désertification et la dégradation des terres est ainsi l'objectif principal de cet ODD.

Indicateurs à suivre

- Taux de boisement en France métropolitaine ;
- Surfaces occupées par les sols artificialisés, les terres agricoles et les espaces naturels ;
- Indice de la liste rouge de l'Union internationale pour la conservation de la nature (UICN) ;
- Montant de l'aide publique au développement dans le secteur de la protection de l'environnement ;
- Évolution du nombre d'espèces protégées.

L'objectif n°°16 est relatif à la préservation de la paix et la sécurité.

L'adoption de l'ODD n°°16 représente une véritable rupture dans l'histoire des institutions internationales. Jusqu'alors, le thème de la gouvernance n'était abordé que comme un accessoire du développement économique. Dans le vocabulaire de la Banque mondiale depuis les années 1980, la notion de « bonne gouvernance », justifiée par la lutte contre la corruption, signifiait exclusivement la réduction de la part des dépenses publiques dans l'économie au profit des mécanismes de libre concurrence et de marché.

Pour surmonter la méfiance de nombreux gouvernements à l'encontre de l'immixtion des institutions internationales dans le champ politique,

l'ODD n°°16 évite soigneusement d'évoquer explicitement la gouvernance et met l'accent sur les enjeux de paix, de sécurité et de justice.
Il permet néanmoins de considérer les droits humains comme un facteur de développement durable à part entière.

Indicateurs à suivre

- Homicides en cumul annuel.
- Part de la population de 18 à 75 ans victime de violences physiques et/ou sexuelles.
- Proportion de personnes s'étant déclarées victimes de violences physiques et/ou sexuelles.
- Proportion de personnes déclarant se sentir en insécurité dans leur quartier ou village.
- Proportion de prévenus chez les détenus.
- Réduction de la corruption.
- Taux de satisfaction des services publics.
- Répartition des postes de la fonction publique par sexe et par âge.

---

17 PARTENARIATS POUR LA RÉALISATION DES OBJECTIFS

L'objectif n°°17 vise à renforcer le partenariat pour la réalisation des objectifs du développement durable

L'atteinte des ODD ne pourra se faire en laissant les acteurs agir isolément chacun dans son domaine. Les ODD proposent un agenda intégré et universel. En ce sens, l'ODD n°°17, centré sur le développement des partenariats, constitue une véritable clef de voûte de l'édifice d'ensemble tant, ainsi que le souligne l'ONU, les « partenariats multipartites seront essentiels pour tirer parti des interconnexions entre les ODD ». Le développement des partenariats porte tout autant sur le renforcement des rapports entre les États que sur l'implication de la société civile, en étant à même de prendre appui sur des indicateurs de progrès renouvelés, pertinents et partagés.

Indicateurs à suivre

- Part de l'Aide publique au développement (APD) dans le Revenu national brut.

- Distribution de l'APD nette aux pays les moins avancés.
- Valeur de l'aide financière et technique promise en faveur des pays en développement
- Individus disposant du haut débit à la maison.
- Mise en place de mécanismes pour renforcer la cohérence des politiques de développement durable.
- Mise en place de cadres multipartites de suivi de l'efficacité du développement favorisant la réalisation des objectifs de développement durable.
- Établissement d'indicateurs de progrès qui viendraient compléter le produit intérieur brut (PIB).

Les 169 cibles des objectifs du développement durable (ODD) (35)

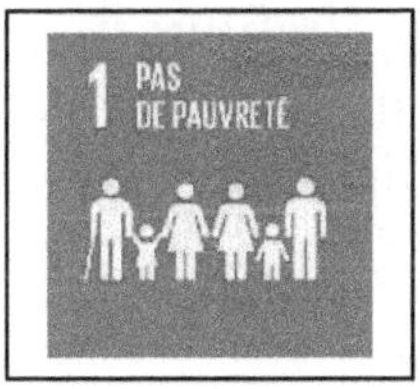

ODD1 : Éliminer l'extrême pauvreté et la faim

1.1 D'ici à 2030, éliminer complètement l'extrême pauvreté dans le monde entier (s'entend actuellement du fait de vivre avec moins de 1,25 dollar par jour).

1.2 D'ici à 2030, réduire de moitié au moins la proportion d'hommes, de femmes et d'enfants de tout âge qui vivent dans la pauvreté sous tous ses aspects, telle que définie par chaque pays et quelles qu'en soient les formes.

1.3 Mettre en place des systèmes et mesures de protection sociale pour tous, adaptés au contexte national, y compris des socles de protection sociale, et faire en sorte que, d'ici à 2030, une part importante des pauvres et des personnes vulnérables en bénéficient.

1.4 D'ici à 2030, faire en sorte que tous les hommes et les femmes, en particulier les pauvres et les personnes vulnérables, aient les mêmes droits aux ressources économiques et qu'ils aient accès aux services de base, à la propriété et au contrôle des terres et à d'autres formes de propriété, à l'héritage et aux ressources naturelles et à des nouvelles technologies et des services financiers adéquats, y compris la microfinance.

1.5 D'ici à 2030, renforcer la résilience des pauvres et des personnes en situation vulnérable et réduire leur exposition et leur vulnérabilité aux phénomènes climatiques extrêmes et à d'autres chocs et catastrophes d'ordre économique, social ou environnemental.

1.a Garantir une mobilisation importante de ressources provenant de sources multiples, y compris par le renforcement de la coopération pour le développement, afin de doter les pays en développement, en particulier les pays les moins avancés, de moyens adéquats et prévisibles de mettre en œuvre des programmes et politiques visant à mettre fin à la pauvreté sous toutes ses formes.

1.b Mettre en place aux niveaux national, régional et international des principes de politique générale viables, qui se fondent sur des stratégies de développement favorables aux pauvres et soucieuses de la problématique hommes–femmes, d'accélérer l'investissement dans des mesures d'élimination de la pauvreté.

ODD2 : Éliminer la faim, assurer la sécurité alimentaire, améliorer la nutrition et promouvoir l'agriculture durable

2.1 D'ici à 2030, éliminer la faim et faire en sorte que chacun, en particulier les pauvres et les personnes en situation vulnérable, y compris les nourrissons, ait accès tout au long de l'année à une alimentation saine, nutritive et suffisante.

2.2 D'ici à 2030, mettre fin à toutes les formes de malnutrition, y compris en réalisant d'ici à 2025 les objectifs arrêtés à l'échelle internationale relatifs aux retards de croissance et à l'émaciation parmi les enfants de moins de 5 ans, et répondre aux besoins nutritionnels des adolescentes, des femmes enceintes ou allaitantes et des personnes âgées.

2.3 D'ici à 2030, doubler la productivité agricole et les revenus des petits producteurs alimentaires, en particulier les femmes, les autochtones, les exploitants familiaux, les éleveurs et les pêcheurs, y compris en assurant l'égalité d'accès aux terres, aux autres ressources productives et intrants, au savoir, aux services financiers, aux marchés et aux possibilités d'ajout de valeur et d'emploi autres qu'agricoles.

2.4 D'ici à 2030, assurer la viabilité des systèmes de production alimentaire et mettre en œuvre des pratiques agricoles résilientes qui permettent d'accroître la productivité et la production, contribuent à la préservation des écosystèmes, renforcent les capacités d'adaptation aux changements climatiques, aux phénomènes météorologiques extrêmes, à la sécheresse, aux inondations et à d'autres catastrophes et améliorent progressivement la qualité des terres et des sols.

2.5 D'ici à 2020, préserver la diversité génétique des semences, des cultures et des animaux d'élevage ou domestiqués et des espèces sauvages apparentées, y compris au moyen de banques de semences et de plantes bien gérées et diversifiées aux niveaux national, régional et international, et favoriser l'accès aux avantages que présentent l'utilisation des ressources génétiques et du savoir traditionnel associé et le partage juste et équitable de ces avantages, ainsi que cela a été décidé à l'échelle internationale.

2.a Accroître, notamment dans le cadre du renforcement de la coopération internationale, l'investissement en faveur de l'infrastructure rurale, des services de recherche et de vulgarisation agricoles et de la mise au point de technologies et de banques de gènes de plantes et d'animaux d'élevage, afin de renforcer les capacités productives agricoles des pays en développement, en particulier des pays les moins avancés.

2.b Corriger et prévenir les restrictions et distorsions commerciales sur les marchés agricoles mondiaux, y compris par l'élimination parallèle de toutes les formes de subventions aux exportations agricoles et de toutes les mesures relatives aux exportations aux effets similaires, conformément au mandat du Cycle de développement de Doha.

2.c Adopter des mesures visant à assurer le bon fonctionnement des marchés de denrées alimentaires et des produits dérivés et faciliter l'accès rapide aux informations relatives aux marchés, y compris les réserves alimentaires, afin de contribuer à limiter l'extrême volatilité du prix des denrées alimentaires.

ODD3 : Permettre à tous de vivre en bonne santé et promouvoir le bien-être de tous à tout âge

3.1 D'ici à 2030, faire passer le taux mondial de mortalité maternelle au-dessous de 70 pour 100 000 naissances vivantes

3.2 D'ici à 2030, éliminer les décès évitables de nouveau-nés et d'enfants de moins de 5 ans, tous les pays devant chercher à ramener la mortalité néonatale à 12 pour 1 000 naissances vivantes au plus et la mortalité des enfants de moins de 5 ans à 25 pour 1 000 naissances vivantes au plus.

3.3 D'ici à 2030, mettre fin à l'épidémie de sida, à la tuberculose, au paludisme et aux maladies tropicales négligées et combattre l'hépatite, les maladies transmises par l'eau et autres maladies transmissibles.

3.4 D'ici à 2030, réduire d'un tiers, par la prévention et le traitement, le taux de mortalité prématurée due à des maladies non transmissibles et promouvoir la santé mentale et le bien-être.

3.5 Renforcer la prévention et le traitement de l'abus de substances psychoactives, notamment de stupéfiants et d'alcool.

3.6 D'ici à 2020, diminuer de moitié à l'échelle mondiale le nombre de décès et de blessures dus à des accidents de la route.

3.7 D'ici à 2030, assurer l'accès de tous à des services de soins de santé sexuelle et procréative, y compris à des fins de planification familiale, d'information et d'éducation, et la prise en compte de la santé procréative dans les stratégies et programmes nationaux.

3.8 Faire en sorte que chacun bénéficie d'une couverture sanitaire universelle, comprenant une protection contre les risques financiers et donnant accès à des services de santé essentiels de qualité et à des médicaments et vaccins essentiels sûrs, efficaces, de qualité et d'un coût abordable.

3.9 D'ici à 2030, réduire nettement le nombre de décès et de maladies dus à des substances chimiques dangereuses et la pollution et à la contamination de l'air, de l'eau et du sol.

3.a Renforcer dans tous les pays, selon qu'il convient, l'application de la Convention-cadre de l'Organisation mondiale de la santé pour la lutte antitabac.

3.b Appuyer la recherche et la mise au point de vaccins et de médicaments contre les maladies, transmissibles ou non, qui touchent principalement les habitants des pays en développement ; donner accès, à un coût abordable, à des médicaments et vaccins essentiels, conformément à la Déclaration de Doha sur l'Accord sur les ADPIC et la santé publique, qui réaffirme le droit qu'ont les pays en développement de tirer pleinement parti des dispositions de l'Accord sur les aspects des droits de propriété intellectuelle qui touchent au commerce relatives à la marge de manœuvre nécessaire pour protéger la santé publique et, en particulier, assurer l'accès universel aux médicaments.

3.c Accroître considérablement le budget de la santé et le recrutement, le perfectionnement, la formation et le maintien en poste du personnel de santé dans les pays en développement, notamment dans les pays les moins avancés et les petits États insulaires en développement.

3.d Renforcer les moyens dont disposent tous les pays, en particulier les pays en développement, en matière d'alerte rapide, de réduction des risques et de gestion des risques sanitaires nationaux et mondiaux.

ODD4 : Assurer l'accès de tous à une éducation de qualité, sur un pied d'égalité, et promouvoir les possibilités d'apprentissage tout au long de la vie

4.1 D'ici à 2030, faire en sorte que toutes les filles et tous les garçons suivent, sur un pied d'égalité, un cycle complet d'enseignement primaire et secondaire gratuit et de qualité, qui débouche sur un apprentissage véritablement utile.

4.2 D'ici à 2030, faire en sorte que toutes les filles et tous les garçons aient accès à des activités de développement et de soins de la petite enfance et à une éducation préscolaire de qualité qui les préparent à suivre un enseignement primaire.

4.3 D'ici à 2030, faire en sorte que les femmes et les hommes aient tous accès dans des conditions d'égalité à un enseignement technique, professionnel ou tertiaire, y compris universitaire, de qualité et d'un coût abordable.

4.4 D'ici à 2030, augmenter considérablement le nombre de jeunes et d'adultes disposant des compétences, notamment techniques et professionnelles, nécessaires à l'emploi, à l'obtention d'un travail décent et à l'entrepreneuriat.

4.5 D'ici à 2030, éliminer les inégalités entre les sexes dans le domaine de l'éducation et assurer l'égalité d'accès des personnes vulnérables, y compris les personnes handicapées, les autochtones et les enfants en situation vulnérable, à tous les niveaux d'enseignement et de formation professionnelle.

4.6 D'ici à 2030, veiller à ce que tous les jeunes et une proportion considérable d'adultes, hommes et femmes, sachent lire, écrire et compter.

4.7 D'ici à 2030, faire en sorte que tous les élèves acquièrent les connaissances et compétences nécessaires pour promouvoir le développement durable, notamment par l'éducation en faveur du développement et de modes de vie durables, des droits de l'homme, de l'égalité des sexes, de la promotion d'une culture de paix et de non-violence, de la citoyenneté mondiale et de l'appréciation de la diversité culturelle et de la contribution de la culture au développement durable.

4.a Faire construire des établissements scolaires qui soient adaptés aux enfants, aux personnes handicapées et aux deux sexes ou adapter les établissements existants à cette fin et fournir un cadre d'apprentissage effectif qui soit sûr, exempt de violence et accessible à tous.

4.b D'ici à 2020, augmenter considérablement à l'échelle mondiale le nombre de bourses d'études offertes aux pays en développement, en particulier aux pays les moins avancés, aux petits États insulaires en développement et aux pays d'Afrique, pour financer le suivi d'études supérieures, y compris la formation professionnelle, les cursus informatiques, techniques et scientifiques et les études d'ingénieur, dans des pays développés et d'autres pays en développement.

4.c D'ici à 2030, accroître considérablement le nombre d'enseignants qualifiés, notamment au moyen de la coopération internationale pour la formation d'enseignants dans les pays en développement, surtout dans les pays les moins avancés et les petits États insulaires en développement.

ODD5 : Parvenir à l'égalité des sexes et autonomiser toutes les femmes et les filles

5.1 Mettre fin, dans le monde entier, à toutes les formes de discrimination à l'égard des femmes et des filles.

5.2 Éliminer de la vie publique et de la vie privée toutes les formes de violence faite aux femmes et aux filles, y compris la traite et l'exploitation sexuelle et d'autres types d'exploitation.

5.3 Éliminer toutes les pratiques préjudiciables, telles que le mariage des enfants, le mariage précoce ou forcé et la mutilation génitale féminine.

5.4 Faire une place aux soins et travaux domestiques non rémunérés et les valoriser, par l'apport de services publics, d'infrastructures et de politiques de protection sociale et la promotion du partage des responsabilités dans le ménage et la famille, en fonction du contexte national.

5.5 Garantir la participation entière et effective des femmes et leur accès en toute égalité aux fonctions de direction à tous les niveaux de décision, dans la vie politique, économique et publique.

5.6 Assurer l'accès de tous aux soins de santé sexuelle et procréative et faire en sorte que chacun puisse exercer ses droits en matière de procréation, ainsi qu'il a été décidé dans le Programme d'action de la Conférence internationale sur la population et le développement et le Programme d'action de

Beijing et les documents finals des conférences d'examen qui ont suivi.

5.a Entreprendre des réformes visant à donner aux femmes les mêmes droits aux ressources économiques, ainsi qu'à l'accès à la propriété et au contrôle des terres et d'autres formes de propriété, aux services financiers, à l'héritage et aux ressources naturelles, dans le respect du droit interne.

5.b Renforcer l'utilisation des technologies clefs, en particulier l'informatique et les communications, pour promouvoir l'autonomisation des femmes.

5.c Adopter des politiques bien conçues et des dispositions législatives applicables en faveur de la promotion de l'égalité des sexes et de l'autonomisation de toutes les femmes et de toutes les filles à tous les niveaux et renforcer celles qui existent.

ODD6 : Garantir l'accès de tous à l'eau et à l'assainissement et assurer une gestion durable des ressources en eau

6.1 D'ici à 2030, assurer l'accès universel et équitable à l'eau potable, à un coût abordable.

6.2 D'ici à 2030, assurer l'accès de tous, dans des conditions équitables, à des services d'assainissement et d'hygiène adéquats et mettre fin à la défécation en plein air, en accordant une attention particulière aux besoins des femmes et des filles et des personnes en situation vulnérable.

6.3 D'ici à 2030, améliorer la qualité de l'eau en réduisant la pollution, en éliminant l'immersion de déchets et en réduisant au minimum les émissions de produits chimiques et de matières dangereuses, en diminuant de moitié la proportion d'eaux usées non traitées et en augmentant considérablement à l'échelle mondiale le recyclage et la réutilisation sans danger de l'eau.

6.4 D'ici à 2030, augmenter considérablement l'utilisation rationnelle des ressources en eau dans tous les secteurs et garantir la viabilité des retraits et de l'approvisionnement en eau douce afin de tenir compte de la pénurie d'eau et de réduire nettement le nombre de personnes qui souffrent du manque d'eau.

6.5 D'ici à 2030, mettre en œuvre une gestion intégrée des ressources en eau à tous les niveaux, y compris au moyen de la coopération transfrontière selon qu'il convient.

6.6 D'ici à 2020, protéger et restaurer les écosystèmes liés à l'eau, notamment les montagnes, les forêts, les zones humides, les rivières, les aquifères et les lacs.

6.a D'ici à 2030, développer la coopération internationale et l'appui au renforcement des capacités des pays en développement en ce qui concerne les activités et programmes relatifs à l'eau et à l'assainissement, y compris la collecte de l'eau, la désalinisation, l'utilisation rationnelle de l'eau, le traitement des eaux usées, le recyclage et les techniques de réutilisation.

6.b Appuyer et renforcer la participation de la population locale à l'amélioration de la gestion de l'eau et de l'assainissement.

ODD7 : Garantir l'accès de tous à des services énergétiques fiables, durables et modernes, à un coût abordable

7.1 D'ici à 2030, garantir l'accès de tous à des services énergétiques fiables et modernes, à un coût abordable.

7.2 D'ici à 2030, accroître nettement la part de l'énergie renouvelable dans le bouquet énergétique mondial.

7.3 D'ici à 2030, multiplier par deux le taux mondial d'amélioration de l'efficacité énergétique.

7.a D'ici à 2030, renforcer la coopération internationale en vue de faciliter l'accès à la recherche et aux technologies relatives à l'énergie propre, notamment l'énergie renouvelable, l'efficacité énergétique et les nouvelles technologies relatives aux combustibles fossiles propres, et promouvoir l'investissement dans l'infrastructure énergétique et les technologies relatives à l'énergie propre.

7.b D'ici à 2030, développer l'infrastructure et améliorer la technologie afin d'approvisionner en services énergétiques modernes et durables tous les habitants des pays en développement, en particulier des pays les moins avancés, des petits États insulaires en développement et des pays en développement sans littoral, dans le respect des programmes d'aide qui les concernent.

ODD8 : Promouvoir une croissance économique soutenue, partagée et durable, le plein emploi productif et un travail décent pour tous

8.1 Maintenir un taux de croissance économique par habitant adapté au contexte national et, en particulier, un taux de croissance annuelle du produit intérieur brut d'au moins 7 % dans les pays les moins avancés.

8.2 Parvenir à un niveau élevé de productivité économique par la diversification, la modernisation technologique et l'innovation, notamment en mettant l'accent sur les secteurs à forte valeur ajoutée et à forte intensité de main-d'œuvre.

8.3 Promouvoir des politiques axées sur le développement qui favorisent des activités productives, la création d'emplois décents, l'entrepreneuriat, la créativité et l'innovation et stimulent la croissance des microentreprises et des petites et moyennes entreprises et facilitent leur intégration dans le secteur formel, y compris par l'accès aux services financiers.

8.4 Améliorer progressivement, jusqu'en 2030, l'efficience de l'utilisation des ressources mondiales du point de vue de la consommation comme de la production et s'attacher à ce que la croissance économique n'entraîne plus la dégradation de l'environnement, comme prévu dans le cadre décennal de programmation relatif à la consommation et à la production durable, les pays développés montrant l'exemple en la matière.

8.5 D'ici à 2030, parvenir au plein emploi productif et garantir à toutes les femmes et à tous les hommes, y compris les jeunes et les personnes handicapées, un travail décent et un salaire égal pour un travail de valeur égale.

8.6 D'ici à 2020, réduire considérablement la proportion de jeunes non scolarisés et sans emploi ni formation.

8.7 Prendre des mesures immédiates et efficaces pour supprimer le travail forcé, mettre fin à l'esclavage moderne et à la traite d'êtres humains, interdire et éliminer les pires formes de travail des enfants, y compris le recrutement et l'utilisation d'enfants soldats et, d'ici à 2025, mettre fin au travail des enfants sous toutes ses formes.

8.8 Défendre les droits des travailleurs, promouvoir la sécurité sur le lieu de travail et assurer la protection de tous les travailleurs, y compris les migrants, en particulier les femmes, et ceux qui ont un emploi précaire.

8.9 D'ici à 2030, élaborer et mettre en œuvre des politiques visant à développer un tourisme durable qui crée des emplois et mette en valeur la culture et les produits locaux.

8.10 Renforcer la capacité des institutions financières nationales de favoriser et généraliser l'accès de tous aux services bancaires et financiers et aux services d'assurance.

8.a Accroître l'appui apporté dans le cadre de l'initiative Aide pour le commerce aux pays en développement, en particulier aux pays les moins avancés, y compris par l'intermédiaire du cadre intégré renforcé pour l'assistance technique liée au commerce en faveur des pays les moins avancés.

8.b D'ici à 2020, élaborer et mettre en œuvre une stratégie mondiale en faveur de l'emploi des jeunes et appliquer le Pacte mondial pour l'emploi de l'Organisation internationale du travail.

ODD9 : Bâtir une infrastructure résiliente, promouvoir une industrialisation durable qui profite à tous et encourager l'innovation

9.1 Mettre en place une infrastructure de qualité, fiable, durable et résiliente, y compris une infrastructure régionale et transfrontière, pour favoriser le développement économique et le bien-être de l'être humain, en mettant l'accent sur un accès universel, à un coût abordable et dans des conditions d'équité.

9.2 Promouvoir une industrialisation durable qui profite à tous et, d'ici à 2030, augmenter nettement la contribution de l'industrie à l'emploi et au produit intérieur brut, en fonction du contexte national, et la multiplier par deux dans les pays les moins avancés.

9.3 Accroître, en particulier dans les pays en développement, l'accès des entreprises, notamment des petites entreprises industrielles, aux services financiers, y compris aux prêts consentis à des conditions abordables, et leur intégration dans les chaînes de valeur et sur les marchés.

9.4 D'ici à 2030, moderniser l'infrastructure et adapter les industries afin de les rendre durables, par une utilisation plus rationnelle des ressources et un recours accru aux technologies et procédés industriels propres et respectueux de l'environnement, chaque pays agissant dans la mesure de ses moyens.

9.5 Renforcer la recherche scientifique, perfectionner les capacités technologiques des secteurs industriels de tous les pays, en particulier des pays en développement, notamment en encourageant l'innovation et en augmentant considérablement le nombre de personnes travaillant dans le secteur de la recherche et du développement pour 1 million d'habitants et en accroissant les dépenses publiques et privées consacrées à la recherche et au développement d'ici à 2030.

9.a Faciliter la mise en place d'une infrastructure durable et résiliente dans les pays en développement en renforçant l'appui financier, technologique et technique apporté aux pays d'Afrique, aux pays les moins avancés, aux pays en développement sans littoral et aux petits États insulaires en développement.

9.b Soutenir la recherche-développement et l'innovation technologiques nationales dans les pays en développement, notamment en instaurant des conditions propices, entre autres, à la diversification industrielle et à l'ajout de valeur aux marchandises.

9.c Accroître nettement l'accès aux technologies de l'information et de la communication et faire en sorte que tous les habitants des pays les moins avancés aient accès à Internet à un coût abordable d'ici à 2020.

ODD 10 : Réduire les inégalités dans le pays et d'un pays à l'autre

10.1 D'ici à 2030, faire en sorte, au moyen d'améliorations progressives, que les revenus des 40 % les plus pauvres de la population augmentent plus rapidement que le revenu moyen national, et ce de manière durable.

10.2 D'ici à 2030, autonomiser toutes les personnes et favoriser leur intégration sociale, économique et politique, indépendamment de leur âge, de leur sexe, de leur handicap, de leur race, de leur appartenance ethnique, de leurs origines, de leur religion ou de leur statut économique ou autre.

10.3 Assurer l'égalité des chances et réduire l'inégalité des résultats, notamment en éliminant les lois, politiques et pratiques discriminatoires et en promouvant l'adoption de lois, politiques et mesures adéquates en la matière.

10.4 Adopter des politiques, notamment sur les plans budgétaire, salarial et dans le domaine de la protection sociale, et parvenir progressivement à une plus grande égalité.

10.5 Améliorer la réglementation et la surveillance des institutions et marchés financiers mondiaux et renforcer l'application des règles.

10.6 Faire en sorte que les pays en développement soient davantage représentés et entendus lors de la prise de décisions dans les institutions économiques et financières internationales, afin que celles-ci soient plus efficaces, crédibles, transparentes et légitimes.

10.7 Faciliter la migration et la mobilité de façon ordonnée, sans danger, régulière et responsable, notamment par la mise en œuvre de politiques de migration planifiées et bien gérées.

10.a Mettre en œuvre le principe d'un traitement spécial et différencié pour les pays en développement, en particulier les pays les moins avancés, conformément aux accords de l'Organisation mondiale du commerce.

10.b Stimuler l'aide publique au développement et les flux financiers, y compris les investissements étrangers directs, pour les États qui en ont le plus besoin, en particulier les pays les moins avancés, les pays d'Afrique, les petits États insulaires en développement et les pays en développement sans littoral, conformément à leurs plans et programmes nationaux.

10.c D'ici à 2030, faire baisser au-dessous de 3 % les coûts de transaction des envois de fonds effectués par les migrants et éliminer les couloirs de transfert de fonds dont les coûts sont supérieurs à 5 %.

ODD 11 : Faire en sorte que les villes et les établissements humains soient ouverts à tous, sûrs, résilients et durables

11.1 D'ici à 2030, assurer l'accès de tous à un logement et des services de base adéquats et sûrs, à un coût abordable, et assainir les quartiers de taudis.

11.2 D'ici à 2030, assurer l'accès de tous à des systèmes de transport sûrs, accessibles et viables, à un coût abordable, en améliorant la sécurité routière, notamment en développant les transports publics, une attention particulière devant être accordée aux besoins des personnes en situation vulnérable, des femmes, des enfants, des personnes handicapées et des personnes âgées.

11.3 D'ici à 2030, renforcer l'urbanisation durable pour tous et les capacités de planification et de gestion participatives, intégrées et durables des établissements humains dans tous les pays.

11.4 Renforcer les efforts de protection et de préservation du patrimoine culturel et naturel mondial.

11.5 D'ici à 2030, réduire considérablement le nombre de personnes tuées et le nombre de personnes touchées par les catastrophes, y compris celles d'origine hydrique, et réduire considérablement le montant des pertes économiques qui sont dues directement à ces catastrophes, exprimé en proportion du produit intérieur brut mondial, l'accent étant mis sur la protection des pauvres et des personnes en situation vulnérable.

11.6 D'ici à 2030, réduire l'impact environnemental négatif des villes par habitant, y compris en accordant une attention particulière à la qualité de l'air et à la gestion, notamment municipale, des déchets.

11.7 D'ici à 2030, assurer l'accès de tous, en particulier des femmes et des enfants, des personnes âgées et des personnes handicapées, à des espaces verts et des espaces publics sûrs.

11.a Favoriser l'établissement de liens économiques, sociaux et environnementaux positifs entre zones urbaines, périurbaines et rurales en renforçant la planification du développement à l'échelle nationale et régionale.

11.b D'ici à 2020, accroître considérablement le nombre de villes et d'établissements humains qui adoptent et mettent en œuvre des politiques et plans d'action intégrés en faveur de l'insertion de tous, de l'utilisation rationnelle des ressources, de l'adaptation aux effets des changements climatiques et de leur atténuation et de la résilience face aux catastrophes, et élaborer et mettre en œuvre, conformément au cadre de Sendai pour la réduction des risques de catastrophe (2015–2030), une gestion globale des risques de catastrophe à tous les niveaux.

11.c Aider les pays les moins avancés, y compris par une assistance financière et technique, à construire des bâtiments durables et résilients en utilisant des matériaux locaux.

ODD 12 : Établir des modes de consommation et de production durables

12.1 Mettre en œuvre le Cadre décennal de programmation concernant les modes de consommation et de production durables avec la participation de tous les pays, les pays développés montrant l'exemple en la matière, compte tenu du degré de développement et des capacités des pays en développement.

12.2 D'ici à 2030, parvenir à une gestion durable et à une utilisation rationnelle des ressources naturelles.

12.3 D'ici à 2030, réduire de moitié à l'échelle mondiale le volume de déchets alimentaires par habitant au niveau de la distribution comme de la consommation et réduire les pertes de produits alimentaires tout au long des chaînes de production et d'approvisionnement, y compris les pertes après récolte.

12.4 D'ici à 2020, instaurer une gestion écologiquement rationnelle des produits chimiques et de tous les déchets tout au long de leur cycle de vie, conformément aux principes directeurs arrêtés à l'échelle internationale, et réduire considérablement leur déversement dans l'air, l'eau et le sol, afin de minimiser leurs effets négatifs sur la santé et l'environnement.

12.5 D'ici à 2030, réduire considérablement la production de déchets par la prévention, la réduction, le recyclage et la réutilisation.

12.6 Encourager les entreprises, en particulier les grandes et les transnationales, à adopter des pratiques viables et à intégrer dans les rapports qu'elles établissent des informations sur la viabilité.

12.7 Promouvoir des pratiques durables dans le cadre de la passation des marchés publics, conformément aux politiques et priorités nationales.

12.8 D'ici à 2030, faire en sorte que toutes les personnes, partout dans le monde, aient les informations et connaissances nécessaires au développement durable et à un style de vie en harmonie avec la nature.

12.a Aider les pays en développement à se doter des moyens scientifiques et technologiques qui leur permettent de s'orienter vers des modes de consommation et de production plus durables.

12.b Mettre au point et utiliser des outils de contrôle des impacts sur le développement durable, pour un tourisme durable qui crée des emplois et met en valeur la culture et les produits locaux.

12.c Rationaliser les subventions aux combustibles fossiles qui sont source de gaspillage, en éliminant les distorsions du marché, selon le contexte national, y compris par la restructuration de la fiscalité et l'élimination progressive des subventions nuisibles, afin de mettre en évidence leur impact sur l'environnement, en tenant pleinement compte des besoins et de la situation propres aux pays en développement et en réduisant au minimum les éventuels effets pernicieux sur le développement de ces pays tout en protégeant les pauvres et les collectivités concernées.

13 MESURES RELATIVES À LA LUTTE CONTRE LES CHANGEMENTS CLIMATIQUES

ODD 13 : Prendre d'urgence des mesures pour lutter contre les changements climatiques et leurs répercussions

13.1 Renforcer, dans tous les pays, la résilience et les capacités d'adaptation face aux aléas climatiques et aux catastrophes naturelles liées au climat.

13.2 Incorporer des mesures relatives aux changements climatiques dans les politiques, les stratégies et la planification nationales.

13.3 Améliorer l'éducation, la sensibilisation et les capacités individuelles et institutionnelles en ce qui concerne l'adaptation aux changements climatiques, l'atténuation de leurs effets et la réduction de leur impact et les systèmes d'alerte rapide.

13.a Mettre en œuvre l'engagement que les pays développés parties à la Convention-cadre des Nations unies sur les changements climatiques ont pris de mobiliser ensemble auprès de multiples sources 100 milliards de dollars des États-Unis par an d'ici à 2020 pour répondre aux besoins des pays en développement en ce qui concerne les mesures concrètes d'atténuation et la transparence de leur mise en œuvre et rendre le Fonds vert pour le climat pleinement opérationnel en le dotant dans les plus brefs délais des moyens financiers nécessaires.

13.b Promouvoir des mécanismes de renforcement des capacités afin que les pays les moins avancés et les petits États insulaires en développement se dotent de moyens efficaces de planification et de gestion pour faire face aux changements climatiques, l'accent étant mis notamment sur les femmes, les jeunes, la population locale et les groupes marginalisés.

ODD 14 : Conserver et exploiter de manière durable les océans, les mers et les ressources marines aux fins du développement durable

14.1 D'ici à 2025, prévenir et réduire nettement la pollution marine de tous types, en particulier celle résultant des activités terrestres, y compris les déchets en mer et la pollution par les nutriments.

14.2 D'ici à 2020, gérer et protéger durablement les écosystèmes marins et côtiers, notamment en renforçant leur résilience, afin d'éviter les graves conséquences de leur dégradation et prendre des mesures en faveur de leur restauration pour rétablir la santé et la productivité des océans.

14.3 Réduire au maximum l'acidification des océans et lutter contre ses effets, notamment en renforçant la coopération scientifique à tous les niveaux.

14.4 D'ici à 2020, réglementer efficacement la pêche, mettre un terme à la surpêche, à la pêche illicite, non déclarée et non réglementée et aux pratiques de pêche destructrices et exécuter des plans de gestion fondés sur des données scientifiques, l'objectif étant de rétablir les stocks de poissons le plus rapidement possible, au moins à des niveaux permettant d'obtenir un rendement constant maximal compte tenu des caractéristiques biologiques.

14.5 D'ici à 2020, préserver au moins 10 % des zones marines et côtières, conformément au droit national et international et compte tenu des meilleures informations scientifiques disponibles.

14.6 D'ici à 2020, interdire les subventions à la pêche qui contribuent à la surcapacité et à la surpêche, supprimer celles qui favorisent la pêche illicite, non déclarée et non réglementée et s'abstenir d'en accorder de nouvelles, sachant que l'octroi d'un traitement spécial et différencié efficace et approprié aux pays en développement et aux pays les moins avancés doit faire partie intégrante des négociations sur les subventions à la pêche menées dans le cadre de l'Organisation mondiale du commerce.

14.7 D'ici à 2030, faire mieux bénéficier les petits États insulaires en développement et les pays les moins avancés des retombées économiques de l'exploitation durable des ressources marines, notamment grâce à une gestion durable des pêches, de l'aquaculture et du tourisme.

14.a Approfondir les connaissances scientifiques, renforcer les capacités de recherche et transférer les techniques marines, conformément aux critères et principes directeurs de la Commission océanographique intergouvernementale concernant le transfert de techniques marines, l'objectif étant d'améliorer la santé des océans et de renforcer la contribution de la biodiversité marine au développement des pays en développement, en particulier des petits États insulaires en développement et des pays les moins avancés.

14.b Garantir aux petits pêcheurs l'accès aux ressources marines et aux marchés.

14.c Améliorer la conservation des océans et de leurs ressources et les exploiter de manière plus durable en application des dispositions du droit international, énoncées dans la Convention des Nations unies sur le droit de la mer, qui fournit le cadre juridique requis pour la conservation et l'exploitation durable des océans et de leurs ressources, comme il est rappelé au paragraphe 158 de « L'avenir que nous voulons ».

ODD 15 : Préserver et restaurer les écosystèmes terrestres, en veillant à les exploiter de façon durable, gérer durablement les forêts, lutter contre la désertification, enrayer et inverser le processus de dégradation des sols et mettre fin à l'appauvrissement de la biodiversité

15.1 D'ici à 2020, garantir la préservation, la restauration et l'exploitation durable des écosystèmes terrestres et des écosystèmes d'eau douce et des services connexes, en particulier les forêts, les zones humides, les montagnes et les zones arides, conformément aux obligations découlant des accords internationaux.

15.2 D'ici à 2020, promouvoir la gestion durable de tous les types de forêt, mettre un terme à la déforestation, restaurer les forêts dégradées et accroître considérablement le boisement et le reboisement au niveau mondial.

15.3 D'ici à 2030, lutter contre la désertification, restaurer les terres et sols dégradés, notamment les terres touchées par la désertification, la sécheresse et les inondations, et s'efforcer de parvenir à un monde sans dégradation des sols.

15.4 D'ici à 2030, assurer la préservation des écosystèmes montagneux, notamment de leur biodiversité, afin de mieux tirer parti de leurs bienfaits essentiels pour le développement durable.

15.5 Prendre d'urgence des mesures énergiques pour réduire la dégradation du milieu naturel, mettre un terme à l'appauvrissement de la biodiversité et, d'ici à 2020, protéger les espèces menacées et prévenir leur extinction.

15.6 Favoriser le partage juste et équitable des bénéfices découlant de l'utilisation des ressources génétiques et promouvoir un accès approprié à celles-ci, ainsi que cela a été décidé à l'échelle internationale.

15.7 Prendre d'urgence des mesures pour mettre un terme au braconnage et au trafic d'espèces végétales et animales protégées et s'attaquer au problème sous l'angle de l'offre et de la demande.

15.8 D'ici à 2020, prendre des mesures pour empêcher l'introduction d'espèces exotiques envahissantes, atténuer sensiblement les effets que ces espèces ont sur les écosystèmes terrestres et aquatiques et contrôler ou éradiquer les espèces prioritaires.

15.9 D'ici à 2020, intégrer la protection des écosystèmes et de la biodiversité dans la planification nationale, dans les mécanismes de développement, dans les stratégies de réduction de la pauvreté et dans la comptabilité.

15.a Mobiliser des ressources financières de toutes provenances et les augmenter nettement pour préserver la biodiversité et les écosystèmes et les exploiter durablement.

15.b Mobiliser d'importantes ressources de toutes provenances et à tous les niveaux pour financer la gestion durable des forêts et inciter les pays en développement à privilégier ce type de gestion, notamment aux fins de la préservation des forêts et du reboisement.

15.c Apporter, à l'échelon mondial, un soutien accru à l'action menée pour lutter contre le braconnage et le trafic d'espèces protégées, notamment en donnant aux populations locales d'autres moyens d'assurer durablement leur subsistance.

ODD 16 : Promouvoir l'avènement de sociétés pacifiques et ouvertes à tous aux fins du développement durable, assurer l'accès de tous à la justice et mettre en place, à tous les niveaux, des institutions efficaces, responsables et ouvertes à tous

16.1 Réduire nettement, partout dans le monde, toutes les formes de violence et les taux de mortalité qui y sont associés.

16.2 Mettre un terme à la maltraitance, à l'exploitation et à la traite, et à toutes les formes de violence et de torture dont sont victimes les enfants.

16.3 Promouvoir l'état de droit aux niveaux national et international et donner à tous accès à la justice dans des conditions d'égalité.

16.4 D'ici à 2030, réduire nettement les flux financiers illicites et le trafic d'armes, renforcer les activités de récupération et de restitution des biens volés et lutter contre toutes les formes de criminalité organisée.

16.5 Réduire nettement la corruption et la pratique des pots-de-vin sous toutes leurs formes.

16.6 Mettre en place des institutions efficaces, responsables et transparentes à tous les niveaux.

16.7 Faire en sorte que le dynamisme, l'ouverture, la participation et la représentation à tous les niveaux caractérisent la prise de décisions.

16.8 Élargir et renforcer la participation des pays en développement aux institutions chargées de la gouvernante au niveau mondial.

16.9 D'ici à 2030, garantir à tous une identité juridique, notamment grâce à l'enregistrement des naissances.

16.10 Garantir l'accès public à l'information et protéger les libertés fondamentales, conformément à la législation nationale et aux accords internationaux.

16.a Appuyer, notamment dans le cadre de la coopération internationale, les institutions nationales chargées de renforcer, à tous les niveaux, les moyens de prévenir la violence et de lutter contre le terrorisme et la criminalité, en particulier dans les pays en développement.

16.b Promouvoir et appliquer des lois et politiques non discriminatoires pour le développement durable.

ODD 17 : Partenariats pour la réalisation des objectifs (1/2)

17.1 Améliorer, notamment grâce à l'aide internationale aux pays en développement, la mobilisation de ressources nationales en vue de renforcer les capacités nationales de collecte de l'impôt et d'autres recettes.

17.2 Faire en sorte que les pays développés honorent tous leurs engagements en matière d'aide publique au développement, notamment celui pris par nombre d'entre eux de consacrer 0,7 % de leur revenu national brut à l'aide aux pays en développement et entre 0,15 et 0,20 % à l'aide aux pays les moins avancés, les bailleurs de fonds étant encouragés à envisager de se fixer pour objectif de consacrer au moins

0,20 % de leur revenu national brut à l'aide aux pays les moins avancés.

17.3 Mobiliser des ressources financières supplémentaires de diverses provenances en faveur des pays en développement.

17.4 Aider les pays en développement à assurer la viabilité à long terme de leur dette au moyen de politiques concertées visant à favoriser le financement de la dette, son allègement ou sa restructuration, selon le cas, et réduire le surendettement en réglant le problème de la dette extérieure des pays pauvres très endettés.

17.5 Adopter et mettre en œuvre des dispositifs visant à encourager l'investissement en faveur des pays les moins avancés.

Technologie

17.6 Renforcer l'accès à la science, à la technologie et à l'innovation et la coopération Nord-Sud et Sud-Sud et la coopération triangulaire régionale et internationale dans ces domaines et améliorer le partage des savoirs selon des modalités arrêtées d'un commun accord, notamment en coordonnant mieux les mécanismes existants, en particulier au niveau des organismes des Nations unies, et dans le cadre d'un mécanisme mondial de facilitation des technologies.

17.7 Promouvoir la mise au point, le transfert et la diffusion de technologies respectueuses de l'environnement en faveur des pays en développement, à des conditions favorables, y compris privilégiées et préférentielles, arrêtées d'un commun accord.

17.8 Faire en sorte que la banque de technologies et le mécanisme de renforcement des capacités scientifiques et technologiques et des capacités d'innovation des pays les moins avancés soient pleinement opérationnels d'ici à 2017 et renforcer l'utilisation des technologies clefs, en particulier de l'informatique et des communications.

Renforcement des capacités

17.9 Apporter, à l'échelon international, un soutien accru pour assurer le renforcement efficace et ciblé des capacités des pays en développement et appuyer ainsi les plans nationaux visant à atteindre tous les objectifs de développement durable, notamment dans le cadre de la coopération Nord-Sud et Sud-Sud et de la coopération triangulaire.

17.10 Promouvoir un système commercial multilatéral universel, réglementé, ouvert, non discriminatoire et équitable sous l'égide de l'Organisation mondiale du commerce, notamment grâce à la tenue de négociations dans le cadre du Programme de Doha pour le développement.

17.11 Accroître nettement les exportations des pays en développement, en en particulier en vue de doubler la part des pays les moins avancés dans les exportations mondiales d'ici à 2020.

17.12 Permettre l'accès rapide de tous les pays les moins avancés aux marchés en franchise de droits et sans contingent, conformément aux décisions de l'Organisation mondiale du commerce, notamment en veillant à ce que les règles préférentielles applicables aux importations provenant des pays les moins avancés soient transparentes et simples et facilitent l'accès aux marchés.

Questions structurelles

Cohérence des politiques et des structures institutionnelles

17.13 Renforcer la stabilité macroéconomique mondiale, notamment en favorisant la coordination et la cohérence des politiques.

17.14 Renforcer la cohérence des politiques de développement durable.

17.15 Respecter la marge de manœuvre et l'autorité de chaque pays en ce qui concerne l'élaboration et l'application des politiques d'élimination de la pauvreté et de développement durable.

Partenariats multipartites

17.16 Renforcer le Partenariat mondial pour le développement durable, associé à des partenariats multipartites permettant de mobiliser et de partager des savoirs, des connaissances spécialisées, des technologies et des ressources financières, afin d'aider tous les pays, en particulier les pays en développement, à atteindre les objectifs de développement durable.

17.17 Encourager et promouvoir les partenariats publics, les partenariats public-privé et les partenariats avec la société civile, en faisant fond sur l'expérience acquise et les stratégies de financement appliquées en la matière.

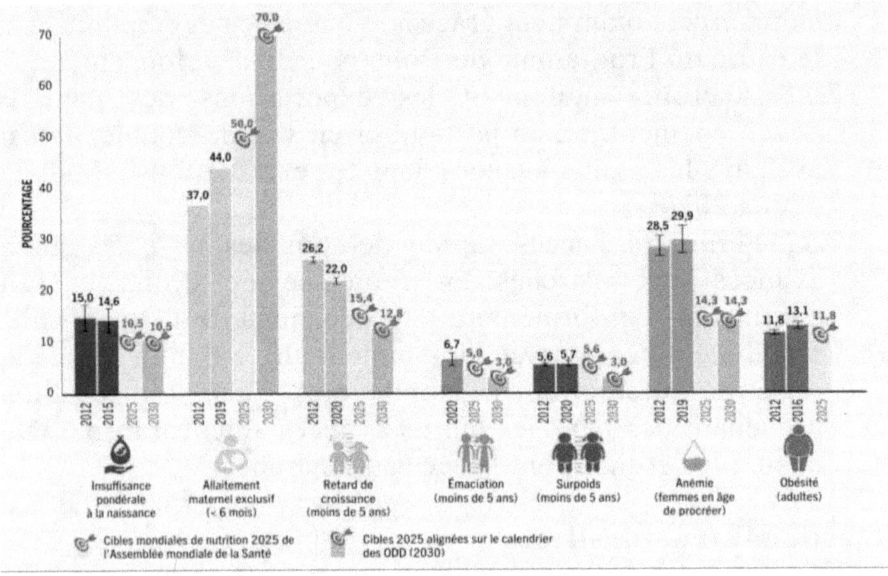

Source : Rapport sur la nutrition mondiale, 2018.

Figure 15 : Niveau d'atteintes des cibles mondiales relatives à la nutrition

L'atteinte des objectifs du développement durable en rapport avec les cibles relatives à la nutrition d'ici 2025 et 2030 reste encore un défi pour la plupart des pays. On estime qu'en 2020 le retard de croissance touche 22 % des enfants de moins de 5 ans au niveau mondial, l'émaciation 6,7 % pour un objectif fixé à moins de 5 % et le surpoids 5,7 % pour un objectif fixé à 0 %. De même en 20109 c'est 30 % des femmes en âge de procréer qui présentent une anémie (Rapport mondial sur la nutrition, 2018).

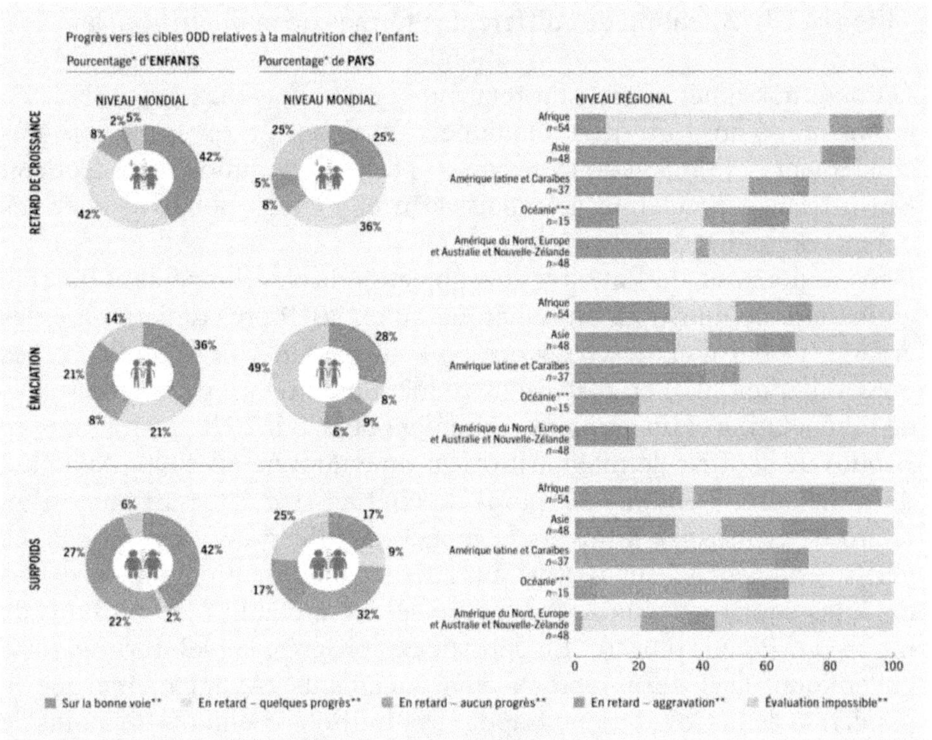

Source : Rapport sur la nutrition mondiale, 2018.

Figure 16 : Niveau d'atteinte des ODD en rapport avec la malnutrition chez les enfants d'ici 2030

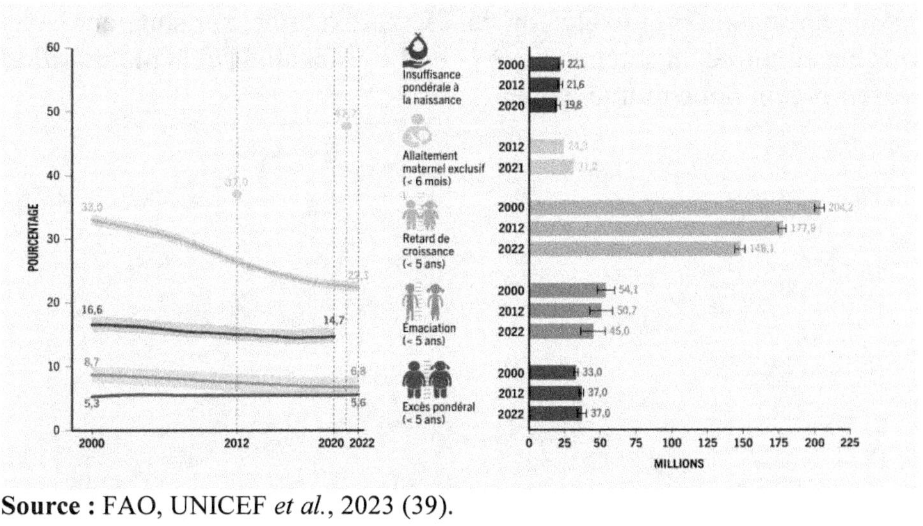

Source : FAO, UNICEF *et al.*, 2023 (39).

Figure 17 : Situation des différentes formes de malnutrition dans le monde

On note une amélioration du retard de croissance chez les enfants de moins de 5 ans, et de l'allaitement exclusif et quelques progrès concernant l'émaciation, mais pas d'évolution concernant l'insuffisance pondérale à la naissance et l'excès pondéral chez les enfants de moins de 5 ans.

Dans le domaine de l'atteinte des objectifs du développement durable en matière de nutrition, on remarque qu'en 2019 près de la moitié des enfants vivent dans les pays qui ne sont pas en voie d'atteindre ces objectifs d'ici 2030 en matière de réduction du retard de la croissance, de l'émaciation et du surpoids. Un enfant né début 2020 avait moins de risques de souffrir de malnutrition qu'un enfant né en 2000. Au début du millénaire, 3 enfants de moins de cinq ans sur 10 souffraient d'un retard de croissance à travers le monde. En l'espace de vingt ans, ce chiffre est passé à 2 sur 10 (20). En 2020, le nombre d'enfants de moins de 5 ans souffrant d'un retard de croissance s'établit à 55 millions de moins que 20 ans plus tôt. En dépit de ces progrès, la malnutrition reste endémique dans de nombreux environnements. Avant même que la pandémie de la Covid-19 ne frappe, 144 millions d'enfants de moins de cinq ans souffraient d'un retard de croissance et 47 millions d'enfants souffraient d'émaciation (20). L'inégalité des progrès signifie que les enfants n'ont pas tous les mêmes chances de grandir en étant bien nourris. La probabilité qu'un enfant souffre de malnutrition est déterminée en partie par son lieu de vie, les revenus de ses parents, ou la discrimination ou l'exclusion basée, par exemple, sur son genre, son origine ethnique ou son handicap (21). Les inégalités et la malnutrition se renforcent donc mutuellement.

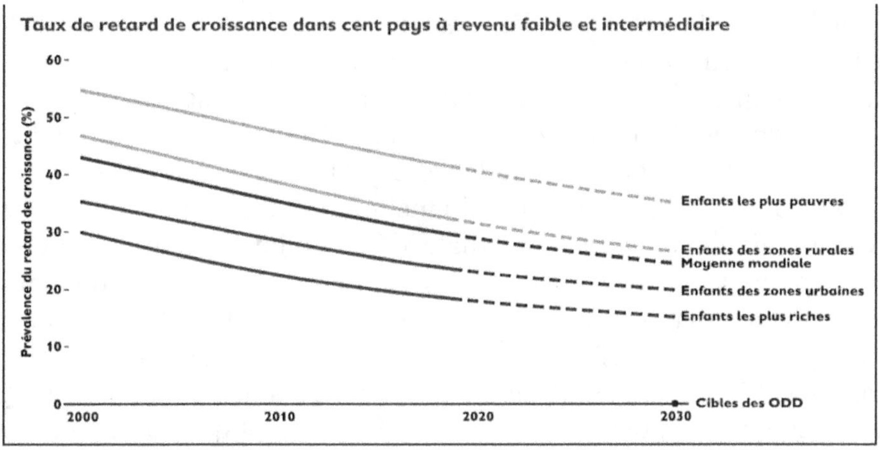

Estimations de Save the Children basées sur les Estimations conjointes de la malnutrition de l'UNICEF/l'OMS/la Banque mondiale et sur les EDS/EGIM. Échantillon national basé sur 101 pays (couvrant 67 % de la population). Tendances et projections concernant les groupes de richesse et les groupes urbains/ruraux sur un sous-ensemble de 94 pays (couvrant 67 % de la population).

Source : STC, 2020.

Figure 18 : Progrès accomplis au niveau mondial dans le cadre des ODD par rapport à la réduction du retard de croissance (19)

L'Asie et l'Afrique sont les continents les plus atteins par cette malnutrition. Sur 10 enfants souffrant d'un retard de croissance dans le monde, 9 vivent sur ces continents. Les chiffres sont identiques en ce qui concerne l'émaciation et sont de 7 sur 10 pour les enfants en surpoids (22). L'Asie du Sud enregistre la plus forte prévalence d'enfants souffrant d'émaciation (14,3 %) et figure parmi les taux les plus élevés d'enfants souffrant d'un retard de croissance (31,7 %) (22). Les îles du Pacifique sont à 38,4 % (23), l'Afrique de l'Est (34,5 %) et l'Afrique centrale (31,5 %) sont aussi touchées par le retard de croissance (24). Comme indiqué ci-dessous, ces zones sont celles qui ont le plus de risques de subir les conséquences de la pandémie de coronavirus sur la malnutrition, avec la menace de faire perdurer encore davantage les progrès inéquitables, voire de faire régresser les progrès déjà réalisés.

Cadre d'investissement pour la nutrition

Le cadre d'investissement pour la nutrition selon la Banque mondiale (40) s'inscrit dans le l'objectif d'atteindre les cibles mondiales en matière de retard de croissance, d'anémie, d'allaitement maternel et d'émaciation.

En 2015 déjà, 159 millions d'enfants de moins de cinq ans souffraient de malnutrition chronique ou d'un retard de croissance, ce qui souligne toute l'ampleur du défi mondial en matière de santé et de développement économique (UNICEF, OMS et Banque mondiale 2015). En 2012, dans le cadre d'un effort de ralliement de la communauté internationale pour l'amélioration de la nutrition, les 176 membres de l'Assemblée mondiale de la santé ont adopté pour la première fois des cibles mondiales de nutrition dans six domaines déterminants à savoir, le retard de croissance, l'anémie, le faible poids à la naissance, la surcharge pondérale chez l'enfant, l'allaitement maternel et l'émaciation. Il faudra pour leur atteinte investir davantage dans des interventions rentables, adopter des pratiques améliorées et novatrices et catalyser les progrès vers la réduction de la malnutrition (40). Certaines des cibles fixées (retard de croissance et émaciation) sont en outre déjà enchâssées dans l'objectif no 2 de développement durable des Nations unies (ODD), axé sur l'éradication de la malnutrition sous toutes ses formes d'ici 2030.

Les analyses menées ont permis d'estimer les besoins financiers nécessaires à l'atteinte des cibles en matière de retard de croissance, d'anémie chez la femme, d'allaitement exclusif du nourrisson. En raison d'un manque de données probantes sur les interventions préventives, il n'a pas été possible de déterminer l'ampleur des financements requis pour l'atteinte des objectifs liés à l'émaciation. En lieu et place, les analyses ont pris en compte les coûts associés au renforcement du traitement de l'émaciation sévère. En outre, deux des cibles mondiales de nutrition, le petit faible de naissance et la surcharge pondérale chez l'enfant n'ont pas été considérées en raison de l'insuffisance des données sur leur prévalence (faible poids à la naissance) ou de l'absence de consensus sur les interventions considérées efficaces pour l'atteinte de l'objectif fixé (surcharge pondérale chez l'enfant).

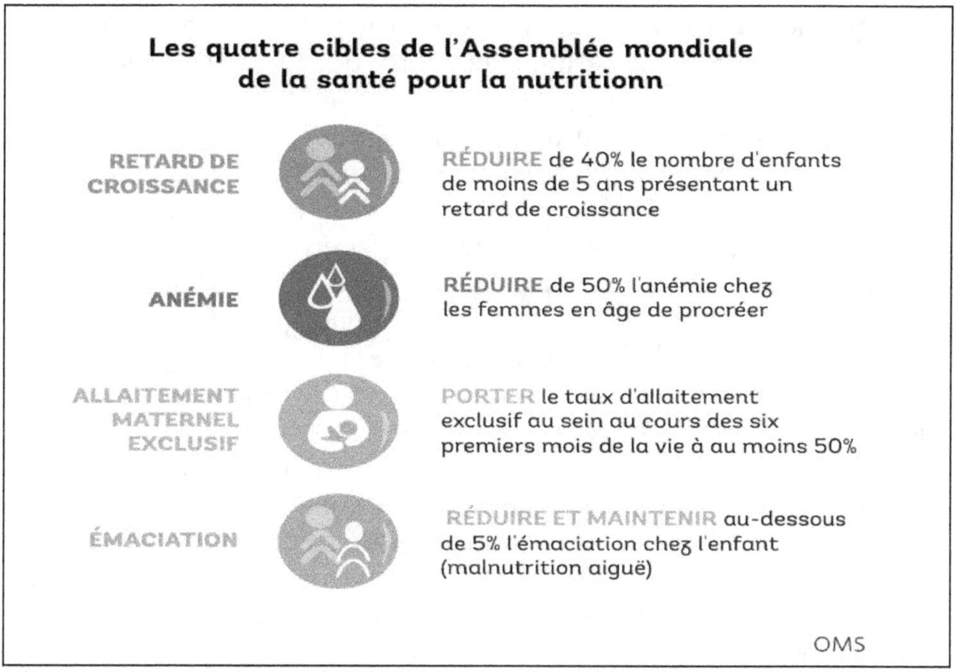

Source : Meera Shekar *et al.*, BM, « Un cadre d'investissement pour la nutrition » (40).

Image 5 : Les cibles de nutrition de l'assemblée mondiale de la santé

Bien-fondé des investissements dans les cibles de nutrition

L'éradication de la malnutrition est essentielle au développement humain et économique. Le retard de croissance chez l'enfant, un indicateur général de malnutrition à long terme, a des conséquences tout au long de la vie, non seulement sur la santé, mais aussi sur le capital humain, le développement économique, la prospérité et l'équité. Le retard de croissance au cours de la petite enfance compromet la réussite scolaire, décroit le salaire chez l'adulte et réduit la possibilité qu'un enfant atteint puisse sortir de la pauvreté au cours de sa vie adulte (Fink *et al.*, 2016 (41) ; Hoddinott *et al.*, 2008 (42) ; Hoddinott *et al.*, 2011 ; Martorell *et al.*, 2010 (44)). À l'inverse, on estime qu'un recul du retard de croissance pourrait contribuer, en Afrique comme en Asie, à une hausse de 4 à 11 % de la productivité économique générale, telle que mesurée à travers le PIB par habitant (Horton et Steckel, 2013). Par conséquent, les interventions de nutrition sont éminemment considérées parmi les interventions de développement les plus rentables (Horton et Hoddinott, 2014 (43)). En outre, les investissements dans la nutrition au stade précoce sont porteurs d'effets permanents et inaliénables.

Quoique le bien-fondé des investissements dans la nutrition soit solidement établi, les efforts en vue de l'atteinte des cibles nutritionnelles fixées par les ODD sont entravés par divers facteurs, notamment associés à l'insuffisance du financement, à la complexité de la mise en œuvre (notamment en matière de dispositifs de collaboration interdisciplinaire et intersectorielle), ainsi qu'à l'identification des méthodes et des coûts (à la fois financiers et en ressources humaines) liés au suivi des cibles fixées par les ODD. Par ailleurs, lorsqu'il s'agit d'aborder la contribution de la nutrition à une approche sociétale au développement, ces défis sont exacerbés par un manque significatif de données sur les coûts et les ressources nécessaires à la mise à l'échelle des interventions.

Bien que deux études antérieures aient estimé les coûts totaux associés à l'expansion d'interventions de nutrition (Bhutta *et al.*, 2013 (45) ; Horton *et al.*, 2010 (43)), ces travaux n'ont considéré que les montants nécessaires à la conduite d'un paquet complet d'interventions éprouvées de lutte contre la sous-nutrition infantile dans son ensemble, sans mettre l'accent sur l'atteinte de résultats spécifiques. En outre, aucune de ces études n'a estimé les sommes requises pour l'atteinte des cibles mondiales de nutrition, incluant les ODD. De même, aucune étude antérieure n'a établi de lien systématique entre les coûts et l'impact potentiel, par exemple sous forme de retour sur investissement, ni d'ailleurs évalué l'écart financier entre les besoins exprimés et la dépense mondiale actuelle (40). Finalement, aucune analyse mondiale exhaustive ne s'est encore penchée sur les investissements des différents gouvernements et les financements accordés par l'aide publique au développement (APD).

Image 6 : nvestissements nécessaires à l'atteinte des cibles mondiales utrition génèrent des rendements économiques substantiels

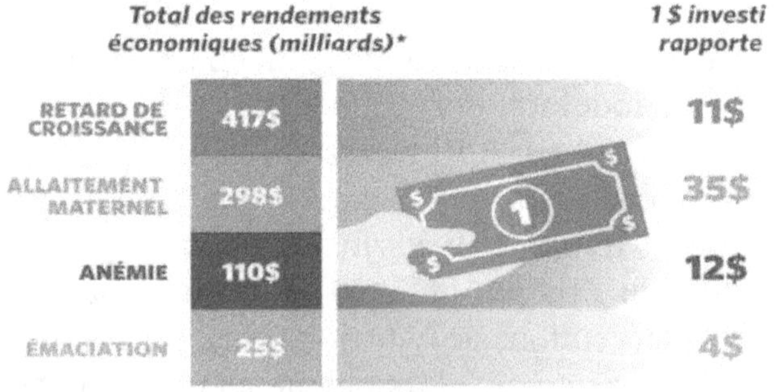

* Rendements économiques dans les pays à revenu faible et intermédiaire, sur 10 ans chez les femmes et au cours de la vie active des enfants bénéficiaires des interventions

Source : Meera Shekar *et al.*, BM, « Un cadre d'investissement pour la nutrition » (40).

Retombées des investissements dans les cibles mondiales de nutrition

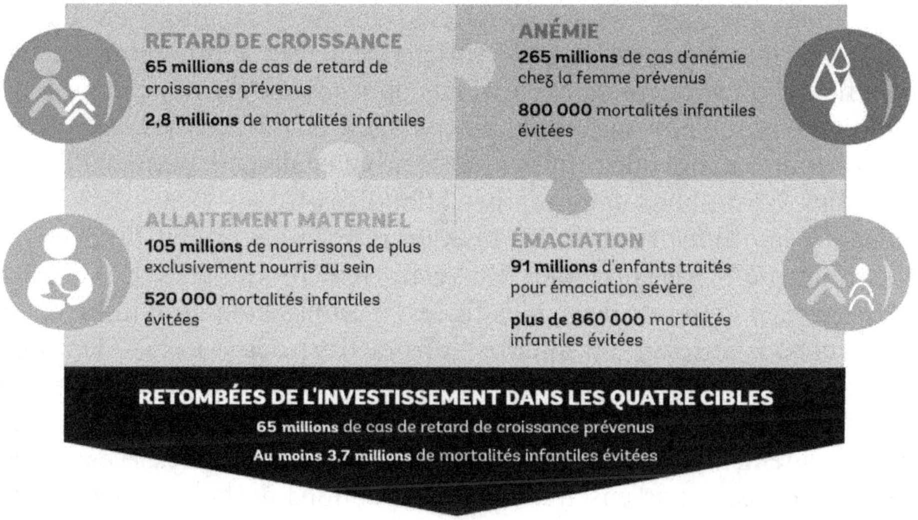

Source : Meera Shekar *et al.*, BM, « Un cadre d'investissement pour la nutrition » (40).

Image 7 : Retombées des investissements dans le cadre des cibles mondiales de nutrition

Estimation des besoins financiers

Les effets attendus des interventions sélectionnées sur la prévalence du retard de croissance chez l'enfant, l'incidence d'anémie chez la femme et le taux d'allaitement exclusif du nourrisson ont été estimés, comme d'ailleurs leurs impacts sur la mortalité. Une analyse coûts/avantages a été effectuée pour chaque intervention et les résultats obtenus ont été traduits en termes de cas de retard de croissance et d'anémie évités, de nombre supplémentaire d'enfants allaités, de cas d'émaciation traités, de vies sauvées et de revenus potentiellement gagnés au cours de la vie active chez l'adulte.

En raison de leurs corrélations avec la mise à l'échelle des interventions, les questions d'efficacité technique et allocative ont également été traitées. Des investissements additionnels de 70 milliards de dollars sur 10 ans seront nécessaires à l'atteinte des cibles mondiales en matière de retard de croissance, d'anémie chez la femme, d'allaitement exclusif et au renforcement du traitement de l'émaciation sévère (40).

Au cours de cette décennie, les impacts de ces investissements accrus seront par contre colossaux : 65 millions de cas de retard de croissance et 165 millions de cas d'anémie chez la femme, évités en 2025, comparativement à l'année de référence 2015. En outre, au moins 91 millions d'enfants de moins de cinq ans de plus auront été traités pour émaciation sévère et 105 millions de bébés additionnels auront bénéficié d'un allaitement exclusif au cours des six premiers mois de la vie. Pris ensemble, les investissements dans les interventions mises en œuvre pour l'atteinte des cibles fixées auront également permis d'éviter au moins 3,7 millions de mortalités infantiles (40).

Dans un environnement où les ressources mondiales sont limitées, et s'il n'apparaît pas possible d'investir les 70 milliards de dollars nécessaires à l'atteinte des cibles fixées, il est possible qu'il faille opter pour un sous-ensemble d'interventions et fixer des priorités. Dans ce contexte, il y a deux paquets alternatifs. Ceux-ci permettraient de démarrer la mise à l'échelle des interventions les plus rentables et les plus rapidement expansibles, avec toutefois de fortes réserves sur la capacité de ces sous-ensembles d'interventions à atteindre les cibles mondiales.

La mise en œuvre d'un **« paquet prioritaire »** d'interventions pouvant être rapidement mises à l'échelle demanderait des investissements additionnels de 23 milliards de dollars au cours des 10 prochaines années (40). Toutefois, s'il est combiné aux autres interventions de santé et de réduction de la pauvreté, ce sous-ensemble permettrait néanmoins de générer des retombées importantes. Il a été estimé qu'en 2025 et par rapport à 2015, ce sont 2,2 millions de vies qui auraient été sauvées et 50 millions de cas de retard de croissance auraient été évités.

La seconde option propose un paquet d'investissement plus ambitieux, le **« paquet catalyseur des progrès »** qui mettrait à l'échelle le paquet prioritaire tout en procédant à une expansion progressive des autres interventions, de façon à pouvoir améliorer les dispositifs de prestation, appuyer la recherche et soutenir la mise en œuvre des programmes (40). Dans ce dernier cas, l'emphase serait placée au cours des cinq premières années sur l'élaboration de directives mondiales et la conduite de recherches opérationnelles axées sur le développement de plateformes de prestation, de produits moins coûteux ou encore de technologies plus rentables (par ex. : l'enrichissement du riz). Ce paquet catalyseur de progrès demanderait un investissement additionnel de 37 milliards de dollars pendant la décennie à venir soit, 3,7 milliards de dollars par année, pourrait donner lieu à des avancées importantes vers l'atteinte des cibles mondiales. Il y aurait, en 2025, près de 2,6 millions de mortalités et 58 millions de cas de retard de croissance de moins qu'en 2015.

Les analyses ont également confirmé la force des rendements tirés des investissements dans la nutrition des femmes et les enfants. Par conséquent, outre le fait qu'il s'agit de l'un des domaines de développement présentant le meilleur rapport qualité/prix, la nutrition jette également les bases nécessaires au succès des investissements dans les autres secteurs.

L'atteinte des cibles de nutrition reste pourtant possible si les partenaires collaborent dès maintenant à l'intensification des financements. En fait, certains pays comme le Pérou, le Sénégal et d'autres ont démontré qu'il était possible de procéder à une accentuation rapide des interventions de nutrition et d'obtenir, de ce fait, un déclin marqué des taux de retard de croissance.

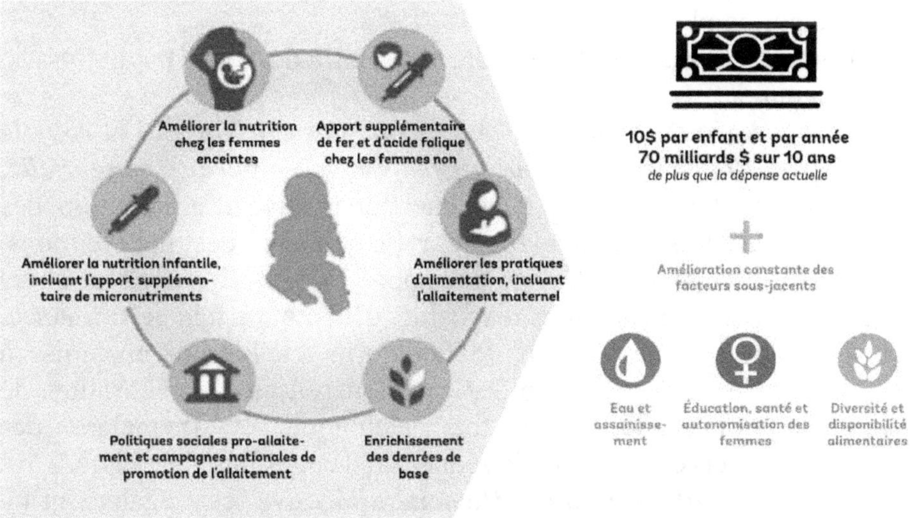

Source : Meera Shekar *et al.*, BM, « Un cadre d'investissement pour la nutrition » (40).

Image 8 : Un paquet abordable d'interventions spécifiques à la nutrition pour l'atteinte des quatre cibles de nutrition de l'assemblée mondiale de la santé

Principales recommandations pour l'atteinte des cibles de l'OMS (40)

1. **Au cours des 10 prochaines années**, il faudrait investir 70 milliards de dollars dans des interventions spécifiques à la nutrition et à fort impact si l'on veut atteindre les cibles mondiales en matière de retard de croissance, d'anémie chez la femme et, d'allaitement exclusif du nourrisson, mais aussi renforcer le traitement de l'émaciation sévère chez le jeune enfant.
2. **Les expériences récemment menées dans plusieurs pays indiquent que l'atteinte de ces cibles reste possible**, quoique certaines d'entre elles, notamment en matière de recul du retard de croissance chez l'enfant et de l'anémie chez la femme, paraissent ambitieuses et demanderont des efforts concertés de financement, de mise à l'échelle et d'engagement continu. Par contre, la cible associée à la hausse du taux d'allaitement exclusif pourrait avoir une portée plus élevée.
3. **Certains domaines de recherche à venir doivent être priorisés**, notamment :
   - ***La recherche sur les stratégies de mise à l'échelle d'interventions à fort impact paraît essentielle***, particulièrement dans une perspective d'élimination des goulots d'étranglement à l'expansion des interventions, notamment à travers une approche budgétaire basée sur les résultats ou autres dispositifs d'incitation à la performance. Ces travaux, outre le fait qu'ils faciliteront une mise à l'échelle plus rapide, contribueront à l'amélioration de l'efficacité à la fois technique et financière des interventions, et à la réduction des besoins financiers.
   - ***L'évaluation de l'efficacité allocative*** reste également un domaine crucial de recherche. Il s'agira d'identifier une répartition optimale des fonds entre les différentes interventions ou encore de maximiser l'impact obtenu dans un contexte de contraintes budgétaires spécifiques. Les coûts par résultat déterminés par les analyses permettront une comparaison préliminaire de la rentabilité des différentes interventions axées sur une cible identique.
   - ***La conduite de recherches sur l'amélioration de l'efficacité technique de la dépense dans la nutrition*** paraît également urgente. Il s'agit notamment de l'identification de nouvelles stratégies de résolution des

problèmes nutritionnels complexes tels que le retard de croissance et l'anémie, ainsi que des technologies susceptibles de faciliter une application à l'échelle rapide et à moindre coût des solutions identifiées. Puisque l'anémie est multifactorielle, les recherches en cours tentent actuellement d'identifier clairement les facteurs susceptibles d'être contrés par la conduite d'interventions de nutrition et il faudra peut-être réviser les estimations, car les certaines carences en micronutriments n'ont pas été considérées comme la carence en iode parce qu'elles n'avaient pas été introduites aux cibles mondiales, malgré leur impact important sur la morbidité, la mortalité et la productivité économique.

- Il sera également essentiel ***d'accentuer la qualité des données de surveillance***, de disposer des coûts unitaires des interventions menées dans les différents contextes nationaux et de renforcer la capacité des systèmes de collecte de données à estimer les investissements nationaux dans la nutrition. D'autres recherches devront être menées, notamment sur les coûts associés à la protection de la maternité chez les femmes actives sur le marché du travail, afin qu'elles puissent adopter l'allaitement exclusif du nourrisson au cours des six premiers mois. En outre, il faudra consacrer des ressources importantes au développement d'une base de données vivante sur les investissements actuels, ce qui permettra un suivi rapproché de la dépense, une certaine garantie de redevabilité et un examen des investissements publics nationaux.
- Il faudra également consacrer rapidement des efforts à ***l'identification des interventions susceptibles de prévenir l'émaciation***, notamment à travers une meilleure maîtrise des stratégies rentables de gestion de la malnutrition aiguë modérée et l'évaluation de leur contribution à la prévention de l'émaciation.
- Il faudra ***plus de données probantes sur les coûts et les impacts des interventions sensibles à la nutrition***, particulièrement sur les effets bénéfiques des activités nutritionnelles entre autres menées par les secteurs de l'agriculture, de la protection sociale, de l'eau et de l'assainissement. Il reste évident que le retard de croissance

et l'anémie sont multifactoriels et peuvent être contrés à travers une meilleure qualité, diversité et abordabilité des aliments, un contrôle accru du revenu des productrices agricoles et, la réduction de l'exposition aux pathogènes fécaux grâce à des pratiques d'eau, d'assainissement et d'hygiène améliorées. Toutefois, la part du fardeau susceptible d'être atténué à travers la conduite de ces interventions reste méconnue.

En conclusion, l'appel à l'action s'impose pour espérer atteindre les cibles mondiales de nutrition à l'horizon 2030. Alors que le monde est sur le point d'atteindre les nouveaux ODD, avec, pour la première fois dans l'histoire, une réduction à moins de 10 % de la pauvreté générale (Banque mondiale, 2016), il existe une opportunité sans précédent de sauvegarder la vie des enfants, de renforcer le capital humain et la capacité cognitive, d'offrir à tous les enfants une opportunité égale de participation à une croissance économique accélérée. Les investissements au cours des 1 000 premiers jours décisifs de la petite enfance sont inaliénables, transportables et porteurs de retombées tout au long de la vie, non seulement pour les enfants directement concernés, mais aussi pour nous tous, sous forme de sociétés plus robustes, qui agissent comme moteur des économies à venir.

Références

1. FONTAINE E., GALUSCA B., PÉRONNET F., LAVILLE M., *Métabolisme énergétique*, 2017, Éd. Elsevier–Masson.
2. CSA. Comité de la Sécurité alimentaire mondiale, *S'entendre sur la terminologie*, CSA, 39e session, 15–20 octobre 2012, 17 p.
3. MOUREY A., *Manuel de nutrition pour l'intervention humaine*, CICR, janvier 2004, 718 p.
4. FAO, CSA, Committee on World Food Security, sur *www.fao.org* (consulté le 7 octobre 2020).
5. Comité de la Sécurité alimentaire mondiale, *S'entendre sur la terminologie.* CSA, 39e session, 15-20 octobre 2012, 17 p.
6. FAO, le terme « référence » est équivalent à ce que d'autres rapports appellent « recommandé » ou « conseillé ». Il est issu du choix des auteurs du rapport de la Commission européenne qui préfèrent proposer un apport de référence, plutôt que de conseiller quoi que ce soit.

7. FAO, CSA, "Committee on World Food Security" sur *www.fao.org* (consulté le 7 octobre 2020).
8. BRICAS N., *Sécurité alimentaire* in POULAIN J.-P. (éd.), *Dictionnaire des cultures alimentaires*, Paris, PUF, 2012, 1226–1230 p. (ISBN 978-2-13-055875-0).
9. DUTILLEUL F.C., « Le droit à l'alimentation à la lumière de son histoire », Colloque de l'Académie d'agriculture de France, octobre 2019.
10. SEN A., *Poverty and Famines. An Essay on Entitlement and Deprivation*, Oxford University Press, 1981.
11. BURLINGAME B., DERNINI S. (éds), Sustainable Diets and Biodiversity. Directions and Solutions for Policy, Research and Action: Proceedings of the International Scientific Symposium Biodiversity and Sustainable Diets United Against Hunger, *3–5 November 2010, FAO Headquarters, Rome*, FAO, 2012, 309 p.
12. AFP, « Le nombre de personnes souffrant de la faim dans le monde a baissé en 2010 », *Le Monde.fr*, 14 septembre 2010.
13. GODFRAY H.C.J. *et al.*, « *Food security: the challenge of feeding 9 billion people* », *Science*, vol. 327, n° 5697, 2010, p. 812–818 (DOI 10.1126/science.1185383).
14. UNESCO, L'Éducation pour les peuples et la planète : créer des avenirs durables pour tous, UNESCO Publishing, 2017, p. 44.
15. HERRERO M., GRACE D., NJUKI J., JOHNSON N., ENAHORO D., SILVESTRI S., RUFINO M.C., *The roles of livestock in developing countries*, Animal, 2012, nov. 5: 1–16.
16. DEEPAK K. Ray, *et al.*, « Recent patterns of crop yield growth and stagnation », *Nature Communications*, vol. 3, n° 1293, 2012.
17. CHIPELLO C., « La Révolution verte s'essouffle » sur *mcgill.ca*, 21 décembre 2012.
18. *Rapport de synthèse de la Commission EAT-Lancet* », sur *sf-nutrition.org.*
19. STC, Progrès accomplis au niveau mondial dans le cadre des ODD par rapport à la réduction du retard de croissance, 2020.

20. "Food in the Anthropocene: the EAT–Lancet Commission on Healthy Diets from Sustainable Food Systems". sur *the lancet.com*, 16 janvier 2019.
21. sur *the lancet.com*, 16 janvier 2019.
22. BENKIMOUN P., *Démocratie et sécurité alimentaire. La peur aux ventres,* Textuel, 2000, p. 19–31.
23. RIVIÈRE-WEKSTEIN G., *Panique dans l'assiette. Ils se nourrissent de nos peurs*, Le Publieur, 2017, p. 7.
24. POWER E.M., "Conceptualizing Food Security for Aboriginal People in Canada", *Canadian Journal of Public Health*, vol. 99, n° 2, 1er mars 2008, p. 95–97.
25. AEE, "Water Resources Across Europe — Confronting Water Scarcity and Drought" (Rapport sur les risques de pénuries d'eau et de sécheresse en Europe), publié par l'Agence européenne de l'environnement (EEA Report n° 2/2009).
26. SOLIDARITÉS INTERNATIONAL, « Baromètre 2020 de l'eau, de l'hygiène & de l'assainissement », sur *www.solidarites.org/fr*, mars 2020.
27. AFP, « Le bilan de l'épidémie d'Ebola approche 7 000 morts en Afrique de l'Ouest », *Francetv info*, 29 novembre 2014.
28. FAO, *Bonne gouvernance des régimes fonciers et de l'administration des terres*, 2007, 82 p.
29. Directives volontaires pour une gouvernance responsable des régimes fonciers.
30. GABAS J.-J., « *Investissements agricoles en Afrique* », *Afrique contemporaine*, n° 237, 2011, p. 45–55.
31. FAO, « Directives du droit à l'alimentation, Organisation des Nations unies pour l'alimentation et l'agriculture » sur *fao.org* (consulté le 7 octobre 2020).
32. Commission sur l'avenir de l'agriculture et de l'agroalimentaire québécois, *Agriculture et agroalimentaire : choisir l'avenir*, 2007, 48 p.
33. JOSLING T., « Politique commerciale pour la sécurité alimentaire : Politiques agricoles des pays développés », *International Centre for Trade and Sustainable Development*, vol. 9, n° 5, 15 juin 2010.
34. État de Vaud, « Inspection des denrées alimentaires – VD.CH » [archive], sur *vd.ch* (consulté le 30 mai 2017).

35. SUBAR A.F., KUSHI L.H., LERMAN J.L., *et al.* (2017) Invited Commentary: the Contribution to the Field of Nutritional Epidemiology of the Landmark 1985 Publication by Willett *et al.* Am. J. Epidemiol., 185, 1124–1129.
36. WILLETT C., *Nutritional Epidemiology*, New York, Oxford University Press Ed., vol., New York, Oxford University Press, 1998.
37. KEEL C., ENTENZA J., Travaux pratiques de microbiologie des procaryotes, p. 35.
38. Information sur les bactéries indésirables dans les denrées alimentaires, Suisse, 2 p.
39. FAO, UNICEF, WFP, OMS. L'état de la sécurité alimentaire et de nutrition dans le monde, 2023.
40. UN Global Compact, Pact Mondial, Reseau France. Les 17 Objectifs du Développement Durable (ODD) et leurs 169 cibles, 19p.
41. VICTORA, C.G., ADAIR L., FALL C., HALLAL P., MARTORELL R., RICHTER L., SACHDEV S.H., "Maternal and Child Undernutrition: Consequences for Adult Health and Human Capital", The Lancet, 2008.
42. ACF International, Optimiser l'impact nutritionnel des interventions, sécurité alimentaire et moyens d'existence, Manuel pour les professionnels de terrain, décembre 2011, 84 p.
43. FAO, UNICEF, FIDA, WFP, OMS, L'État de la sécurité alimentaire et de la nutrition dans le monde. Urbanisation, transformation des systèmes agroalimentaires et accès à une alimentation saine le long du continuum rural-urbain, Résumé, 2023, 44 p.
44. SHEKAR M., KAKIETEK J., EBERWEIN J.D., and WALTERS D., BM, « Un cadre d'investissement pour la nutrition », in https://openknowledge.worldbank.org/server/api/core/bitstreams/consulté le 17 janvier 2024.
45. FINK G., PEET R., DANAEI G., ANDREWS K., MCCOY D.C., SUDFELD C.R., SMITH FAWZI M.C., EZZATI M., et FAWZI W.W., "Schooling and Wage Income Losses Due to Early-Childhood Growth Faltering in Developing Countries: National, Regional, and Global

Estimates", *The American Journal of Clinical Nutrition*, 2016, 104, 104–12.

46. HODDINOTT J., MALUCCIO J.A., BEHMAN J.R., FLORES R. et MARTORELL R., "Effect of a Nutrition Intervention during Early Childhood on Economic Productivity in Guatemalan Adults", *Lancet* 371, 2008, 411–16.

47. HORTON S. et HODDINOTT J., 2014, "Benefits and Costs of the Food and Nutrition Targets for the Post-2015 Development Agenda: Post-2015 Consensus", Document de perspectives sur la nutrition et la sécurité alimentaire. Document de travail du Copenhagen Consensus Center. In http://www.copenhagenconsensus.com/sites/default/files/food_security_and_nutrition_perspective/horton_hoddinott_0.pdf.

48. MARTORELL R., HORTA B.L., ADAIR L.S., STEIN A.D., RICHTER L., FALL C.H.D., BHARGAVA S.K., DEY BISWAS S.K., PEREZ L., BARROS F.C., VICTORA C.G. et Consortium sur la Recherche en Santé dans les Sociétés en Transition, "Weight Gain in the First Two Years of Life Is an Important Predictor of Schooling Outcomes in Pooled Analyses from Five Birth Cohorts from Lowand Middle-Income Countries", *Journal of Nutrition*, 140, 2010, 348–54.

49. BHUTTA Z.A, DAS J.K., RIZVI A., GAFFEY M.F., WALKER N., HORTON S., WEBB P., LARTEY A. et BLACK R.E., "Evidence-Based Interventions for Improvement of Maternal and Child Nutrition: What Can Be Done and at What Cost?" *The Lancet*, 382, 2013, 452–77.

CHAPITRE V : APPROCHE MULTISECTORIELLE EN NUTRITION

APPROCHE MULTISECTORIELLE DE LA NUTRITION

LE CONCEPT

Il n'est pas aisé de résoudre les questions de malnutrition quel que soit leur forme sans une approche multisectorielle impliquant tous les secteurs concernés par les questions de nutrition, c'est-à-dire pratiquement tous les secteurs de la vie économique. Pour ce faire, la convergence des actions en matière de lutte doit être suffisamment coordonnée, bien que cela ne soit pas facile. Pour mener à bien un processus de coordination, il importe de définir quand, comment et quelles en sont les actions à mener dans le cadre de cette coordination, qui doivent nécessiter l'engagement de tous.

Les facteurs déterminants de la malnutrition sont variés et d'ordre biologique, économique et socioculturel. Atteindre les cibles mondiales visant à réduire la dénutrition par exemple nécessite une approche multisectorielle axée notamment sur des interventions renforcées, avérées et spécifiques à la nutrition, ainsi que des interventions et approches contribuant à la nutrition. Les deux dernières décennies ont vu une mobilisation croissante des gouvernements, désireux de coordonner leurs actions en impliquant l'ensemble des secteurs et acteurs concernés, afin de mieux lutter contre la malnutrition de manière plus globale.

Le Mouvement pour le renforcement de la nutrition (SUN) encourage la coordination des interventions et des approches spécifiques et contribuant à la nutrition, par la création de réseaux et de plateformes multisectorielles et multi-acteurs, réunissant des acteurs de la société civile, des milieux universitaires, du secteur privé, ainsi que des agences des Nations unies (ONU), dans le but de renforcer la coordination et l'action aux niveaux national et infranational.

Depuis quelques années, même si les efforts de coordination varient selon les pays et les contextes, des points de convergence commencent à apparaître dans la manière dont les gouvernements cherchent à coordonner les efforts des différents secteurs et acteurs, afin d'améliorer les résultats sur le plan nutritionnel.

La réussite de la coordination des actions en matière de nutrition que celles-ci soient spécifiques, sensibles, ou favorables requiert certains aspects clés pour garantir une mise en œuvre réussie de la multisectorialité. Il s'agit d'un soutien politique de haut niveau, des structures de gouvernance solides propices à une bonne coordination, la mise à

disposition de ressources et de capacités adéquates, des informations permettant d'éclairer la planification, une coordination efficace au sein des systèmes de gouvernance existants, des mécanismes de financement adéquats visant à renforcer la redevabilité et des systèmes solides permettant le suivi et l'évaluation des actions réalisées.
Des actions multisectorielles peuvent renforcer les résultats nutritionnels en agissant de manière simultanée sur plusieurs causes de la sous-nutrition, et en augmentant la cohérence entre les stratégies et les programmes d'intervention (1) (Black RE, 2013). La série du *Lancet* sur la nutrition maternelle et infantile de 2013 (1) propose un cadre d'intervention (figure 8) qui représente les moyens d'atteindre une croissance et un développement optimaux du fœtus et de l'enfant, et met en lumière les approches multisectorielles et à plusieurs niveaux nécessaires pour lutter contre la sous-nutrition (2) (ACFI, *Politique et sécurité nutritionnelle*, 2014, p. 12).

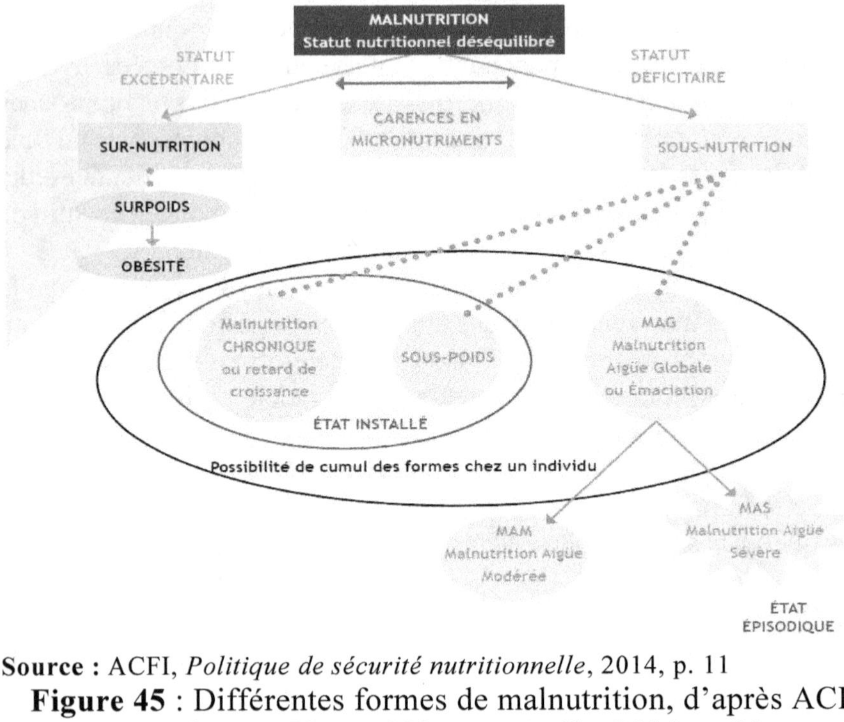

Source : ACFI, *Politique de sécurité nutritionnelle*, 2014, p. 11

Figure 45 : Différentes formes de malnutrition, d'après ACF I, *Politique Sécurité Nutritionnelle*, 2014, p. 21

De façon pratique, les approches multisectorielles utilisent une approche globale pour lutter contre la sous-nutrition, ce qui ne signifie pas nécessairement l'atteinte d'une intégration formelle de chaque composante sectorielle. Il s'agit plutôt de définir des stratégies ou programmes holistiques multisectoriels pouvant inclure une série cohérente d'interventions sectorielles sensibles à la nutrition ayant un objectif commun en matière de nutrition. On distingue quatre principaux niveaux de stratégie de réponse multisectorielle (Figure 9), allant de la cohérence des interventions entre elles à la synergie, où les interventions interagissent entre elles et, ce faisant, optimisent l'impact de toute la réponse. Il est possible d'atteindre la complémentarité ou la synergie entre les interventions à travers une programmation intégrée autour d'un même objectif nutritionnel.

Bien qu'il n'existe aucune définition formelle, l'intégration peut être comprise comme la mise en œuvre, coordination et gestion communes de toutes les interventions nécessaires au traitement et à la prévention de la malnutrition afin d'atteindre un impact optimal, en utilisant les ressources de la manière la plus efficace possible et à moindre coût (3). Il s'agit du rassemblement d'activités cross-sectorielles (à la fois curatives et préventives) sous l'égide d'une seule et même action, afin de cibler les mêmes zones/communautés, partager les ressources et outils et développer une stratégie unifiée tout au long du cycle du programme (ACFI, 2014). L'intérêt de cette approche réside dans le fait que si deux interventions sont intégrées, elles seront plus efficaces et rentables que si elles sont mises en œuvre de manière séparée.

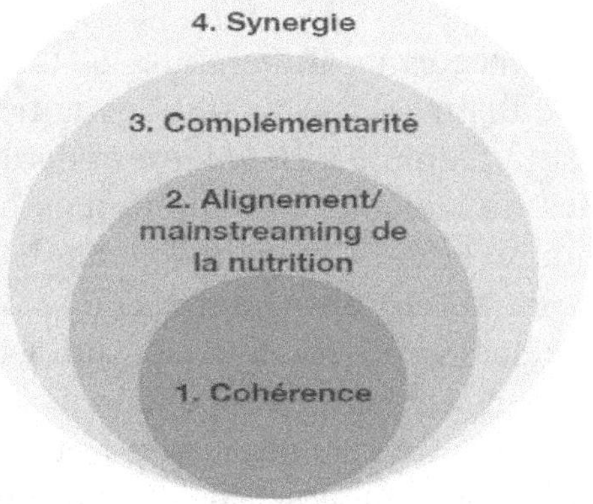

Figure 46 : Approche multisectorielle, de la cohérence à la synergie, in ACFI, 2014, p. 13

La sécurité alimentaire

Selon le Comité de la sécurité alimentaire mondiale, la définition formelle du concept de sécurité alimentaire (4) est « La sécurité alimentaire existe lorsque tous les êtres humains ont, à tout moment, la possibilité physique, sociale et économique de se procurer une nourriture suffisante, saine et nutritive leur permettant de satisfaire leurs besoins et préférences alimentaires pour mener une vie saine et active ». Cette définition a été adoptée par un consensus international depuis le Sommet mondial de l'alimentation réuni à Rome en 1996.

On considère classiquement que la sécurité alimentaire comporte quatre dimensions ou « piliers » :

- **l'accessibilité :** (capacité de produire sa propre alimentation et donc de disposer des moyens de le faire, ou capacité d'acheter sa nourriture et donc de disposer d'un pouvoir d'achat suffisant pour le faire) ;
- **la disponibilité :** (quantités suffisantes d'aliments, qu'ils proviennent de la production intérieure, de stocks, d'importations ou d'aides) ;
- **la qualité** : (des aliments et des régimes alimentaires des points de vue nutritionnel, sanitaire, mais aussi socio-culturels) ;
- **la stabilité** : (des capacités d'accès et donc des prix et du pouvoir d'achat, des disponibilités et de la qualité des aliments et des régimes alimentaires durant tout le temps).

Ainsi définie, la sécurité alimentaire a une dimension plutôt technique. Elle se distingue de ce fait des notions d'autosuffisance alimentaire, de souveraineté alimentaire et de droit à l'alimentation qui apportent des dimensions plus politiques ou juridiques (5). La sécurité alimentaire (*Food Security* en anglais) intègre, dans le « pilier qualité », la sureté alimentaire (*Food Safety* en anglais) ou encore la sécurité sanitaire des aliments, qui a trait à l'hygiène et à l'innocuité des aliments, ainsi qu'au maintien de leur salubrité.

La sécurité nutritionnelle reconnaît que l'état nutritionnel dépend d'une large gamme de facteurs. En tant que tel, elle constitue un moyen conceptuel de répondre à la problématique de la sous-nutrition de manière globale, tout en explorant et en utilisant toutes les pistes possibles pour prévenir la sous-nutrition et limiter ses conséquences.

L'approche de la sécurité nutritionnelle selon Action contre la faim (ACF) se fonde sur le cadre conceptuel de la nutrition de Black RE, adopté par l'UNICEF. L'approche vise un impact sur la sous-nutrition à long terme, durable et à grande échelle. ACF appelle à adopter une approche multisectorielle et à agir de manière intégrée et simultanée sur tous les facteurs spécifiques au contexte menant à la sous-nutrition. L'approche ACF encourage également des stratégies de réponse à plusieurs niveaux, associant des actions curatives, préventives et structurelles et à plus long terme, pour agir de manière conjointe sur la sous-nutrition existante, sur ses causes immédiates et sous-jacentes, ainsi que sur les risques et facteurs structurels à moyen et long termes (ACFI, 2014, p. 14). Elle se fonde sur une série de principes programmatiques et institutionnels définis pour optimiser l'impact de l'organisation sur la sous-nutrition (schéma 3 ci-dessous).

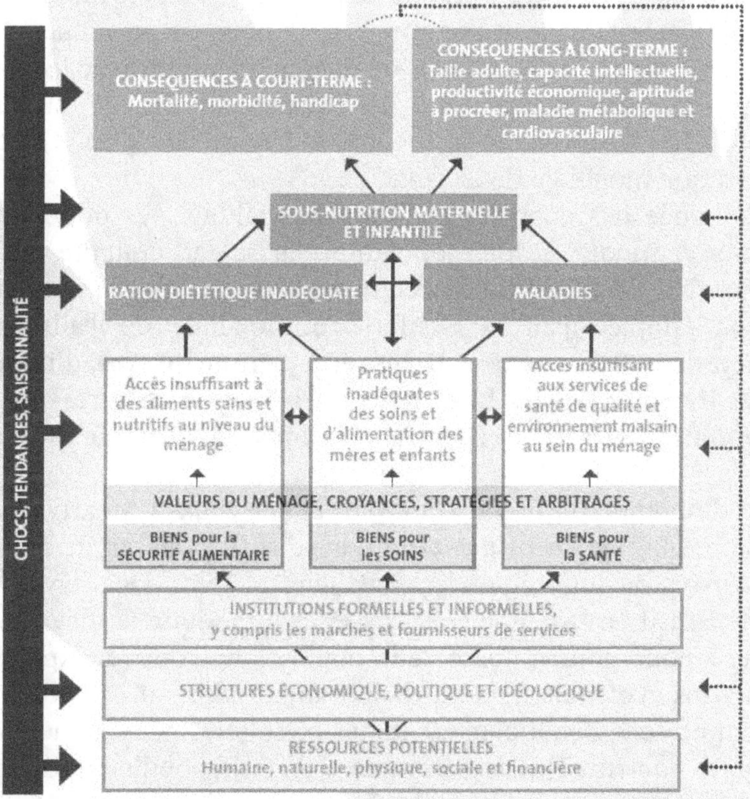

Figure 47 : Cadre conceptuel des causes de la sous-nutrition, adapté de l'UNICEF 1990 et Black, 2008 (2)

Bref historique de la sécurité alimentaire

La sécurité alimentaire s'inscrit dans le contexte de l'émergence du droit à l'alimentation tel que formulé dans la Déclaration universelle des droits de l'homme et du concept de sécurité et remonte aux propositions de Franck MC Dougall, représentant de l'Australie lors des négociations pour la création de la Société des Nations (6).

Selon le Comité de la sécurité alimentaire mondiale, le concept de sécurité alimentaire est apparu dans les années 1970, dans un contexte de flambée des prix des céréales sur les marchés internationaux liée à une succession de mauvaises récoltes, de diminution des stocks et de hausse des prix du pétrole (FAO, 2020). À l'époque, de nombreuses régions du monde souffraient d'insuffisance de productions alimentaires pour nourrir leur population et étaient particulièrement vulnérables aux accidents climatiques (sécheresses, inondations) ou aux attaques de prédateurs (sauterelles par exemple).

En 2020, entre 720 et 811 millions de personnes dans le monde ont été confrontées à la faim, soit environ 118 millions de personnes de plus qu'en 2019, rapporte la FAO dans un document publié avec le concours du Fonds international pour le développement de l'agriculture, de l'Unicef, du Programme alimentaire mondial (PAM) et de l'Organisation mondiale de la santé.

Dans la lignée des analyses de Thomas Malthus, les projections de production agricole et de population laissaient craindre un écart croissant qu'il serait difficile à combler sans un effort important. La définition adoptée par la Conférence mondiale de l'alimentation en 1974 reflète ce contexte : **« Disposer à chaque instant, d'un niveau adéquat de produits de base pour satisfaire la progression de la consommation et atténuer les fluctuations de la production et des prix. »**

Depuis, de nombreux travaux, en particulier ceux d'Amartya Sen (7) ont montré qu'il ne suffit pas de produire suffisamment de nourriture dans un pays ou une région pour vaincre la faim. Des pays comme l'Inde, le Brésil ou la Chine sont parvenus à produire suffisamment de nourriture pour nourrir toute leur population, voire à exporter des surplus, sans avoir fait disparaître pour autant la faim. À l'inverse, des pays comme ceux bénéficiant de rentes pétrolières peuvent ne produire que peu de nourriture mais permettre à toute la population de manger en important depuis les marchés internationaux. C'est ainsi qu'a été mise en avant, au cours des années 1980, la notion d'accès à l'alimentation comme déterminant majeur de la sécurité alimentaire.

Dès 1986, la définition de la sécurité alimentaire proposée par la Banque mondiale dans son rapport « La Pauvreté et la Faim » place en priorité la question de l'accès et donc de la pauvreté dans la définition : « Accès par chaque individu, à tout instant, à des ressources alimentaires permettant de mener une vie saine et active ». Cette définition sera reprise et enrichie lors du Sommet mondial de l'alimentation de 1996 et reste quasi inchangée depuis.
À l'ordre du jour du Comité pour la sécurité alimentaire mondiale de 2012 figurait une proposition d'évolution de la définition de la sécurité alimentaire pour intégrer la notion de sécurité nutritionnelle (8). Une telle proposition avait pour but de prendre en compte les acquis des sciences de la nutrition qui montrent depuis des décennies que la malnutrition, notamment infantile, principale manifestation de l'insécurité alimentaire aujourd'hui, ne résulte pas seulement d'une insuffisante qualité, voire quantité de nourriture, mais aussi et souvent d'un état de santé (diarrhées, paludisme, etc.) et de soins insuffisants (par méconnaissance ou incapacité). La proposition de parler désormais de « sécurité alimentaire et nutritionnelle », même si elle est déjà adoptée par divers pays, n'a pas encore fait l'objet d'un consensus international. Enfin, divers travaux sont en cours pour intégrer, dans la définition de la sécurité alimentaire, des préoccupations de durabilité environnementale et sociale des systèmes alimentaires et relatives aux nouvelles pathologies nutritionnelles dites « de pléthore » (obésité et diabète associé, maladies cardiovasculaires, certains cancers, etc.) qui touchent désormais tous les pays du monde. Est ainsi proposée la notion de « sécurité alimentaire et nutritionnelle durable » (9).
Le nombre de personnes touchées par une « insécurité alimentaire chronique » est en augmentation depuis 2015. En 2019, la FAO recense 821 millions de personnes dans cette situation. Selon cette organisation, la faim « s'aggrave en Amérique du Sud et dans la plupart des régions d'Afrique, et le recul de la sous-alimentation, qui caractérisait l'Asie jusqu'à une période récente, semble considérablement ralentir dans cette région » ; le pays le plus fortement touché au monde est le Yémen.

Quantité suffisante et nécessaire

Durant la seconde moitié du XXe siècle, la production alimentaire mondiale par habitant a augmenté de 25 %, alors que les prix diminuaient d'environ 40 %. Par exemple, de 1960 à 1990, la production totale de céréales est passée de 420 à 1 176 millions de tonnes par an.

La sécurité alimentaire demeure pourtant d'actualité au début du XXIe siècle. En dépit d'une moindre natalité dans la majorité des pays, certains estiment qu'il devrait y avoir environ 8,9 milliards d'habitants en 2050. Or, en 2010, 925 millions de personnes dans le monde souffraient encore de la faim (10). Les habitants de 33 pays consomment moins de 2 200 kcal/j et une personne sur sept n'a pas accès à une quantité suffisante de protéines et d'énergie. La productivité des cultures et des pâturages devrait progresser de 70 à 100 % pour pouvoir nourrir la population mondiale en 2050 (11,12).

Les besoins alimentaires mondiaux devraient augmenter dans les décennies à venir pour les raisons suivantes :

- **L'augmentation de la population**, ce qui implique une augmentation de la demande ;
- **L'augmentation du pouvoir d'achat** de nombreux humains ;
- **L'augmentation de l'urbanisation**, souvent associée à d'autres pratiques alimentaires, dont l'augmentation de la consommation de viande. On estime que 7 kg de nourriture pour animaux sont nécessaires pour produire 1 kg de viande de bœuf et 2 kg pour un kilogramme de volaille.

Une offre suffisante et un moindre gaspillage sont deux conditions au recul de la famine et de la malnutrition, mais cela ne suffit pas à établir la sécurité alimentaire pour tous. La réponse à certaines questions cruciales en la matière pourrait aider à mieux comprendre le système alimentaire :

- **Qui produit** la nourriture et pour qui ?
- **Qui a accès** aux informations nécessaires à la production agricole ?
- **Qui a un pouvoir d'achat** suffisant pour acquérir la nourriture ?
- **Qui a un pouvoir d'achat** suffisant pour acquérir les informations nécessaires à une bonne production ?

Ainsi, les pauvres et les affamés ont besoin de semences, de technologies et de pratiques peu coûteuses et immédiatement disponibles pour répondre à leurs besoins vitaux. D'une façon générale, les femmes et les enfants sont ceux qui souffrent le plus de déficit alimentaire. En effet, un faible poids de naissance est une cause de décès prématuré et de malnutrition infantile. Le faible poids à la naissance est souvent dû à une sous-alimentation de la mère elle-même. En 2000, 27 % des enfants en âge préscolaire dans les pays en voie de développement étaient ainsi atteints de rachitisme (lié à une alimentation insuffisante et/ou peu variée et de faible qualité). Les femmes sont aussi souvent désavantagées, car elles possèdent peu de terres et bénéficient moins de conseils et de crédits pour l'amélioration des techniques culturales.

Différentes options sont possibles pour augmenter la production agricole, par le biais d'adoption de systèmes de production agricole spécifiques :

- Augmentation des surfaces agricoles et de jardinage (avec comme effet négatif la perte de surfaces forestières, des prairies, et d'une façon générale, de lieux riches en biodiversité) ;
- Augmentation de la productivité (quantité/hectare) dans les pays exportateurs (et exportation des surplus vers les pays déficitaires) ;
- Augmentation de la productivité locale et globale dans les pays déficitaires, éventuellement en recherchant l'autosuffisance.

L'agriculture périurbaine ou celle urbaine peuvent également aider à résoudre le problème de la sécurité alimentaire, en permettant aux citadins à revenus limités de cultiver des légumes ou des fruits, par exemple en pleine ville. Mais faut-il que ceux-ci disposent disposer de surface de terre à cultiver. Les déchets alimentaires peuvent aussi être recyclés pour assurer la nourriture de la volaille ou de petits ruminants (chèvre, moutons…) (13).

En 2012, Deepak Ray, chercheur à l'Institut de l'environnement de l'université du Minnesota publie (14) dans *Nature Communications* une étude alarmante qui constate « que le rendement des cultures de blé et de riz, deux céréales qui fournissent près de la moitié de l'apport calorique alimentaire des populations mondiales diminue (15) dans un plus grand pourcentage de terres cultivées que celui des cultures de maïs et de soja, utilisés essentiellement pour engraisser des animaux et produire des biocarburants » (16).

Le journal *The Lancet* et la plateforme scientifique mondiale pour la transformation du système alimentaire *EAT* (une fondation internationale à but non lucratif créée par la Stordalen Foundation, le Stockholm Resilience Centre et le Wellcome Trust) publient, en janvier 2019, le rapport de synthèse de la commission EAT-Lancet (17) sur le régime planétaire, conçu afin de rendre l'alimentation compatible avec le développement durable (18).

Qualité des aliments et sécurité sanitaire
La qualité d'un aliment dépend de sa caractéristique *organoleptique* (qualités gustatives), de présentation, de sa bonne conservation ainsi qu'à ses qualités nutritionnelles. Elle est aussi *sanitaire* (un aliment sain ne doit pas contenir en quantité dangereuse des produits toxiques absorbés (par la plante, le champignon ou l'animal durant sa vie), ou des contaminants indésirables acquis durant sa préparation, son transport ou son stockage (métaux lourds, perturbateurs endocriniens, radionucléides, certains additifs, ou des résidus de pesticides ou de biocides toxiques par exemple).
La qualité exige d'avoir identifié les risques et dangers, « de la fourche à la fourchette », en incluant donc les aspects (conservation, contact alimentaire, impacts secondaires et différés des modes de cultures de pêche ou d'élevage, de transport, stockage, préparation cuisson et emballage des aliments, modes de cuisson…) et de prendre les mesures de précaution et d'évaluation pour limiter l'expression des risques (par exemple, d'intoxication alimentaire).
En Europe, à la suite de divers scandales alimentaires, la directive 93/43/CE relative à l'hygiène des denrées alimentaires préconise la méthode HACCP (analyse des dangers et points critiques pour leur maîtrise) de manière à « identifier tout aspect déterminant pour la sécurité des aliments et pour veiller à ce que des procédures de sécurité appropriées soient établies, mises en œuvre, respectées et mises à jour ».
Le paquet hygiène vise à prévenir les dangers alimentaires, avec une obligation de résultat, tout en laissant la liberté aux responsables d'établissements de transformation ou de restauration sur les moyens d'y arriver. Les « guides de bonnes pratiques » mis en place par les filières professionnelles, avec ou sans l'aide d'administrations peuvent y contribuer aussi, de même que les normes et référentiels utilisés par l'industrie agroalimentaire (BRC, IFS, ISO 22000, Eurepgap, norme NF V0 1-002 incluant un « Glossaire sur l'hygiène des aliments », norme NF V01-006:2008 *(« Place de l'HACCP et application de ses principes pour la maîtrise de la sécurité des aliments et des aliments pour animaux »).*
Bien que les conditions de sécurité alimentaire (alimentation diversifiée et abondante) atteignent un niveau inégalé dans les pays occidentaux et que celles de sécurité sanitaire des aliments n'ont jamais été aussi bien contrôlées dans les pays développés, les consommateurs expriment des sentiments qui vont du simple doute à la peur ou à la défiance totale envers

certains aliments, sentiments à l'origine d'un paradoxe (1) : les crises sanitaires (notamment celles de la vache folle, des fraudes et des intoxications alimentaires), les attitudes orthorexiques (inquiétude liée à la malbouffe, aux organismes génétiquement modifiés, traque des éléments alimentaires négatifs tels que la consommation excessive de gras, sucré et salé responsable de l'épidémie d'obésité, d'hypertension), la distanciation entre l'aliment et le mangeur (ce dernier n'étant plus le producteur de ce qu'il ingère) et le développement d'une chaîne alimentaire plus sûre mais plus fragile font resurgir des peurs alimentaires relayées par les messages anxiogènes des médias, des réseaux sociaux, mais aussi, par les discours mis en œuvre à travers la stratégie de manufacture du doute (traque des additifs, controverse sur la consommation du lait…) de la filière bio (19).

Facteurs d'insécurité alimentaire

Plusieurs facteurs entrent en ligne de compte dans l'insécurité alimentaire. Si on reprend la définition de la sécurité alimentaire et de ses quatre dimensions, les facteurs de risque d'une insécurité se situent à plusieurs niveaux :

Au niveau de l'individu :

- ***Manque de moyens financiers*** (non-accès à des denrées de qualité à cause de leur prix mais aussi non-accès par manque de moyen de se payer les transports en commun pour accéder à l'infrastructure qui propose des denrées de qualité et en quantité suffisante).
- ***Qualité/hygiène*** : manque d'hygiène et d'endroit de stockage adéquat pour les aliments (réfrigérateur et congélateur aux normes de salubrité). Les aliments peuvent être de mauvaise qualité et rendre les personnes malades (date de péremption dépassée pour les aliments du commerce, aliments avariés…).
- ***Isolement de l'individu*** dans un endroit peu desservi (pas d'infrastructure assez proche de chez lui).
- ***Indisponibilité de terres*** agricoles pour l'individu.

Au niveau des infrastructures :

- ***Manque d'infrastructures*** capables de distribuer des aliments sains en quantité suffisante (risque de famine).
- ***Manque de moyens de transport*** disponibles pour aller vers ces infrastructures où se trouvent les denrées alimentaires.

- ***Problème au niveau de la stabilité des infrastructures*** (faillite, désert alimentaire), de leur capacité à stocker correctement (dans les règles d'hygiène et salubrité) les denrées.

Autres facteurs :

- Impact des **changements climatiques** et de la pollution sur les circuits alimentaires traditionnels pour plusieurs communautés (21).
- Tous ces facteurs peuvent créer de l'insécurité alimentaire chez des individus.

Pénurie d'eau

L'agriculture étant de plus en plus irriguée (Griffon 2006) elle dépend de plus en plus de l'eau douce. L'ONU alerte régulièrement sur l'avancée des déserts et le recul des ressources en eau douce, et plus encore en eau potable facilement accessible.
En Europe, un *Rapport sur les risques de pénuries d'eau et les risques de sécheresse en Europe* (22) de mars 2009 estime que cette menace grandit pour une partie importante de l'Union européenne, sachant qu'en moyenne 44 % de l'eau utilisée dans l'UE sert à la production d'énergie (à des fins de refroidissement essentiellement), 24 % pour l'agriculture, 21 % pour la fourniture en eau domestique et 11 % pour l'industrie.

Dégradation des sols

Une cause importante de la dégradation des sols est **le bétonnage**. Celui-ci est en augmentation constante et rend les terres imperméables (et inonde souvent les champs à proximité).
La monoculture et l'agriculture intensive dégradent également la qualité du sol, en appauvrissant sa diversité et les nutriments que la terre contient. Ce type d'agriculture dépend d'un fort apport extérieur (intrants, mines d'azote, etc.) qui n'est pas éternel. Le problème de la dégradation des sols par ce genre d'agriculture pose la question du mode de production à favoriser pour garantir une alimentation durable aux humains.
Le manque de jachère est aussi facteur de dégradation des sols, car la terre n'est pas laissée au repos pendant plusieurs années et sans apport des éléments fertilisants.
L'érosion est une autre dégradation du sol. Celle-ci est en partie naturelle et en partie causée par le type d'agriculture choisi.

Réchauffement climatique

L'un des effets les plus notoires du réchauffement climatique est de modifier la répartition de l'eau sous toutes ses formes sur terre. L'élévation du niveau des mers, due à l'expansion thermique de l'eau ainsi qu'à la fonte des glaciers émergés, imbibe et salinise les côtes, alors que plus de la moitié de la population mondiale vit dans les zones côtières. D'autre part, les énormes masses d'eau en jeu, sous le coup d'une redistribution des températures, provoquent un changement important de la dynamique des courants marins, qui sont, avec la répartition nord/sud des terres et la continentalité, les principaux facteurs déterminant le climat dans une zone donnée.

La modélisation de ces facteurs est si complexe, et les changements climatiques encore si mal connus et imprévisibles qu'il est pour le moment impossible de déterminer de manière suffisamment fine quels changements climatiques apparaîtront où et quand, de même que la durée de stabilisation de ces changements est excessivement difficile à prévoir. Il résulte donc du changement climatique une imprévisibilité très importante des nouvelles conditions locales. Tout cela va bien affecter grandement l'agriculture à travers :

- Les difficultés de choisir les espèces à cultiver, avec le risque de perte totale ou partielle des récoltes ;
- Le risque accru de l'arrivée d'espèces envahissantes/nuisibles ;
- Le risque accru de destruction des récoltes par des phénomènes climatiques extrêmes ;
- Le risque accru que les paysans pauvres ne puissent pas cultiver, du fait de la précarité de leur situation ;
- Le risque d'un recours massif aux pesticides, herbicides et engrais chimiques pour atténuer l'imprévisibilité du climat et les attaques de nuisibles ;
- L'accélération de l'érosion, et donc de la perte des sols cultivables dans les parties du monde exposées à de plus fortes précipitations.

Ces facteurs de risques se cumulent avec les conséquences de la pollution chimique, de la déforestation, de la dégradation des sols sous toutes ses formes pour mettre en danger la sécurité alimentaire mondiale.

Il est à noter aussi que le changement climatique ne peut engendrer, à court et moyen terme, que des réactions qui l'aggravent de la part des agriculteurs, qui pour assurer leur subsistance immédiate et les besoins alimentaires de l'humanité, vont devoir recourir à des pratiques plus nocives.

Explosion démographique
L'explosion démographique, résultant de l'amélioration des conditions de vie et de l'accès à une médecine plus efficace, a permis à l'humanité de réduire la mortalité en particulier infanto-juvénile. En 200 ans, la population humaine a été multipliée par sept. Dans le même temps, les rendements agricoles ont eux aussi été multipliés, d'abord par la mécanisation, ensuite par les engrais et pesticides chimiques, et aussi par le recours aux sélections et modifications génétiques. Cela a permis de nourrir la population humaine jusqu'à présent, même si l'humanité semble incapable de réduire significativement sa proportion de mal-nourris. Mais cela tient plutôt à une mauvaise répartition qu'à une impossibilité de produire assez pour tout le monde (Sylvie Brunel). Cependant, l'agriculture mécanisée épuise la terre, la déforestation engendre une érosion qui appauvrit les sols, les produits chimiques et la pollution les empoisonnent et les ressources en eau (arrosage) vont bientôt manquer dans beaucoup de zones aujourd'hui fertiles (dégradation des sols). L'agriculture moderne est donc tout sauf durable, et ne permettra plus, d'ici quelques décennies, de nourrir une population qui continue d'augmenter.
La nouvelle et artificielle aisance alimentaire dans des pays autrefois touchés par l'insécurité alimentaire semble en effet, par un effet d'optimisme social, conduire à une natalité énergique, facteur qui engendre une augmentation plus accrue des besoins en nourriture.

Épidémies
Une **é**pidémie est définie par l'augmentation rapide de l'incidence d'une maladie en un lieu donné, pendant une période donnée (Larousse médicale). L'épidémie revêt deux sens selon le Larousse. Elle qualifie « soit l'apparition d'un grand nombre de cas d'une nouvelle maladie, soit l'accroissement considérable du nombre de cas d'une maladie déjà existante, dans une région donnée, au sein d'une communauté ou d'une collectivité ».
De ce fait, elle a un impact considérable sur les différents moteurs du développement et la sécurité alimentaire n'en est pas épargnée. Par exemple, l'épidémie d'Ebola dont l'OMS affiche un bilan d'environ « 7 000 morts » dans les trois pays d'Afrique de l'Ouest les plus touchés : la Guinée, le Liberia et la Sierra Leone. Les conséquences d'une telle épidémie sont certes humaines, mais aussi alimentaires et agricoles.
En effet, Ebola ainsi que toutes les autres épidémies comme celle de la Covid-19 qui n'a épargné aucun continent sont à l'origine d'une mise en quarantaine, d'une pénurie de la main-d'œuvre, d'un abandon des

exploitations agricoles du fait des restrictions de déplacement et la peur d'être contaminé, une chute de la commercialisation des produits agricoles, une flambée des prix des denrées alimentaires du fait de la fermeture des frontières. Avec Ebola, ce sont les récoltes de riz et de maïs ont été les plus touchées. Selon les résultats d'enquêtes d'évaluation réalisées par la FAO auprès des agriculteurs, 47 % d'entre eux en Sierra Leone ont indiqué que le virus Ebola perturbait considérablement leurs activités agricoles (23). Les prix des denrées alimentaires comme le manioc par exemple, ont doublé ; faisant que près de 1,3 million de personnes avaient été concernées par l'insécurité alimentaire dans la région (23).

Gouvernance inappropriée

En mai 2012, la FAO publie un guide sur la bonne gouvernance des régimes fonciers (24) et son comité de la sécurité alimentaire mondiale adopte des directives pour une « gouvernance responsable des régimes fonciers applicables aux terres, aux pêches et aux forêts dans le contexte de la sécurité alimentaire nationale » (25). Son but est de protéger les producteurs locaux contre l'accaparement des terres, voire la « colonisation des sols », selon Tina Joemat-Pettersson, ministre sud-africaine de l'Agriculture. Le phénomène s'est aggravé depuis la crise alimentaire mondiale de 2007–2008 et la demande croissante en agrobiocarburants. Entre 2000 et 2011, près de 203 millions d'hectares dont 134 millions en Afrique subsaharienne ont fait l'objet de négociations entre investisseurs privés régionaux ou nationaux et principalement les États propriétaires des terres (selon le principe de domanialité public) (26).

Rôle de l'agriculture dans la sécurité alimentaire

Les États membres de la FAO ont adopté en 2004 des directives volontaires visant à concrétiser « le droit de chaque être humain d'avoir accès à une nourriture saine et nutritive conformément au droit à une nourriture adéquate et au droit fondamental de chacun d'être à l'abri de la faim » (27). Ces directives volontaires constituent un outil international définissant les responsabilités des États et des autres acteurs vis-à-vis de la réalisation du droit à une alimentation adéquate.

Les politiques agricoles couvrent de multiples aspects de l'agriculture : (i) l'innocuité des aliments, (ii) la santé des animaux et des plantes, (iii) la protection des sols et de l'environnement, (iv) l'amélioration et la stabilisation des revenus, (v) le financement, (vi) la formation et la main-d'œuvre, (vii) la recherche et le développement, (viii) la vulgarisation et le transfert technologique, (ix) le soutien aux organisations agricoles, (x) le remboursement de taxes foncières (28).

Inspection des denrées alimentaires

Les inspections des denrées alimentaires font partie de la protection des consommateurs.

Ces inspections comprennent généralement six étapes (28) qui, séquentiellement, font diminuer le nombre de micro-organismes. Un bref descriptif de la deuxième étape consiste en l'enrichissement, car les salmonelles (entérobactéries, toutes considérées comme pathogènes pour l'homme) n'en sont pas influencées. Le but de cette étape est de les isoler grâce à des billes microscopiques et magnétiques, liées à des anticorps qui reconnaissent spécifiquement les salmonelles (28). En présence d'un champ magnétique, les autres bactéries sont « lavées ». Restent alors les salmonelles qui seront, à leur tour, éliminées à la troisième étape de l'inspection : l'étalement sur milieu indicateur, c'est-à-dire qui ne contient pas les nutriments permettant leur survie. La méthode de l'enrichissement est, par ailleurs, utile dans le cadre médical, où il s'agit par exemple de vérifier qu'un patient est atteint d'une infection dans le système gastro-intestinal : il faut séparer les salmonelles de toutes les autres bactéries (29).

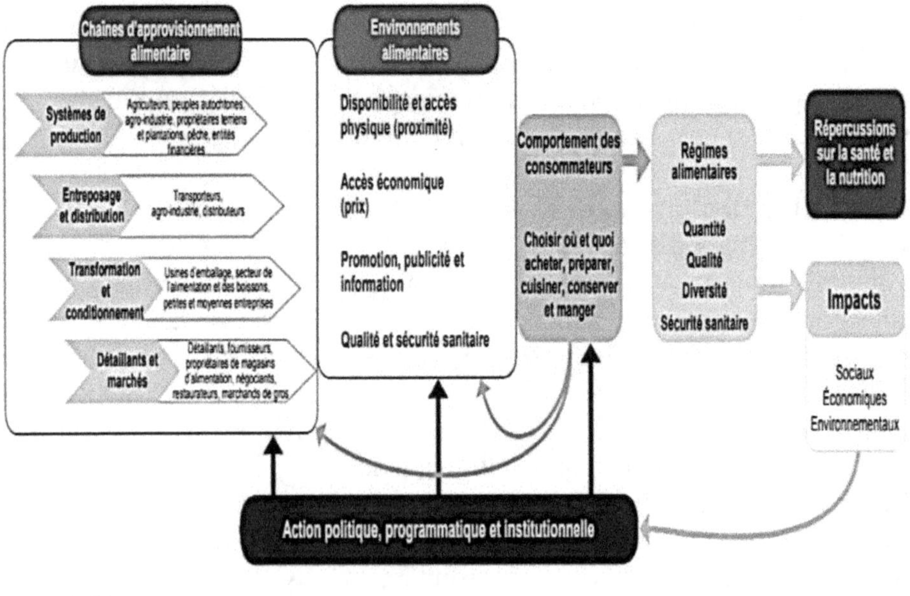

Source: adapté du HLPE, 2017.

Figure 48 : Cadre conceptuel des systèmes alimentaires : régime alimentaire et nutrition

La sécurité nutritionnelle

La sécurité nutritionnelle est définie comme une situation qui existe lorsque toutes les personnes, à tout moment, ont un accès physique, social et économique à des aliments suffisants, sûrs et nutritifs qui répondent à leurs besoins alimentaires et à leurs préférences alimentaires pour une vie active et saine.
Elle peut se définir également comme les quantités et combinaisons appropriées d'apports tels que nourriture, services de nutrition et de santé, ainsi que le temps requis par le responsable pour assurer à tout moment une vie active et saine pour tous. La sécurité alimentaire est donc une condition nécessaire mais non suffisante pour assurer la sécurité nutritionnelle.

La Banque mondiale définit la sécurité nutritionnelle comme « l'accès continu aux éléments de base d'une bonne nutrition, à savoir une alimentation équilibrée, un environnement sain, de l'eau propre, des soins de santé, tant préventifs que curatifs, adéquats pour toutes les personnes, et la connaissance nécessaire pour prendre soin des membres du ménage et leur assurer une vie saine et active » (30).
En d'autres termes, **la sécurité nutritionnelle est le résultat d'une bonne santé, d'un environnement sain, de bonnes pratiques de soin et de la sécurité alimentaire du ménage.** Elle est atteinte lorsque tous les membres du ménage disposent d'un accès physique, social et économique à une nourriture suffisante, saine et nutritive satisfaisant leurs besoins nutritionnels et préférences alimentaires, et jouissent d'un environnement hygiénique et d'un accès à de l'eau propre, des services de santé adéquats et des pratiques de soins et d'alimentation leur assurant une vie active et saine (30, 31, 32).

La sécurité nutritionnelle s'étend au-delà du concept traditionnel de sécurité alimentaire (accès, disponibilité, stabilité et utilisation de la nourriture). Elle reconnaît que l'état nutritionnel dépend d'une large gamme de facteurs qui sont tous des conditions nécessaires mais qui, isolément, ne sont pas suffisants (33). La sécurité nutritionnelle s'intéresse aux individus, en plus des niveaux du ménage et de la communauté. Il est nécessaire de faire la différence entre le terme de « sécurité » et celui d'« état ». Le premier renvoie à une situation dynamique, non seulement dans la situation présente, mais sur le long terme, dans laquelle la population est « protégée » ou résiliente à la sous-nutrition. La sécurité nutritionnelle fait donc référence à la protection à long terme de l'état nutritionnel de la population.

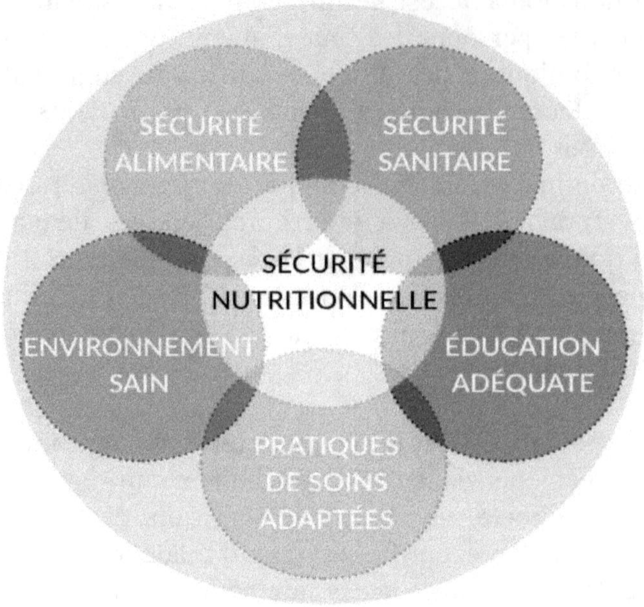

Source : ACF International, document de cadrage, *Politique sécurité nutritionnelle,* p. 10.

Figure 49 : Éléments constitutifs de l'insécurité nutritionnelle

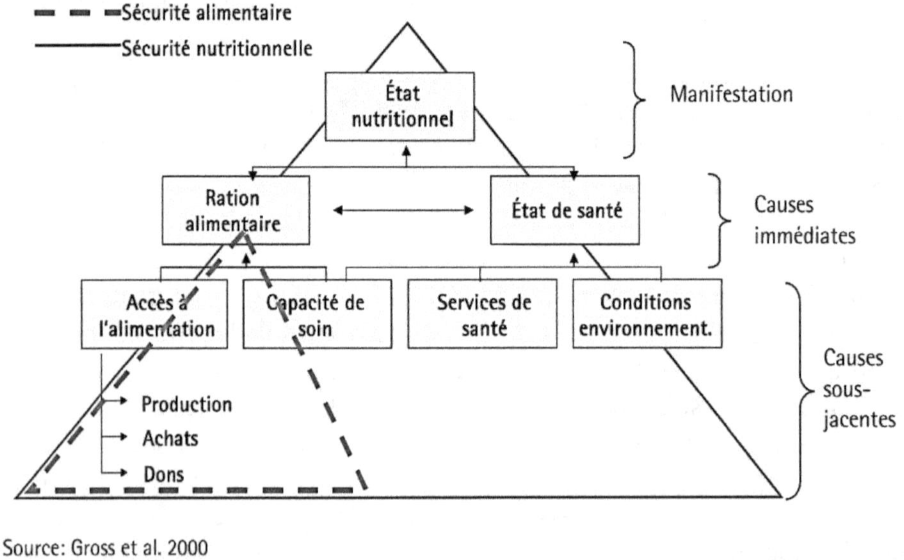

Figure 50 : Cadre conceptuel de la sécurité nutritionnelle

Références

1. BLACK R.E., VICTORA C.G., WALKER S.P., and the Maternal and Child Nutrition Study Group, "Maternal and Child Undernutrition and Overweight in Low-Income and Middle-Income Countries", *The Lancet*, 2013.
2. ACF International, « Politique et sécurité nutritionnelle, une compréhension commune et approche multisectorielle commune pour lutter contre la sous-nutrition », document de cadrage, avril 2014, 22 p.
3. ACF International, « Politique sécurité nutritionnelle, une compréhension et approche multisectorielle commune pour lutter contre la sous-nutrition », document de cadrage, avril 2014, p. 12–13.
4. UNICEF, « Améliorer la nutrition de l'enfant, un objectif impératif et réalisable pour le progrès mondial », 2013.
5. BRICAS N., Sécurité alimentaire in Poulain J.-P. (éd.), *Dictionnaire des cultures alimentaires*, Paris, PUF, 2012, 1226–1230 p. (ISBN 978-2-13-055875-0).
6. DUTILLEUL F.C., « Le droit à l'alimentation à la lumière de son histoire », Colloque de l'Académie d'agriculture de France, octobre 2019.
7. SEN A., *Poverty and Famines. An Essay on Entitlement and Deprivation*, Oxford University Press, 1981.
8. Comité de la Sécurité alimentaire mondiale, *S'entendre sur la terminologie*, CSA, 39e session, 15–20 octobre 2012, 17 p.
9. BURLINGAME B. et DERNINI S. (éds), "Sustainable Diets and Biodiversity. Directions and Solutions for Policy, Research and Action: Proceedings of the International Scientific Symposium Biodiversity and Sustainable Diets United Against Hunger", 3–5 November 2010, FAO Headquarters, Rome, FAO, 2012, 309 p.
10. AFP, « Le nombre de personnes souffrant de la faim dans le monde a baissé en 2010 », Le Monde.fr, 14 septembre 2010.
11. GODFRAY H.C.J., *et al.*, « Food Security: the Challenge of Feeding 9 Billion People », Science, vol. 327, n° 5697, 2010, p. 812–818.
12. UNESCO, *L'Éducation pour les peuples et la planète : créer des avenirs durables pour tous*, UNESCO Publishing, 2017, p. 44.

13. HERRERO M., GRACE D., NJUKI J., JOHNSON N., ENAHORO D., SILVESTRI S., RUFINO M.C., "The Roles of Livestock in Developing Countries", *Animal*. 2012 nov. 5, 1–16, [Epub ahead of print] PMID 23121696.
14. RAY D.K., *et al.*, « Recent Patterns of Crop Yield Growth and Stagnation », *Nature Communications*, vol. 3, n° 1293, 2012.
15. CHIPELLO C., « La Révolution verte s'essouffle » [archive], sur mcgill.ca, 21 décembre 2012.
16. « Food in the Anthropocene: the EAT–Lancet Commission on Healthy Diets from Sustainable Food Systems » [archive], sur thelancet.com, 16 janvier 2019.
17. « Rapport de synthèse de la Commission EAT-Lancet » [archive], sur sf-nutrition.org.
18. BENKIMOUN P., *Démocratie et sécurité alimentaire. La peur aux ventres*, Textuel, 2000, p. 19–31.
19. RIVIÈRE-WEKSTEIN G., *Panique dans l'assiette. Ils se nourrissent de nos peurs*, Le Publieur, 2017, p. 7.
20. POWER E.M., "Conceptualizing Food Security for Aboriginal People in Canada", *Canadian Journal of Public Health*, vol. 99, n° 2, 1er mars 2008, p. 95–97.
21. "Water resources across Europe — confronting water scarcity and drought" (rapport sur les risques de pénuries d'eau et de sécheresse en Europe), publié par l'Agence européenne de l'environnement (EEA Report n° 2/2009).
22. FAO, Ebola, l'agriculture et la sécurité alimentaire en 10 questions, *novembre* 2014.
23. FAO, Bonne gouvernance des régimes fonciers et de l'administration des terres, 2007, 82 p.
24. FAO, ROPPA, Afrique nourricière, Directives des régimes fonciers, mars 2014.
25. GABAS J.J., « Investissements agricoles en Afrique », *Afrique contemporaine*, n° 237, 2011, p. 45–55.
26. FAO, Droit à une alimentation adéquate, 2020.
27. FAO, Commission sur l'avenir de l'agriculture et de l'agroalimentaire québécois, Agriculture et agroalimentaire : choisir l'avenir, 2007, 48 p.
28. KEEL C., ENTENZA J., Travaux pratiques de microbiologie des procaryotes, p. 35.
29. The World Bank, Améliorer la nutrition au moyen d'approches multisectorielles, 2013.

30. WHO, “Global Nutrition Policy Review: what Does It Take to Scale up Nutrition Action?”, 2013.
31. United Nations Standing Committee on Nutrition, 6th Report on the World Nutrition Situation, 2010.
32. Scaling up Nutrition, A Road Map for Scaling-Up Nutrition, 2010.
33. Urban Jonsson, “Global Forum on Food Security and Nutrition”, Coming to terms with terminology, Collection of contributions received, Discussion from 8 to 28 August 2012.

CHAPITRE VI : PROBLÈMES CONTEMPORAINS DE NUTRITION

PROBLÈMES CONTEMPORAINS DE NUTRITION

Tendances mondiales de l'offre alimentaire

L'agriculture mondiale a été jusqu'ici en mesure de satisfaire la demande croissante de produits végétaux et animaux. Bien que la population mondiale ait doublé entre 1960 et 2000 et que les niveaux de nutrition se soient considérablement améliorés, les prix du riz, du blé et du maïs (les principaux aliments de base dans le monde) ont chuté d'environ 60 % (17). La baisse des prix indique que, mondialement, les disponibilités ont non seulement satisfait la demande, mais l'ont même excédée (17).

Bien que la demande mondiale de produits agricoles ait continué d'augmenter, la progression a été moins rapide ces dernières décennies. Entre 1969 et 1989, la demande a cru à un taux moyen de 2,4 % par an, mais celui-ci est tombé à 2 % seulement au cours de la décennie suivante (17).

Mis à part les facteurs temporaires (dont le principal a été le déclin de la consommation dans les économies en transition dans les années 1990), deux autres raisons plus persistantes ont été à l'origine de ce fléchissement :

- le taux de croissance de la population mondiale a atteint son niveau maximum, à savoir 2 % par an, à la fin des années 1960, et il a diminué à partir de ce moment-là (17) ;
- une proportion croissante de la population mondiale avait atteint des niveaux de consommation alimentaire assez élevés et, de ce fait, les possibilités que ceux-ci augmentent encore étaient limitées. En 1997–1999, 61 % de la population mondiale vivaient dans des pays où la consommation alimentaire moyenne par personne était supérieure à 2 700 calories par jour (17).

La demande de produits agricoles continuera d'augmenter à un rythme plus lent. Ces facteurs vont continuer d'influencer les tendances de la demande au cours des trois prochaines décennies. La population mondiale va continuer d'augmenter, mais moins rapidement, à un taux de 1,1 % par an jusqu'en 2030, contre 1,7 % par an ces 30 dernières années (17).

On prévoit que la demande future de produits agricoles va encore ralentir, n'augmentant que de 1,6 % par an pour la période de 1997–1999 à 2015 et de 1,4 % par an entre 2015 et 2030 (17). Dans les pays en développement, la baisse sera plus spectaculaire. Le taux de croissance qui a été de 3,7 %

ces 30 dernières années va passer à 2 % en moyenne dans les 30 prochaines années (17).

Les forces qui sous-tendent ce ralentissement sont révélées par l'exemple de la Chine, qui a été l'un des principaux moteurs de croissance de la demande de produits alimentaires et agricoles dans le monde, et dans les pays en développement, ces dernières décennies. En 1997-1999, les Chinois étaient arrivés à une consommation alimentaire moyenne journalière de 3 040 kcal (inférieure de 10 % seulement au niveau des pays industrialisés) (17). On prévoit que la consommation alimentaire en Chine va augmenter quatre fois moins vite dans les trois prochaines décennies qu'au cours des trois dernières, alors que sa population augmentera trois fois moins vite que par le passé (17). Étant donné la taille de la population chinoise, ces changements à eux seuls vont avoir un impact énorme sur la situation mondiale. De nombreux autres pays (y compris certains parmi les plus populeux) vont connaître des changements très similaires qui vont encore faire diminuer la croissance de la demande.

La ration énergétique journalière moyenne en Inde est encore inférieure à 2 500 kcal, et l'on peut s'attendre à ce que ce niveau augmente considérablement, alors que la population va croître à un taux moyen de plus de 1 % dans les 30 prochaines années (17). *L'Inde pourrait-elle alors remplacer la Chine en tant que principal moteur de croissance de la demande agricole mondiale ?* On ne s'attend pas à ce que ça soit le cas, car en raison des traditions culturelles en Inde, qui montrent une préférence pour l'alimentation végétarienne, ce qui va maintenir la demande de viande et d'aliments pour animaux bien en dessous des niveaux atteints en Chine.

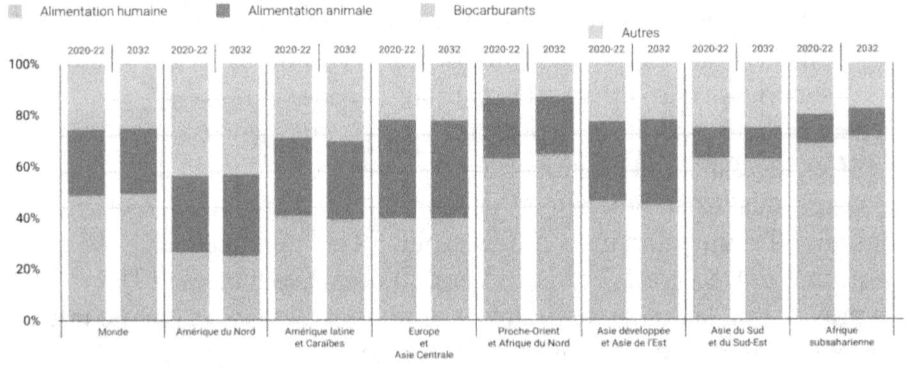

Note: Les parts sont calculées à partir des données en équivalents calories.

Source: FAO (2023). Base de données sur les bilans alimentaires de FAOSTAT, http://www.fao.org/faostat/fr/#data/FBS; OCDE/FAO (2023); «Perspectives agricoles de l'OCDE et de la FAO», Statistiques agricoles de l'OCDE (base de données), http://dx.doi.org/10.1787/agr-outl-data-fr.

Figure 51 : Utilisation des produits agricoles par type et par région

Les projections de référence présentées pour la prochaine décennie tiennent compte des prévisions de croissance économique moyenne revues à la baisse pour cette période, de 2,7% à 2,6 %, dans les Perspectives de l'économie mondiale du FMI d'octobre 2022, ainsi que de la diminution de la population de la Chine à partir de 2022. Les projections se fondent sur l'hypothèse que les prix de l'énergie diminueront en 2023 avant de renouer avec une croissance lente qui perdurera jusqu'en 2032. Les projections tiennent compte d'une évaluation à court terme de l'impact de la guerre en Ukraine, mais aucune évaluation à moyen terme des perspectives d'évolution dans la région n'est possible à ce stade. Dans ces conditions, les projections mondiales à moyen terme de l'évolution de l'offre, de la demande, des échanges et des prix des principaux produits agricoles, halieutiques et aquacoles ne s'écartent que très peu des projections de l'an dernier.

Déficits commerciaux du secteur agricole des pays en développement

Traditionnellement, sur l'ensemble des pays en développement, le commerce agricole se soldait par un excédent net. Celui-ci a atteint sa valeur maximum de 17,5 milliards de dollars EU en 1977 (17). Depuis, les importations ont eu tendance à augmenter plus vite que les exportations. La balance commerciale du secteur agricole des pays en développement a progressivement diminué. Au milieu des années 1990, elle était plus souvent négative que positive. En 1996, déficit le plus élevé qui ait été enregistré atteignait 6 milliards de dollars (17).

Cette tendance générale masque une situation complexe, qui varie d'un produit à l'autre et d'un pays à l'autre. Le déclin massif de l'excédent net du commerce du sucre, des oléagineux et des huiles végétales, dans les pays en développement reflète une consommation et des importations croissantes dans plusieurs d'entre eux ainsi que l'impact des politiques protectionnistes des principaux pays industrialisés. Pour les denrées produites presque entièrement dans les pays en développement et consommées essentiellement dans les pays industrialisés, telles que le café et le cacao, la progression lente de la demande a entravé l'amélioration de la balance commerciale des pays en développement. Les fluctuations et, en définitive, la baisse des prix ont encore aggravé le problème (17).

Les projections à l'horizon 2030 indiquent que le déficit du commerce agricole des pays en développement va encore s'intensifier. En particulier, les importations nettes de céréales et de produits animaux vont continuer d'augmenter assez rapidement (17).

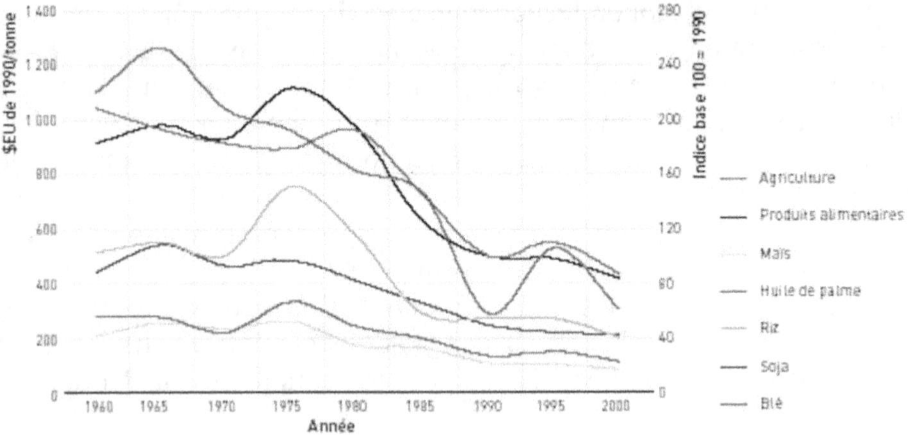

Source : Banque mondiale, 2001b (1).

Figure 52 : Prix mondiaux des produits agricoles de 1960 à 2000 (17)

Amélioration de l'état nutritionnel et régression de la sous-alimentation

Compte tenu de l'évolution prévue de la population et des revenus, on s'attend à ce que la nutrition continue à s'améliorer, bien que plus lentement qu'auparavant. La consommation alimentaire moyenne par habitant dans les pays en développement devrait augmenter de 6,3 %, passant de 2 680 kcal en 1997-1999 à 2 850 kcal en 2015 (17). Ceci équivaut à un tiers de la hausse qui s'est produite entre 1974–1976 et 1997–1999. Ce ralentissement est dû non pas à des limites de production, mais au fait que de nombreux pays ont maintenant atteint des niveaux de consommation moyens à élevés, au-delà desquels la marge d'augmentation ultérieure est plus limitée que dans le passé. De vastes pays comme la Chine, où la consommation est passée de 2 050 kcal/personne par jour au milieu des années 1970 à plus de 3 000 kcal/personne par jour aujourd'hui, ont déjà passé la phase de croissance rapide (17).

Le Sommet mondial de l'alimentation de 1996 avait fixé comme objectif de réduire de moitié le nombre de personnes sous-alimentées dans les pays en développement d'ici 2015, par rapport à la période de référence de 1990–1992. Les travaux de la FAO ont établi que la proportion de gens sous-alimentés devrait diminuer de manière significative, passant de 20 % en 1990–1992 à 11 % en 2015 et à 6 %

d'ici 2030 (17). Cependant, en nombre de personnes, il est peu probable que l'objectif du Sommet mondial de l'alimentation soit atteint. Le nombre total de personnes sous-alimentées chute de 815 millions en 1990–1992 à 610 millions en 2015 pour atteindre probablement 440 millions d'ici 2030 (17) pour s'approcher de l'objectif fixé pour 2015.
La proportion de la population mondiale vivant dans des pays où la consommation alimentaire par habitant est inférieure à 2 200 kcal/personne par jour tombera à 2,4 % seulement en 2030 (17).
La réduction du nombre de personnes sous-alimentées sera impressionnante dans certaines régions : en Asie du Sud, il pourrait chuter de 303 millions en 1997–1999 à 119 millions en 2030, alors qu'en Asie de l'Est le niveau actuel de 193 millions de personnes pourrait être réduit de moitié (17).
En Afrique subsaharienne, au Proche-Orient et en Afrique du Nord, le nombre de personnes sous-alimentées, s'il baisse, ne baissera vraisemblablement que très peu, alors que la proportion sera réduite d'environ moitié. D'ici 2030, on devrait voir dans toutes les régions, à l'exception de l'Afrique subsaharienne, une diminution du taux de sous-alimentation qui devrait se situer entre 4 et 6 %, alors qu'il varie de 9 à 24 % de nos jours. En Afrique subsaharienne, 183 millions de personnes, soit 15 % de la population, seront encore sous-alimentées à l'horizon 2030 (17). Ce chiffre reste de loin le plus élevé de toutes les régions, car il n'était que 11 millions de moins qu'en 1997–1999 (17). Le sort de l'Afrique subsaharienne reste une source de préoccupation.
Au fur et à mesure de l'accroissement des revenus, l'accès aux vivres devrait devenir plus équitable. Ceci parce que les gens pauvres consacrent une proportion élevée de leurs augmentations de revenu à l'alimentation, alors que la quantité de nourriture que les riches sont prêts à consommer ne dépasse pas un certain plafond. Cette plus grande égalité aura un impact significatif sur le nombre de personnes sous-alimentées. Dans les 44 pays où la consommation alimentaire moyenne par habitant est supérieure à 2 700 kcal/j en 2015, le nombre de personnes sous-alimentées s'élèvera, d'après les prévisions, à 295 millions (17). Mais si l'inégalité d'accès à la nourriture devait rester ce qu'elle est aujourd'hui, ce nombre serait de 400 millions (17).

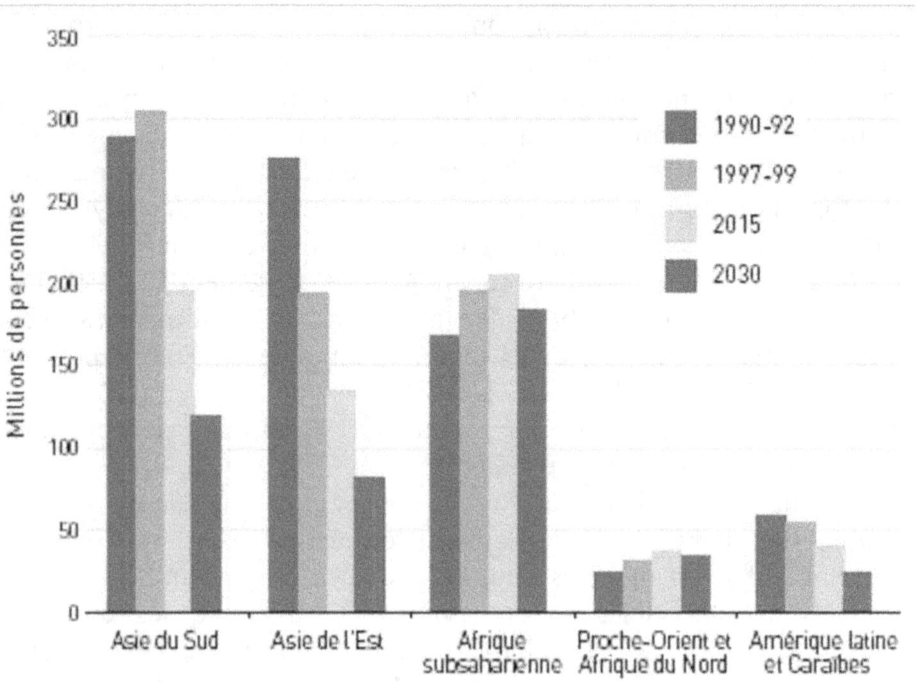

Source : Données et projections FAO (1).

Figure 53 : Nombre de personnes sous-alimentées dans les régions du monde de 1990–1992 à 2030 (17)

Transition nutritionnelle

La transition nutritionnelle est le fruit de plusieurs autres formes de transitions à savoir démographiques, alimentaires, épidémiologiques.

Transition démographique

Définitions

La **transition démographique** est le processus historique par lequel une population passe d'un régime démographique caractérisé par un taux de mortalité et un taux de natalité élevés à un nouveau régime caractérisé par un taux de mortalité puis un taux de natalité faibles.
L'observation de la transition démographique a permis aux démographes d'établir des modèles de simulation ou prospective démographique tels que ceux de l'O.N.U. pour prévoir la population future.
Parmi les premiers démographes qui ont travaillé sur cette évolution des populations des pays européens et nord-américains, s'illustrent

notamment en France Adolphe Landry, auteur de *La Révolution démographique* (1934) et sa collègue Louise Duroy, puis Frank W. Notestein aux États-Unis qui a formalisé la théorie de la « transition démographique » en 1945.

L'Institut national d'études démographiques (INED) décrit la transition démographique comme « le passage d'un régime traditionnel où la fécondité et la mortalité sont élevées et s'équilibrent à peu près, à un régime où la natalité et la mortalité sont faibles et s'équilibrent également » (1).

Pendant la transition entre les deux régimes, le taux de natalité diminue plus tardivement et lentement que le taux de mortalité, créant une première phase d'accélération de la croissance démographique et un fort taux d'accroissement naturel de la population. Dans une deuxième phase, la baisse de la fécondité devient plus rapide que la baisse de la mortalité, ce qui induit un ralentissement de la croissance naturelle.

Vers 2009, l'existence d'une corrélation négative entre fécondité et développement industriel est devenue un fait reconnu dans les sciences sociales (2).

La transition démographique correspond au passage d'un régime dit traditionnel (stade « pré-transitionnel ») caractérisé par une fécondité et une mortalité élevée à un régime démographique dit moderne, caractérisé par une fécondité et une mortalité faible.

Contexte

Le schéma de la transition démographique a été mis en place à partir d'un constat fait sur un grand nombre de pays développés. Avec le développement, le taux de mortalité s'effondre, mais le taux de fécondité ne chute que dans un second temps, d'où (pendant une période transitoire) une très vive croissance de la population. C'est le démographe français Landry, en 1909, qui parle le premier de cette révolution démographique, mais la théorie ne sera véritablement mise en forme qu'au lendemain de la seconde guerre mondiale.

L'une des questions importantes des années 1960 était de savoir si les pays en développement connaîtraient la même transition. Ce qui est aujourd'hui certain. Rétrospectivement, cela permet de relativiser tous les discours néo-malthusiens ou catastrophistes du type « bombe D » (D comme démographique). Les peuples du tiers-monde ne garderont pas longtemps leur structure démographique actuelle, eux aussi connaîtront un jour le vieillissement, et après une vive progression la population mondiale va connaître une stagnation en plateau.

Les différents stades de la transition démographique

Régime démographique traditionnel (pré-transition)
La situation ancienne (ou traditionnelle) est une situation d'équilibre, caractérisée par un fort taux de natalité et un fort taux de mortalité, dont la différence est un taux de variation naturelle en moyenne proche de zéro. Cette phase est ponctuée de nombreux pics de mortalité dus à des guerres, des épidémies ou encore des famines. Le fort taux de natalité compense à la fois ces pics de mortalité et les forts taux de mortalité infantile et générale. La majorité des pays pauvres étaient dans ce cas jusqu'au début du vingtième siècle.

Première phase de transition et baisse de la mortalité (transition amorcée)
Le taux de mortalité baisse fortement et structurellement. Les États impulsent une diminution des famines, épidémies, guerres locales par une amélioration de l'alimentation, de l'hygiène des transports et de la santé. Ils favorisent la révolution industrielle dans de nombreux pays. Cependant, le taux de natalité reste fort, voire en augmentation. Le taux d'accroissement naturel de la population, différence entre le taux de natalité et le taux de mortalité, devient de plus en plus élevé.
En Europe, la mise en place des États modernes contribue dès le XVIIe siècle et au XVIIIe siècle à la limitation des épidémies (peste : institution de quarantaines ; variole : débuts de la vaccination) et à l'atténuation des famines par l'amélioration des réseaux routiers et financiers, permettant l'acheminement et la conservation des vivres (2). En 1950, tous les pays du monde ont déjà connu cette première phase de baisse préalable et structurelle du taux de mortalité, du fait de la révolution sanitaire. L'Afrique subsaharienne voit son taux de mortalité diminuer de 35 pour mille en 1945 à 10 pour mille en 1975. Elle a l'espérance de vie à la naissance (EVN) relativement la plus faible en 1950 (36 ans) (3), mais celle-ci est cependant de dix ans supérieure à celle des sociétés traditionnelles (25 ans). En 1975 son taux de mortalité est de 2,8 %, pour un taux de natalité de 5 %, soit un taux d'accroissement naturel de 2,2 %. Ce taux d'accroissement est en moyenne de 2 % dans les pays du Sud en 1950, taux qui correspond à un doublement de la population tous les 35 ans (3).

Seconde phase de transition et baisse de la fécondité (transition avancée)

Le taux de mortalité continue à baisser mais plus lentement. En conséquence, le nombre de naissances correspondant au remplacement des générations devient plus faible. En liaison avec les progrès de l'éducation, le changement des mentalités, des conditions et des structures socio-économiques, le taux de natalité se met alors à décroître. Le maximum du taux d'accroissement naturel est atteint au début de cette deuxième phase. Puis, le taux de natalité baisse plus fortement, ce qui implique une décélération du rythme d'accroissement naturel de la population.

À la fin du XVIIIe siècle en France, premier pays européen où s'observe une baisse significative de la fécondité, Emmanuel Le Roy Ladurie, cité par Chesnais J.-C., constate « *une attitude nouvelle vis-à-vis du couple, de la femme plus respectée, de l'enfant valorisé donc plus rare, de la propriété enfin de plus en plus conçue comme ce qui doit être divisé le moins possible, dans un système de valeurs issues de la bourgeoisie qui commencent à se répandre dans les campagnes sous l'influence de l'alphabétisation* » (4). Le sociologue Daniel Bertaux émet aussi l'avis que « l'hypothèse la plus vraisemblable est que l'accession à la propriété privée de la terre a freiné la démographie paysanne » (4). La densité utile de la France est alors relativement élevée en Europe et de nouvelles idées rationnelles et démocratiques se répandent (siècle des Lumières, révolution française).

À la fin du XIXe siècle, d'autres pays aujourd'hui développés, ayant beaucoup accru leurs populations malgré l'émigration massive et connaissant une crise économique après 1873, entament leur transition de la fécondité. D'autres facteurs ont influé selon Jean-Claude Chesnais (4) cette transition à savoir l'alphabétisation de masse entraînant le déclin progressif des idéologies natalistes traditionnelles, l'industrialisation et le travail des femmes. Daniel Noin (5) insiste sur l'amélioration de la condition féminine et l'essor de mouvements démocratiques et féministes. Adolphe Landry avance la thèse de la capillarité sociale, à savoir la tendance à l'imitation de comportements de procréation des classes sociales aisées, ce qui induit progressivement une restriction des naissances (6).

À partir de 1950, les pays en développement connaissent à leur tour une baisse rapide de la mortalité et donc une croissance accélérée de leur population. C'est lorsque l'espérance de vie à la naissance, qui est de 25 ans dans les sociétés traditionnelles, approche les 50 ans, ou quand la mortalité infantile, qui est de 300 à 400 ‰ dans les sociétés traditionnelles devient inférieure à 150 ‰ que le déclenchement de la baisse de la fécondité s'opère généralement (4). Cet ajustement de la fécondité est qualifié de structurel s'il est durable et d'au moins 10 %. Il est généralement rapide et a lieu pour l'essentiel entre 1960 et 2000 pour la grande majorité des pays d'Asie, d'Amérique latine, d'Afrique du Nord et d'Afrique australe, et entre 1980 et 2015 pour ceux de l'Afrique intertropicale. En conséquence, la très grande majorité de ces pays connait actuellement un fort ralentissement de leur croissance démographique (dernier acte de la seconde phase de la transition démographique) (4).

L'indicateur conjoncturel de fécondité, qui correspond à la somme des taux de fécondité par âge d'une année, ou Indice synthétique de fécondité (ISF peut être interprété comme le nombre moyen d'enfants par femme. Il est passé d'environ 6 ou 7 enfants par femme dans les sociétés traditionnelles à 2,4 en 2019 pour la population mondiale. Pour les pays en développement, il est passé de 6,1 en 1963 à 2,6 en 2019, soit –60 % (1). En Asie et en Amérique latine, l'Indice synthétique de fécondité passe en moyenne de 6 enfants par femme en 1960 à 2,1 en 2019 (le niveau de remplacement des générations) (8). Seule l'Afrique a un indice encore élevé de 4,4 enfants par femme en 2019, mais la moitié du chemin entre 6,8 et 2,1 a été déjà parcourue.

En 2019, 82 % de la population mondiale vit dans des pays où l'ISF est inférieur ou égal à 3 (transition quasi terminée) et près de 94 % de la population mondiale en 2019 vit dans des pays dont l'indice synthétique de fécondité est inférieur à 5 enfants par femme (transition de la fécondité bien amorcée) contre environ 25 % en 1960 (8). Les derniers 6 % vivent dans des pays qui ont initié le plus tardivement cette transition de la fécondité. Ce sont quelques pays les moins avancés d'Afrique subsaharienne le plus souvent handicapés par des guerres, ayant une espérance de vie à la naissance inférieure ou proche de 60 ans et un taux d'alphabétisation des adultes inférieur à 50 % en 2015 (15). Compte tenu de la structure par âge très jeune et de la fécondité encore relativement élevée, la population de l'Afrique subsaharienne devrait doubler environ de 2019 à 2050 (9).

La durée de la baisse de la fécondité d'environ six jusqu'à moins de trois enfants par femme a été relativement lente dans les pays développés. Cette durée de baisse de la fécondité a été en général beaucoup plus rapide dans les pays en développement un siècle après. Les données ci-dessous indiquent une grande diversité de situations et de facteurs d'explication.

Régime démographique moderne (post-transition)

On observe dans cette phase des taux de natalité et de mortalité faibles. La mortalité est à peu près égale d'une année à l'autre et la régulation de la population se fait désormais par la natalité qui connaît des fluctuations (pendant le régime traditionnel, c'était la mortalité qui avait ce rôle régulateur).

Un grand nombre de pays d'Europe de l'Est et du Sud ainsi que le Japon connaissent à partir des années 1990 un déficit démographique naturel ou taux de variation négatif. Le démographe Roni Lestaeghe a qualifié cette évolution de « seconde transition démographique », alors que Jean-Claude Chesnais la qualifie de « post-transition démographique ». L'accélération du vieillissement s'accompagne à terme d'une diminution de la population.

Plus largement, environ 50 % de la population mondiale vit en 2019 dans des pays ayant un indice synthétique de fécondité inférieur ou égal à 2,1 enfants par femme (15). Il s'agit de toute l'Europe, l'Amérique du Nord et l'Asie de l'Est, ainsi que depuis très récemment 40 % de la population d'Asie du Sud-Est (Thaïlande, Vietnam, Malaisie et Birmanie), 44 % de celle d'Asie occidentale (Turquie…), 14 % de celle d'Asie du Sud (Bangladesh, Népal, Iran, mais l'immense Inde est à 2,2), 69 % de celle d'Amérique latine (Brésil, Mexique, Colombie…).

Les pays qui viennent d'atteindre le seuil de 2,1 enfants par femme (hors Asie de l'Est et Europe) verraient leur population croître jusqu'en 2050, mais modérément, du fait d'une structure par âge qui reste jeune. L'indicateur de développement humain (IDH) a augmenté en général très significativement depuis plusieurs décennies dans les pays en développement concernés.

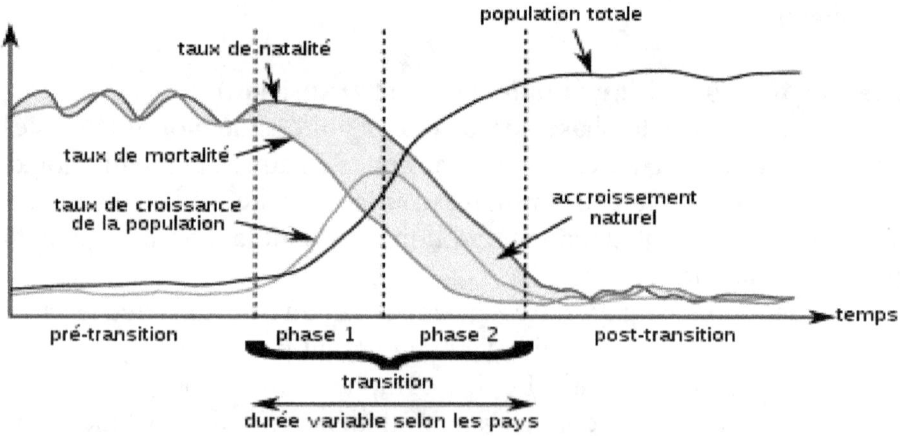

Source : Jean-Claude Chesnais, *La Transition démographique*, 1995 in *Wihipedia.org/transition nutritionnelle*

Figure 54 : Les différentes phases de la transition

Facteurs des profils de transition

Trois facteurs notamment sont significatifs selon Jean-Claude Chesnais (4,7).

- **La période** de démarrage de la baisse de la fécondité, qui va de 1760 en France jusqu'à 2015 pour le dernier pays le Niger ;
- **La durée** très variable de la transition jusqu'à l'indice de fécondité de remplacement (2,1 enfants par femme) : elle varie de deux siècles et demi en Suède (6), un peu moins en Angleterre (11) alors que la Corée du Sud l'a réalisée en 60 ans (12) ;
- **La hauteur** maximale, le taux de croissance démographique maximal obtenu lors d'une décennie qui est plus élevé dans les pays en développement.

Les premiers pays à avoir connu la transition démographique sont les pays d'Europe occidentale et l'Amérique du Nord. Cette transition s'est ensuite diffusée progressivement dans les autres pays d'Europe, au Japon, puis dans les pays en développement (Asie moins le Japon, Afrique, Amérique latine).

Les profils de transition des pays en développement sont différents de ceux desdits pays développés en raison : i) de leur démarrage est plus tardif ; en 1950, leur indice synthétique de fécondité est supérieur à 5 (sauf Argentine – Uruguay) ; ii) ensuite leur transition est en moyenne plus « haute » du fait que depuis 1950 de pics de croissance démographique décennaux le plus souvent supérieurs à 2 % par an et assez souvent à 2,5 %, voire 3 ou 4 % par an ; iii) enfin la durée de leur transition est plus brève.

Les facteurs explicatifs

L'explication de la baisse du taux de mortalité est globalement simple et universelle. Si elle a été aussi forte dans les pays en développement, c'est en partie grâce aux progrès dans les domaines de la médecine, de la lutte contre les maladies notamment infectieuses (antisepsie, vaccination, chirurgie) et des progrès enregistrés dans le domaine pharmaceutique. L'explication de la baisse du taux de natalité par contre est plus délicate. Elle peut résulter de la baisse de la mortalité, notamment infantile. Avec la baisse du taux de mortalité périnatale, le taux de fécondité baisse quasi naturellement. Il faut donc moins de grossesses pour un nombre d'enfants vivant équivalent.

Par ailleurs, le recul de l'agriculture familiale implique des besoins inférieurs en main d'œuvre. À la campagne, l'enfant est une charge, mais aussi rapidement, un facteur de production. À la ville, il est d'abord une charge. On constate donc que l'urbanisation s'accompagne souvent d'une réduction rapide de la fécondité, accentuée par la promiscuité et des conditions de vie urbaines.

Les méthodes contraceptives, l'éducation et le travail des femmes se développent sont également des facteurs qui ont contribué à la baisse de la natalité. Dans certains pays, les politiques de limitation des naissances ont été mises en place, soit de façon incitative, soit de façon coercitive (campagnes de stérilisation en Inde, politique de l'enfant unique en Chine…).

La transition démographique et la sortie de la théorie malthusienne s'expliquent principalement par l'accélération du progrès technologique et des gains de productivité.

Par exemple, certains modèles de croissance endogène montrent un processus en boucle tel que :

- le progrès technique augmente la rentabilité de l'investissement en capital humain (moins d'enfants mais mieux élevés), d'où la demande de scolarisation croissante à partir de la seconde moitié du XIXe siècle ;
- l'amélioration de la formation du capital humain a un effet d'entraînement sur la productivité et le progrès technique ;

- l'accélération du progrès technique entraîne l'allégement de la contrainte budgétaire sur les ménages qui peuvent consacrer plus de moyens au profit des enfants.

Transition sociodémographique et progrès économique ralentis en Afrique subsaharienne

Le maintien de taux de natalité et de croissance démographique élevés pendant une longue période accroît la part de l'investissement démographique, défini comme nécessaire au simple maintien du niveau de vie par habitant et ceci au détriment de l'investissement économique par habitant qui permet la hausse du niveau de vie, selon la distinction d'Alfred Sauvy (13).

Certains pays d'Afrique subsaharienne ont connu plusieurs décennies de relative stagnation et parfois une période de baisse de leur Produit national brut (PNB) par habitant. Par exemple si un pays d'Afrique subsaharienne a eu en moyenne une croissance démographique de 3 % par an pendant 30 ans (1970–2000), ce qui veut dire qu'il a plus que doublé sa population. L'investissement de remplacement ou amortissement économique, le simple entretien du capital technique, absorbe environ 8 % du PIB par an. Il faut y ajouter le taux d'investissement démographique qui est égal approximativement à 3 fois le taux de croissance démographique, ce qui correspondrait à 9 % de son PIB. Le taux d'investissement global étant compris, généralement dans les pays subsahariens, entre 15 et 20 % du PIB, on comprend que le taux d'investissement net qui permet la croissance économique par habitant, l'investissement brut y compris l'amortissement économique, diminue, alors la croissance démographique diminue, voire est pratiquement nulle pendant cette période de croissance démographique très rapide. Ceci contribue à expliquer la relativement faible croissance moyenne du PIB par habitant dans cette région subsaharienne depuis 1960.

Corrélation démographique et économie dans les pays en voie de développement

Après 1970, une corrélation négative significative entre les taux de croissance démographique et économique par habitant pour les pays en développement a été observée.

La corrélation négative entre le taux de croissance annuel moyen de la population (p) et le taux de croissance annuel moyen du PIB par habitant (g) est forte et significative depuis que la baisse de la fécondité est importante dans la majorité des PED dès 1965–1970, particulièrement à partir de 1970–1980 (14). Elle l'est encore davantage pour les trois régions à revenu faible en début de période (1965–2015) que sont l'Asie de l'Est, l'Asie du Sud et l'Afrique subsaharienne (14). En 2019, ces trois régions représentent à elles seules plus des deux tiers de la population mondiale et plus de 80 % de la population des pays en développement.

Cette corrélation est moins nette pour les régions à revenu intermédiaire depuis 1965 (Amérique latine, Afrique du Nord, Moyen-Orient), car leur PNB par habitant varie aussi fortement en fonction des prix et de la demande des produits primaires.

La corrélation négative des taux de croissance démographique annuels *(p)* et des taux de croissance économique annuels par habitant et par an (*g* = *growth*) est donc élevée et significative, pour ces trois régions. Les écarts pour ces deux indicateurs sont en effet très importants depuis 1965–1970 (15). En Asie de l'Est, le fort ralentissement de la croissance démographique (*p* = environ 1,3 % par an en moyenne de 1970 à 2020 et 0,4 % en 2019) a favorisé une forte accélération de la croissance économique par habitant (*g* = environ 5 à 6 % par an). À l'opposé, en Afrique subsaharienne, la croissance démographique forte et prolongée (*p* = 2,8 % par an en moyenne depuis 1970 et en 2019) s'est accompagnée d'une croissance économique par habitant très faible (g = environ 1 % par an et par habitant). L'Asie du Sud a des performances intermédiaires : (*p* = 2,1 % par an en moyenne et 1,2 % en 2019, et g = environ 3 % par an depuis 1970 et plus de 4 % par an depuis l'an 2000). Le calcul des taux de croissance des PIB par habitant aboutit à des différences très élevées au bout de cinquante ans (1965–2015) entre ces trois régions majeures, respectivement une multiplication environ par 15 en Asie de l'Est, par 4,5 en Asie du Sud et par 1,8 en Afrique subsaharienne. Dans le même temps, la population double en Asie de l'Est, triple en Asie du Sud et plus que quadruple en Afrique subsaharienne. Une croissance démographique ralentie est favorable au développement économique. Le pouvoir d'achat moyen augmente à peu près parallèlement au PNB par habitant.

Les transitions sociodémographiques et économiques sont donc accélérées en Asie de l'Est, intermédiaires en Asie du Sud et fortement ralenties en Afrique subsaharienne. En conséquence la diminution du taux de pauvreté de la population a été très élevée en Asie de l'Est, beaucoup plus lente en Asie du Sud et très faible en Afrique

subsaharienne. Les taux de pauvreté dépendent aussi de l'histoire et des choix socio-politiques de chaque pays.
De plus ces régions devront affronter dans la période qui vient, le défi écologique (maintien d'un capital naturel suffisant). L'alimentation émet en effet plus de **13 milliards de tonnes d'équivalent CO_2** dans le monde par an, soit **26 % des émissions totales** (16). L'urgence climatique ne peut donc pas se passer de la maitrise des émissions dues à ce secteur. En regardant cela de plus près, on voit que les plus gros émetteurs de gaz à effet de serre sont l'élevage et la pêche.

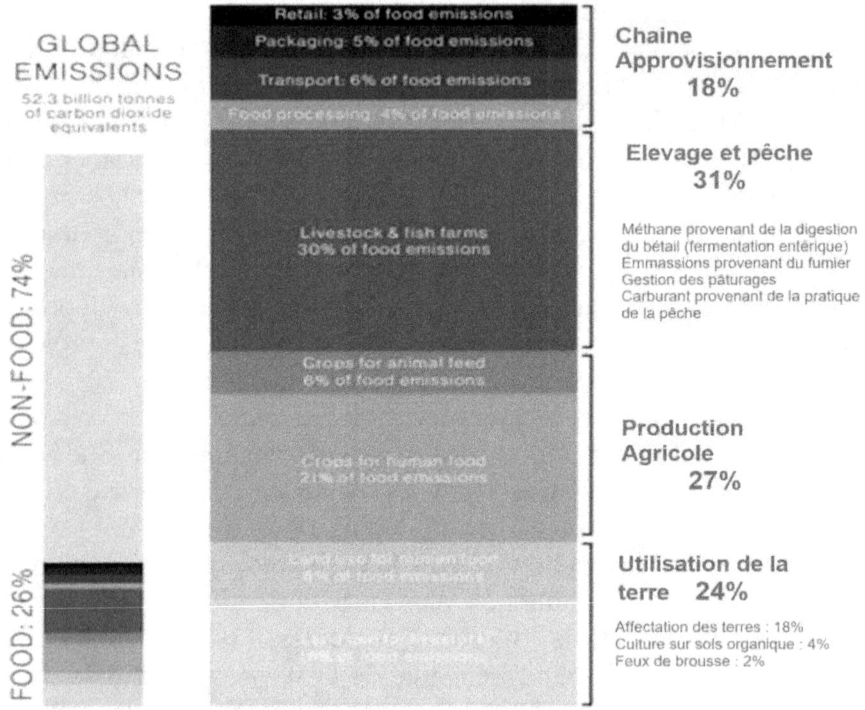

Source : Poore J, & Nemecek, T. (2018). Reducing food's environmental impact through producers and consumers. Science, 260(6392), 987-992

Figure 55 : Les émissions de gaz à effet de serre provenant de la chaîne alimentaire au niveau mondial (1)

En résumé, les divergences des dynamiques de population des régions en développement depuis 1960 s'expliquent pour l'essentiel par les sentiers différents de transition de la fécondité. Cette fécondité dépend à son tour principalement d'une part de variables sociales, éducatives et économiques qui peuvent être approchées par l'IDH ajusté selon la répartition du revenu et en fonction des disparités entre les sexes et,

d'autre part, elle dépend aussi de variables géographiques, écologiques, historiques, idéologiques et politiques qui peuvent être approchées schématiquement par les indicateurs de densité utile, de taux d'utilisation de la contraception. Cette dynamique de la transition sociodémographique influe aussi fortement sur celle du développement économique durable.
La transition est un modèle d'évolution, un modèle général de compréhension, elle ne s'est pas effectuée partout au même moment, ni selon le même rythme, ni pour les mêmes raisons. Le phénomène a débuté à la fin du XVIIIe siècle en Europe du Nord-Ouest, s'est étalé sur deux siècles et s'est achevé aujourd'hui dans tous les pays de l'OCDE. Ceux-ci sont donc caractérisés par un taux accroissement naturel faible et des générations imparfaitement renouvelées. Le recours à l'immigration permet toutefois une croissance de la population, parfois vive (Australie, Israël, Canada…). Au contraire, dans les pays en développement, la transition a démarré tardivement, dans les années 1940/1960 (selon les continents), et se déroule à un rythme extrêmement rapide, ce qui a conduit temporairement à des croissances démographiques explosives. Celles-ci sont en ralentissement aujourd'hui, mais certaines restent fortes. Il est ainsi possible de distinguer deux modèles généraux, eux-mêmes divisés en une grande variété de situations.

Références

1. Lexique : Transition démographique, Ined, sur *ined.fr* (consulté le 26 décembre 2019).
2. MYRSKYLÄ M., KOHLER HP. et BILLARI FC., « Advances in development reverse fertility declines », *Nature*, 460, 2009, p. 741–3.
3. WILLEMS M. et TABUTIN D., « Indicateurs démographiques et sociaux pour 115 pays du Sud de 1950 à 1990 », *Chaire Quételet*, 1992.
4. CHESNAIS JC., La Transition démographique, Ined–PUF, juillet 1986, 580 p., chap. 8 : « Profils de transition démographique », p. 219–272.
5. NOIN D., Atlas de la population mondiale, Paris, Reclus, Éd. La Documentation française, 1991, 160 p.
6. LANDRY A. « Lexique INED » sur *ined.fr* (consulté le 26 décembre 2019).

7. CHESNAIS J.C., La Transition démographique, Paris, INED–PUF, 1986, 580 pp : 516–525.
8. Division de la population des Nations unies, « World Population Prospects: the 2019 Revision », *Biannuel*, 2019.
9. PISON G., « Tous les pays du monde (2019) », *Population et Société* n°°569, septembre 2019.
10. Le changement caché du système démographique suédois à « l'Époque de la Grandeur », cairn.info, 2001.
11. VALLIN J. et CASELLI G., « Quand l'Angleterre rattrapait la France », *Population et Sociétés*, Ined, n° 346, mai 1999.
12. CALDWELL J., « The course and causes of fertility decline », *International Conference on Population and Development*, Le Caire UISP, 17, p. 1994
13. SAUVY A., *Éléments de démographie*, Paris, PUF, 1976, 393 p.
14. OMINAMI C., *Le Tiers-monde dans la crise*, Paris, Éd. La Découverte, 1992.
15. Banque mondiale, « World Bank Indicators », sur *donnees.banquemondiale.org*, décembre 2019, consulté le 22 octobre 2021.
16. POORE J. et NEMECEK T. « Reducing Food's Environmental Impact Through Producers and Consumers », *Science*, 260, 2018, 987–992.
17. FAO, « Les perspectives à long terme », https://www.fao.org/3/ consulté le 1er novembre 2021.

Transition alimentaire

Concept et définition

Le concept a d'abord été utilisé par les nutritionnistes pour marquer un changement dans le régime alimentaire des individus qui substituent de manière croissante des produits d'origine animale aux produits d'origine végétale dans les régimes alimentaires des populations dont le niveau économique augmente (1).

La transition alimentaire désigne aujourd'hui un concept beaucoup plus ample, qui concerne l'ensemble des acteurs des systèmes alimentaires, de la semence à l'assiette et du verre au consommateur. La transition alimentaire recoupe les objectifs du développement durable de l'ONU dans trois grands domaines (1, 2) :

- la santé, par l'assurance d'une sécurité alimentaire et nutritionnelle pour tous ;
- le développement économique, par la création d'emplois, notamment dans les régions rurales ;
- la préservation des ressources naturelles (terres, eau, biodiversité, climat).

La transition alimentaire désigne le processus par lequel une société modifie en profondeur sa manière de produire et consommer des aliments.

Le terme est utilisé par analogie avec la transition énergétique, la transition écologique ou encore la transition démographique.

Dans les années 2010, le terme de transition alimentaire était utilisé de façon grandissante dans le débat public pour désigner les attentes ou les efforts entrepris par les différents acteurs de la chaîne de valeur (producteurs, transformateurs, distributeurs, consommateurs, autorités publiques) pour respecter davantage l'environnement, améliorer le statut nutritionnel des aliments, développer les produits bio et frais, produire dans des conditions permettant une plus grande équité entre les acteurs des filières.

Usage et popularité de la notion

Le concept de transition alimentaire se recoupe en partie avec celui de transition écologique (préservation des ressources naturelles par les acteurs du système agroalimentaire (3), de transition énergétique (bilan carbone du système agroalimentaire) et de transition démographique (adaptation de l'alimentation au vieillissement de la population dans certaines sociétés).

Il emprunte également au modèle de transition nutritionnelle défini par Barry M. Popkin en 1993 (4, 5). Le concept de transition alimentaire est généralement posé en réponse à une diversité d'enjeux :

- L'accès régulier de l'ensemble de la population mondiale à une alimentation saine, nutritive et suffisante en quantité (insuffisant pour 2 milliards de personnes, selon l'Organisation mondiale de la santé) (6) ;
- Le gaspillage alimentaire (un tiers de la production alimentaire étant perdue chaque année, selon l'Organisation des Nations unies pour l'alimentation et l'agriculture (7) ;
- L'épuisement des ressources naturelles (8) ;
- L'insécurité alimentaire, concernant une personne sur quatre dans le monde (6) ;
- La hausse de l'obésité dans le monde (6) ;

- La baisse de rendement des terres agricoles, la hausse de la pollution, la difficulté des agriculteurs à vivre de leur travail.

L'enjeu est aussi celui de l'impossibilité de la généralisation des modèles alimentaires des pays occidentaux (davantage consommateurs de produits d'origine animale) à l'ensemble de la planète, sans poser de multiples problèmes sanitaires, économiques, socio-culturels ou environnementaux (9). Le concept est parfois entendu comme un changement du régime alimentaire d'une population, vers une alimentation plus équilibrée, moins riche en lipides, en glucides ou encore en protéines animales. Les deux premiers critères étant généralement consensuels et le troisième très controversé (9, 10). Il se rapproche plus de la notion d'alimentation durable.

Bref historique de la transition alimentaire

La transition alimentaire en cours depuis le début du XXe siècle et constitue la cinquième vécue par l'Humanité (11).

Quatre premières transitions alimentaires

La première transition alimentaire a lieu il y a environ 400 000 ans, lorsque l'Homo sapiens commence à utiliser le feu pour préparer les repas. La deuxième est caractérisée par la domestication de certaines espaces animales et végétales, il y a 12 000 ans en Mésopotamie ; la troisième est marquée par la division du travail entre agriculteurs, transformateurs et commerçants, il y a environ 5 000 ans, dans plusieurs grandes cités du monde comme Babylone.

La quatrième transition alimentaire est datée du milieu du XIXe siècle en Amérique du Nord et du début du XXe siècle en Europe et a pour caractéristique l'industrialisation et l'intégration de l'alimentation dans un système économique établi et organisé autour de la production, de la transformation et de la distribution des aliments (11).

Cinquième transition alimentaire

La cinquième transition alimentaire commence au début du XXIe siècle. Elle résulte d'une demande croissante des consommateurs des pays développés et émergents, en réaction aux impacts perçus négativement du modèle agro-industriel. La demande de qualité concerne les dimensions sanitaire, organoleptique, nutritionnelle, sociale et culturelle (11).

Les manifestations concrètes de la transition alimentaire incluent :

- le développement et l'engouement pour les produits bio ;

- les applications numériques de diagnostic nutritionnel, ou encore de réduction du gaspillage alimentaire ;
- la critique croissante de la viande et la montée en puissance des régimes alimentaires basés sur les protéines végétales (végétarisme[7], véganisme[8]…).

Les grandes évolutions de la transition alimentaire sont très diverses : les acteurs de la filière citent le lien alimentation–santé, le végétal, le bio, le développement durable, le bien-être animal, la juste rémunération, la refonte des recettes pour plus d'équité. Les améliorations attendues de l'industrie agroalimentaire dans le domaine de la transition alimentaire concernent principalement l'aspect santé des produits : aliments frais, plus naturels, moins transformés et sans conservateurs. Cette dimension de la transition alimentaire est la plus attendue des consommateurs. Dans le domaine de l'agriculture, les innovations en faveur de la transition alimentaire reposent sur des techniques agroécologiques et numériques. La technique du couvert végétal a, en particulier, un impact favorable à la fois sur le bilan carbone et sur la fertilité des sols.

Références

1. « RAPPORT : Transition alimentaire : pour une politique nationale et européenne de l'alimentation durable orientée vers les consommateurs, les filières et les territoires | Académie d'Agriculture de France », sur www.academie-agriculture.fr, in https://fr.wikipedia.org/wiki/Transition _alimentaire, consulté le 24 octobre 2021.
2. Contributeur, « Transition alimentaire : vers la sobriété savoureuse », sur La Fabrique écologique, 27 juillet 2018, in https://fr.wikipedia.org/wiki/Transition _alimentaire, consulté le 24 octobre 2021.
3. « Sans transition alimentaire, pas de transition écologique », sur Reporterre, le quotidien de l'écologie, in https://fr.wikipedia.org/wiki/Transition alimentaire, consulté le 24 octobre 2021.

---

[7] **Le végétarisme** est une pratique alimentaire qui exclut la consommation de chair animale. Elle est associée à la cuisine végétarienne. Les adeptes de cette méthode sont appelés **végétariens**.

[8] **Le véganisme.** À l'intérieur du végétarisme, il y a une pratique alimentaire plus stricte, excluant la totalité des produits d'origine animale appelée végétarisme. Dans sa définition la plus large, l'ovo-lacto-végétarisme comprend les produits animaux tels que les œufs, le lait, les produits apicoles, et leurs produits dérivés mais aussi certains produits végétaux, minéraux. Les adeptes de cette forme plus stricte sont dits **végétaliens**.

4. « *Transition alimentaire — Géoconfluences* », sur geoconfluences.ens-lyon.fr, in https://fr.wikipedia.org/wiki/Transition alimentaire, consulté le 24 octobre 2021.
5. SCALBERT A., « La transition nutritionnelle », INRA Clermont-Ferrand, 2003, in https://fr.wikipedia.org/wiki/Transition _alimentaire, consulté le 24 octobre 2021.
6. WHO, « *La faim ne diminue toujours pas dans le monde depuis trois ans et l'obésité est toujours à la hausse – Rapport des Nations unies* », sur www.who.int, in https://fr.wikipedia.org/wiki/Transition _alimentaire, consulté le 24 octobre 2021.
7. « Chaque année, 1,3 milliard de tonnes de nourriture gaspillée », *Le Monde,* 16 octobre 2014, in https://fr.wikipedia.org/wiki/Transition _alimentaire, consulté le 24 octobre 2021.
8. « *À partir d'aujourd'hui, l'humanité vit à crédit* », *Le Monde,* 29 juillet 2019, in https://fr.wikipedia.org/wiki/Transition _alimentaire, consulté le 24 octobre 2021.
9. « Transition alimentaire : pourra-t-on éviter le grand carnage ? », *Agrobiosciences*, 7 janvier 2015, in https://fr.wikipedia.org/wiki/Transition alimentaire, consulté le 24 octobre 2021.
10. FRIOUX D., HARDY A., PECH T. et VINCENT M., « La viande au menu de la transition alimentaire », *Terra Nova,* 23 novembre 2017, in https://fr.wikipedia.org/wiki/Transition _alimentaire, consulté le 24 octobre 2021.
11. Groupe de travail « Transition alimentaire, filières et territoires », « Transition alimentaire : pour une politique nationale et européenne de l'alimentation durable orientée vers les consommateurs, les filières et les territoires », Académie d'agriculture de France, 2 octobre 2019, p. 11, in https://fr.wikipedia.org/wiki/Transition alimentaire, consulté le 24 octobre 2021.

Transition nutritionnelle

Le concept de transition nutritionnelle, popularisé par Barry Popkin au début des années 1990 (1), vise à améliorer notre compréhension des causes et des conséquences des changements de régime alimentaire qui

accompagnent la croissance économique. L'idée de transition a d'abord été utilisée par les démographes, puis par les épidémiologistes, pour caractériser les périodes pendant lesquelles des populations passent d'un état à un autre. La transition démographique désigne la transformation de la dynamique d'évolution d'une population qui passe d'une situation où la fertilité et la mortalité sont élevées à un état où les deux sont basses. La transition épidémiologique caractérise le passage d'une situation où prévalent les maladies infectieuses à un état dans lequel les maladies chroniques et dégénératives sont dominantes. La notion de transition nutritionnelle reprend l'idée de changement d'état et l'applique à l'alimentation. En outre, le concept de transition fournit un cadre global qui permet d'analyser les relations entre la transformation du régime alimentaire et les évolutions de la démographie et des pathologies qui y sont associées.
À la différence des pays industrialisés, où la transition épidémiologique a été marquée par l'émergence du niveau des maladies non transmissibles et accompagnée d'une chute marquée de la morbidité, des maladies infectieuses et de la mortalité (1), les pays du Sud, depuis une trentaine d'années, font non seulement face aux maladies chroniques (2) telles que l'hypertension et le diabète, mais en plus cumulent ces dernières aux pathologies carentielles et infectieuses déjà présentes (3). Ces changements dans le profil des maladies, habituellement rencontrées dans les pays en développement, sont associés à des changements de comportement, de mode de vie, d'alimentation, du manque d'activité physique, du tabagisme et de la consommation d'alcool (4). L'Organisation mondiale de la santé (OMS) estime que les maladies non transmissibles (MNT) sont responsables de 60 % des décès et 47 % de la charge mondiale de morbidité (5). Le surpoids et l'obésité sont des facteurs majeurs dans l'apparition du syndrome métabolique, du diabète, de l'hypertension, des maladies cardiovasculaires et des problèmes rhumatologiques (6, 8), l'OMS parle d'épidémie mondiale (10). La Fédération mondiale de l'obésité estime qu'en 2010 on compterait plus d'un milliard d'adultes en surpoids et 475 millions d'obèses dans le monde (10). Cette obésité est marquée par des maladies transmissibles et non transmissibles, avec prédominance chez les enfants de moins de 5 ans, des maladies diarrhéiques et des infections respiratoires aiguës (IRA), aggravées par la malnutrition et une augmentation des maladies chroniques (9, 10). La coexistence de la sous-nutrition et de la surnutrition caractérise la transition

nutritionnelle et une double charge nutritionnelle (3) dont souffrent les pays en développement.

La transition nutritionnelle dans le monde (1)

Qu'elle soit précoce en France ou en Angleterre, ou un peu plus tardive dans les pays du sud de l'Europe, la transition alimentaire arrive à son terme au cours de la seconde moitié du XXe siècle dans la plupart des pays développés (1). Ce sont maintenant les économies en développement qui connaissent des transitions nutritionnelles de plus en plus rapides. Les travaux, réalisés sur la base des enquêtes de la FAO, ont permis de caractériser ces régularités nutritionnelles qui accompagnent le développement économique.

À partir des enquêtes réalisées à la fin des années 1930 dans 70 pays, Cépède et Lengellé (12) montrent que la satisfaction quantitative des besoins est recherchée en premier lieu à travers la consommation d'aliments « bon marché », comme les céréales et les tubercules, que viennent compléter les corps gras, puis le sucre, et enfin la viande et le lait au fur et à mesure de l'élévation du niveau de vie. Ces aliments plus « coûteux » se substituent aux premiers dès que la satiété globale est atteinte, accélérant ainsi l'évolution de la structure de la ration alimentaire. Sur la base d'observations recueillies au début des années soixante dans 85 pays, Périssé J. *et al.* (13) ont systématisé ces observations et ont établi des corrélations entre la structure de la ration calorique en termes de nutriments et le revenu par tête.

Ces corrélations montrent que la croissance du revenu s'accompagne d'une très forte augmentation de la part des lipides (seuls les lipides liés d'origine végétale régressent), d'une baisse de la part des glucides (l'accroissement de la consommation des produits sucrés ne compensant pas la baisse de la consommation des céréales) et enfin d'une stabilité de la part des calories protéiques (la consommation croissante de protéines d'origine animale compensant exactement la baisse de la consommation des protéines d'origine végétale).

L'analyse économique des données agronomiques et nutritionnelles permet de comprendre les mécanismes par lesquels nos sociétés sont passées de la pénurie à l'abondance. À travers la hausse de la productivité agricole et la baisse continue des prix alimentaires réels, la consommation peut augmenter puis se diversifier à travers le jeu des prix relatifs.

Le contexte d'abondance, qui prévaut aujourd'hui dans certains pays du Sud, montre que la limite des ressources et la sous-alimentation restent préoccupantes. À cela s'ajoutent de nouvelles préoccupations liées à la différenciation des produits, à la qualité de l'alimentation et à l'impact des comportements alimentaires sur la santé des populations. Parmi les nombreuses questions qui se posent aujourd'hui en matière d'alimentation, nous retiendrons les deux qui paraissent les plus opposées, la persistance de la sous-alimentation et le développement de l'obésité, deux défis majeurs qui illustrent parfaitement le fardeau de la malnutrition.

Mécanismes de la transition nutritionnelle

Historiquement, les premières transitions nutritionnelles ont concerné les populations qui ont évolué d'une alimentation de chasseurs-cueilleurs vers une alimentation de pasteurs ou d'agriculteurs. Plus près de nous, l'industrialisation de la production alimentaire et le développement des échanges ont provoqué des évolutions nutritionnelles de grande ampleur qui se sont manifestées très progressivement dans les pays occidentaux, avant de se généraliser de plus en plus vite à la plupart des pays du monde, et en particulier aux pays en développement économique rapide. Cette accélération des changements du régime alimentaire distingue les transitions nutritionnelles actuelles de celles qui les ont précédées. De nombreux nutritionnistes voient là un facteur explicatif majeur de l'augmentation rapide de la prévalence du surpoids, de l'obésité et des maladies chroniques non transmissibles (diabète, maladies cardio-vasculaires).

Les déterminants essentiels des transitions nutritionnelles sont à rechercher du côté des conditions d'accès à la nourriture, qui dépendent de l'évolution des moyens de production et d'échange elle-même liée à la croissance économique. Dans tous les pays du monde, le développement économique s'accompagne d'une augmentation des disponibilités alimentaires et d'une baisse de leur coût, alors que les dépenses énergétiques des individus diminuent. Parallèlement, la composition nutritionnelle de la ration alimentaire se modifie profondément du fait de la consommation croissante des produits d'origine animale, des graisses saturées, des sucres, et du sel, et de la diminution de la consommation des aliments riches en fibres.

Les pays occidentaux et ces tendances sont à l'œuvre depuis la révolution industrielle, et l'on sait maintenant que les régimes alimentaires évoluent de façon prévisible sous l'effet conjoint de déterminants économiques et nutritionnels puissants. Les caractéristiques de cette évolution sont identiques dans la plupart des pays, mais la périodisation et le rythme changent en fonction des histoires nationales spécifiques. En France, par exemple, cette évolution s'est produite en deux temps : tout d'abord un accroissement continu de la ration calorique sans changement de sa structure, puis une transformation très profonde de la composition nutritionnelle de la ration du fait de la baisse de la consommation des céréales, des féculents et des légumes secs, et de la hausse de la consommation des produits animaux, des fruits et légumes, des corps gras, et du sucre. Cette évolution s'est déroulée tout au long des XIXe et XXe siècles. À titre de comparaison, la Chine est en train de connaître une évolution d'une ampleur comparable, superposant les deux étapes, en moins de 50 ans.

Accélération et généralisation des transitions nutritionnelles

L'accélération des transitions nutritionnelles dans les pays en développement augmente la prévalence et les conséquences des pathologies d'origine alimentaire en contrariant les mécanismes de régulation biologique. Elle débouche sur la coexistence de la sous-alimentation et de la suralimentation dans les mêmes populations, un phénomène qualifié de « double fardeau de la malnutrition » lors de la conférence internationale sur la nutrition organisée par la FAO et l'OMS en 1992. Depuis lors, les enjeux épidémiologiques et économiques n'ont pas vraiment diminué.
L'analyse de la généralisation des transitions nutritionnelles dans le monde a le mérite de montrer clairement que le processus d'évolution des régimes alimentaires est loin d'être achevé. Si l'on en juge par les écarts de consommation des produits d'origine animale, ou par la structure de la ration (Figure 18), on s'aperçoit que la majorité de la population mondiale ne se trouve qu'au début du processus de transition. On peut donc s'attendre à une pression croissante sur les ressources agricoles et environnementales. Élargir le concept de transition nutritionnelle à ces dimensions s'impose si l'on souhaite maîtriser les évolutions en cours.

Transition épidémiologique, transition alimentaire et nutritionnelle

Le concept de transition, décrit pour la première fois par Omran (19) et dont une vision simplifiée est présentée dans le tableau ci-dessous, fait surtout référence à ce qui s'est passé en Europe et aux États-Unis à partir du XIXe siècle et ne saurait être pris comme le modèle de toute transition contemporaine. Son principal mérite est d'ordonner l'ensemble des faits qui caractérisent le passage d'une société préindustrielle à une société moderne avec, pour corollaire en matière de santé, la substitution progressive des maladies chroniques dégénératives aux maladies infectieuses comme principale cause de décès et, dans le domaine de la nutrition, la substitution des problèmes de surcharge pondérale et d'obésité aux problèmes de carences liées à l'alimentation (26).

Tableau 63 : Caractéristiques générales de la transition épidémiologique et nutritionnelle des pays industrialisés (d'après Ornran (25) et McKeigue (47))

	Ère des pestes et des famines	Ère de la régression des famines et des pandémies	Ère des maladies chroniques dégénératives
Économie	Agriculture de subsistance Traction animale Artisanat	Révolution industrielle Révolution des transports Révolution agricole Élévation plus rapide du produit national brut	Diminution de la pénibilité des tâches industrielles et domestiques Révolution technologique Montée du secteur tertiaire
Démographie	Fécondité élevée Mortalité élevée aux jeunes âges Forte mortalité maternelle Faible espérance de vie Population jeune, surtout rurale	Diminution de la fécondité Déclin de la mortalité précoce Croissance active de la population Pyramide des âges rééquilibrée Débuts de l'urbanisation et de l'immigration	Maîtrise de la fécondité Espérance de vie > 60 ans Vieillissement de la population Fort taux d'urbanisation, banlieues
Santé	Nombreuses maladies infectieuses (épidémies fréquentes ; tuberculose endémique, etc.)	Expansion puis régression des maladies infectieuses (variole, polio, tuberculose) : vaccins	Déclin des maladies infectieuses Montée des maladies chroniques liées à l'alimentation, la sédentarité et la pollution
Agriculture /alimentation	Forte dépendance saisonnière Productivité insuffisante, disettes fréquentes Conservation artisanale	Techniques industrielles de transformation et conservation Diversification (*via* transports) Productivité accrue	Technologie de haut niveau Forte productivité
	Céréales, pommes de terre Diversification limitée Faible taux de lipides	Davantage de produits animaux, fruits et légumes	Taux élevé de lipides, de graisses saturées, de sucre Produits transformés Faible teneur en fibres
Nutrition	Malnutrition par carence Retard de croissance de l'enfant	Diminution des carences Problèmes de sevrage, moins de problèmes de croissance Surpoids dans les classes affluentes	Surpoids et obésité courants Recherche de minceur dans les classes affluentes Handicaps aux âges avancés liés aux maladies chroniques dégénératives

Source : Orman (25) et McKeighue (47).

Transition nutritionnelle

Si les maladies chroniques constituent depuis longtemps la première cause de mortalité dans les pays industrialisés (88 % des décès), on peut déjà leur attribuer environ 40 % des décès dans le pays en développement (19, 20) (figure 53).

À l'inverse, les maladies transmissibles, surtout dans l'enfance, ne cessent de régresser, favorisant un allongement marqué de l'espérance de vie dans l'ensemble de ces pays. Or, parmi ces maladies chroniques non transmissibles, certaines ont un lien reconnu avec l'alimentation (hyperlipidémie, diabète non insulinodépendant, hypertension artérielle et maladies cérébro- ou cardiovasculaires, certains cancers) comme avec d'autres facteurs du mode de vie, la sédentarité et la consommation de tabac ou d'alcool notamment (21).

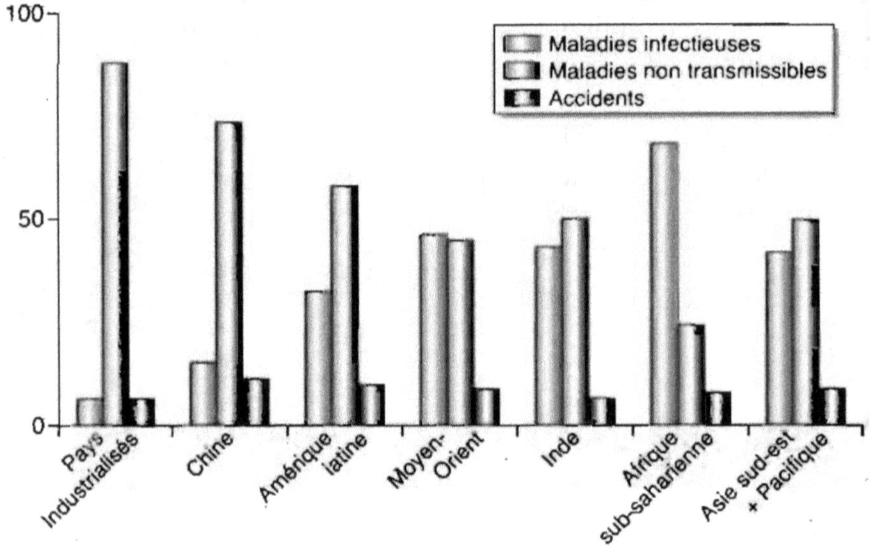

Figure 56 : Répartition des décès par grandes causes (en %) dans différentes régions du monde en 1990 d'après Murray et Lopez (23)

Selon les dernières données (2019), davantage de décès ont été enregistrés dans la Région africaine dans la tranche d'âge de 1 à 59 mois (plus de 22 % de l'ensemble des décès). Dans la Région africaine, les décès ont été moins nombreux dans les tranches d'âge 5–14 et 15–29 ans (12 % de l'ensemble des décès). En 2019, plus de 1 décès sur 3 dans la Région africaine concernait des enfants de moins de cinq ans.

Les maladies de l'appareil circulatoire sont aujourd'hui responsables de 10 des 40 millions de décès qui surviennent annuellement dans le monde en développement. En 1997, 63 % des diabétiques vivaient dans des pays en développement, alors que le diabète y est rare il y a seulement 20 ans, et l'OMS prévoir que cette proportion atteindra 76 % en 2025 (20). En Chine, jusqu'en 1950, la rougeole et la tuberculose figuraient parmi les routes premières causes de décès ; aujourd'hui, ce sont les maladies cardio- et cérébro-vasculaires ainsi que les cancers

(22). Si l'Afrique subsaharienne ne paie toujours un lourd tribut aux maladies infectieuses, avec 53 % des décès survenant en bas âge, on constate aussi que la probabilité de décès par maladie chronique non transmissible, pour un adulte, y est plus élevée que dans les pays industrialisés (23, 24).

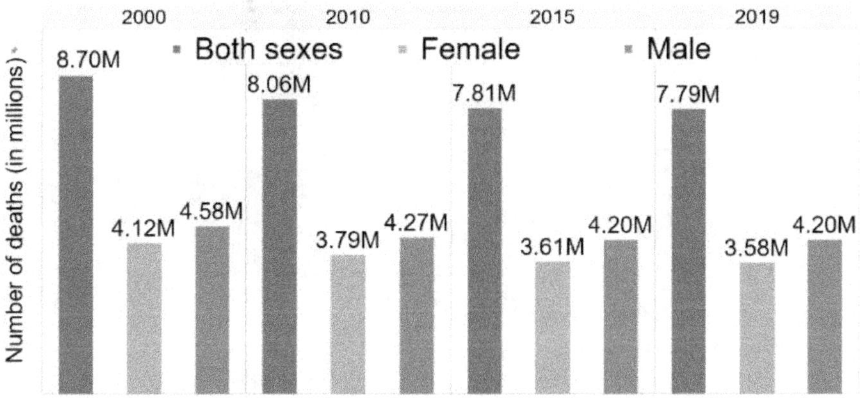

Source : OMS.

Figure 57 : Évolution du nombre de décès dans la Région africaine, 2000–2019

Le nombre de décès survenus dans la Région africaine a diminué au cours des 20 dernières années, passant d'environ 8,7 millions de décès en 2000 à 7,79 millions de décès en 2019 (soit une baisse de 10 %). Le taux brut de mortalité dans la Région africaine a aussi diminué entre 2000 et 2019, d'environ 1317,3 décès pour 100 000 habitants en 2000 à 713,2 décès pour 100 000 habitants en 2019 (soit une baisse de 45,8 %). Il semblerait que les hommes meurent plus souvent que les femmes dans la Région africaine (selon les données les plus récentes). En outre, les hommes et les femmes meurent moins qu'il y a 20 ans.

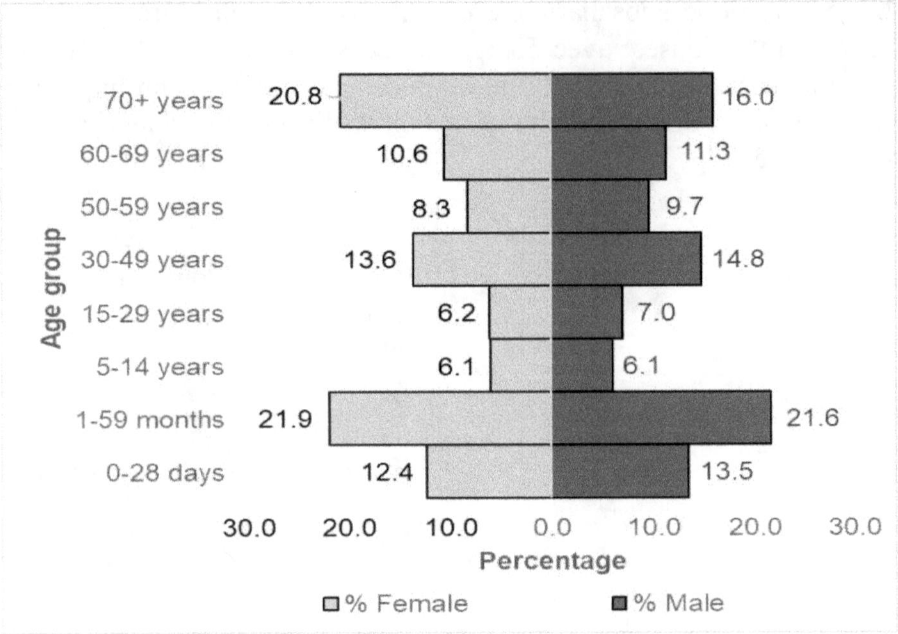

Source : OMS.

Figure 58 : Répartition des décès (%) par groupe d'âge et par sexe dans la Région africaine en 2019

Selon les données de 2019, davantage de décès ont été enregistrés dans la Région africaine dans la tranche d'âge de 1 à 59 mois (plus de 22 % de l'ensemble des décès). Dans la Région, les décès ont été moins nombreux dans les tranches d'âge 5–14 et 15–29 ans (12 % de l'ensemble des décès). En 2019, plus de 1 décès sur 3 dans la Région africaine concernait des enfants de moins de cinq ans.

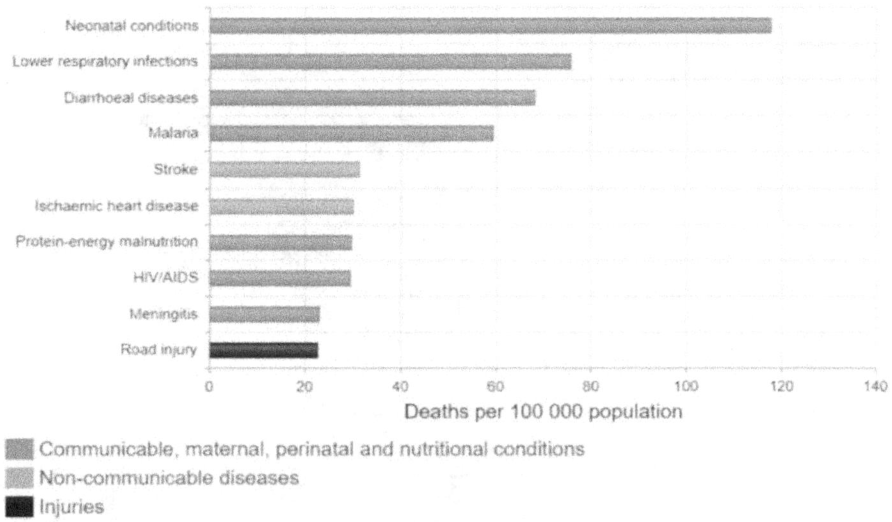

Source : OMS.

Figure 59 : Principales causes de décès pour 100 000 habitants enregistrées au Mali en 2019

Les conditions néonatales viennent en premier avec plus de 115 pour 100 000 habitants suivies des infections respiratoires aiguës, des maladies diarrhéiques, du paludisme, puis en cinquième position viennent les accidents vasculaires aigus et maladies ischémiques.

Évolution de la prévalence de l'obésité et de la surcharge pondérale dans le tiers monde

Un des marqueurs de la transition nutritionnelle en cours est l'accroissement de l'obésité presque partout dans le monde, au point que l'OMS parle d'épidémie mondiale (28). Il y avait environ 200 millions d'obèses dans le monde en 1995 ; il y en aurait actuellement un peu plus de 300 millions, dont 115 millions dans les pays en développement. La figure ci-dessous illustre bien l'effet de passage progressif d'un problème dominant de maigreur à un problème de surpoids et obésité dans un certain nombre de ces pays.

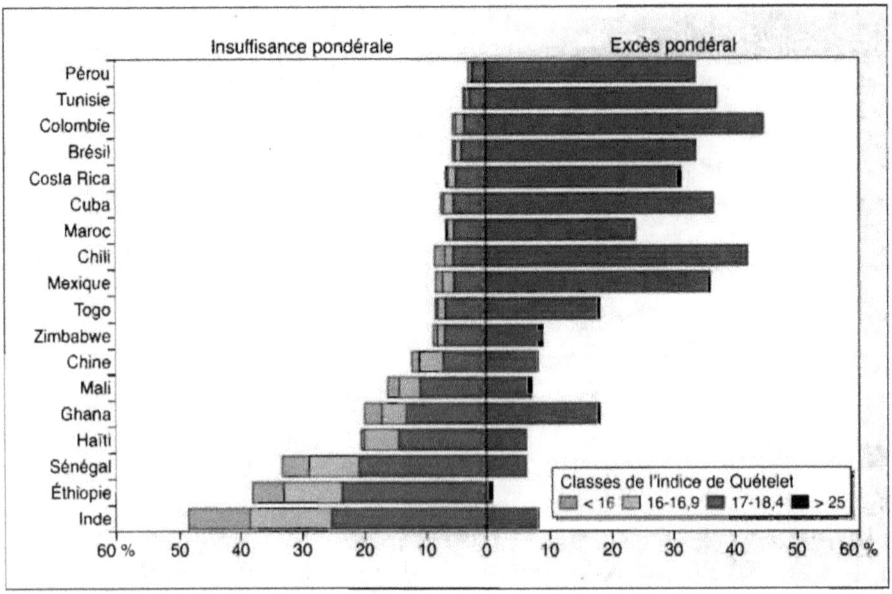

Figure 60 : Distribution de l'indice de masse corporelle (ou indice de Quételet) dans diverses populations du monde (hommes et femmes) [d'après OMS (29)]

Principaux déterminants de la transition nutritionnelle

Comme pour tout phénomène de nature épidémique, on peut classer les déterminants en trois groupes de facteurs : ceux liés aux individus eux-mêmes, d'origine métabolique ou générique, qui vont fixer le niveau de prédisposition ; les agents directs du phénomène, à savoir ceux qui contribuent à une modification de l'équilibre énergétique ; enfin, les facteurs d'environnement qui vont conditionner la forme générale de cette évolution (31) et qui favorisent d'une manière générale l'augmentation de l'ensemble des maladies chroniques dites liées à l'alimentation.

Aspects métaboliques et génétiques

Pour un même niveau de masse corporelle, l'accumulation de la masse grasse est variable de même que sa répartition. C'est l'accumulation de masse grasse viscérale qui comporte un risque élevé (19). Certaines populations, en Asie notamment, ont un risque de maladies coronaires plus élevé pour un moindre indice de masse corporelle, en liaison avec une plus grande adiposité abdominale (32). La théorie de l'adiposité centrale a permis de mieux comprendre les mécanismes en jeu (33, 34). Le tissu adipeux a tendance à s'accumuler normalement à ce niveau avec l'âge. Sous l'effet des hormones stéroïdes, il s'accompagne d'une activation de l'axe hypothalamo-hypophysaire, d'une élévation du flux des acides gras libres, d'une utilisation préférentielle des lipides comme substrat énergétique et d'une résistance à l'insuline, qui entraîne hyperinsulinisme, dyslipoprotéinémie avec diminution du cholestérol HDL, élévation des LDL, puis hypertension et ultérieurement apparition d'une maladie vasculaire (19). Cet ensemble de troubles métaboliques puis cliniques fait l'objet d'un consensus progressif en direction d'un syndrome métabolique unique, labellisé « X » (35).

Divers facteurs génétiques individuels ou collectifs sont liés à la prédisposition à l'obésité ou à des maladies chroniques. Les Indiens d'Amérique et d'Asie, îliens du Pacifique, et certaines populations méso- et sud-américaines semblent présenter plus de dispositions que les Japonais et Africains dans des conditions environnementales similaires, et à niveau égal de masse grasse corporelle ou d'obésité centrale (36). La nature de ces gènes et leur niveau d'interaction avec l'environnement restent à déterminer, de même que leur contribution à l'âge d'apparition ou à la sévérité de ces maladies (19).

L'hypothèse du gène économe pourrait être une explication (37) : les populations exposées à la faim de manière récurrente auraient sélectionné des individus plus adaptés à une meilleure conservation de l'énergie par une plus grande capacité à la préserver sous forme de tissu adipeux. Par contre, les populations confrontées à de meilleures conditions d'alimentation n'auraient pas cette capacité, mais cela aurait l'effet pervers de les rendre plus sensibles au surpoids ou au diabète non insulinodépendant, via une plus grande résistance à l'insuline (1). Pour d'autres auteurs, ce serait une expérience défavorable au cours de la vie utérine ou de la période néonatale, liée à une malnutrition de la mère, qui entraînerait l'expression d'un phénotype économe suite à une modification des capacités métaboliques, se traduisant notamment par une plus grande résistance à l'insuline et, plus tard, par l'apparition plus fréquente de syndrome X. C'est la base de l'hypothèse de Barker et de ses collaborateurs (19), dite de la programmation fœtale. On peut rattacher à ces phénomènes biologiques de prédisposition les conséquences d'une malnutrition dans l'enfance. On a montré à plusieurs reprises que le retard de croissance acquis dans l'enfance était associé à un surpoids chez des enfants d'âge scolaire, à une pression sanguine plus élevée ou à une plus grande obésité abdominale à l'adolescence et à l'âge adulte (30, 38,39). Ces différentes observations et hypothèses amènent à penser que l'exposition de ces populations à un mode de vie obésogène, dans le contexte d'une transition économique, risque de faire apparaître, dans les décennies à venir, une véritable explosion de maladies chroniques liées à l'alimentation à des âges médians, et à laquelle la plupart de ces pays ne sont pas encore préparés (19). Il est encore trop tôt pour dire la part de ce phénomène de prédisposition par rapport au seul changement du mode de vie. Mais les conséquences en matière d'interventions ne sont naturellement pas les mêmes : dans un cas, la prévention doit viser la mère et le jeune enfant ; dans l'autre, les modes de vie des jeunes et des adultes en général.

Facteurs de modification de l'équilibre énergétique

Tour déséquilibre entre la consommation alimentaire et la dépense énergétique va influer progressivement sur la composition corporelle (19). Un déficit chronique conduit à l'amaigrissement, un surplus chronique conduit au surpoids et à l'obésité. En ce qui concerne l'alimentation, c'est la quantité d'énergie qui est principalement en cause de même que la faible densité nutritionnelle en micronutriments. Il ne semble pas que l'équilibre entre macronutriments soit à incriminer. Simplement, en dépit de controverses (51,52), la forte densité énergétique que procurent les lipides les implique plus que les glucides dans l'excès calorique absorbé. Le sucre joue aussi un rôle important, dans les plats comme dans les boissons sucrées dont la consommation va en augmentant régulièrement. Il ne semble pas que la satiété régule l'appétit pour les lipides et le sucre comme pour les aliments riches en amidon et fibres : c'est le volume ingéré et la teneur en eau qui interviennent, et non la densité énergétique (48,49).

Dans l'équation énergétique, l'activité physique joue un rôle essentiel et certains se demandent si ce facteur n'est pas crucial dans la transition nutritionnelle [27]. L'activité physique rend à protéger de l'accumulation graisseuse viscérale et, indépendamment de son effet sur le poids, il a des effets bénéfiques sur les métabolismes cardio-vasculaires, respiratoires et musculosquelettiques ainsi que sur les fonctions psychiques. Dès 30 ans, la plupart des fonctions commencent à décliner à raison de 0,75–1,0 % par an. La capacité physique diminue, le temps de réaction est plus lent, les structures corporelles deviennent moins tolérantes à l'effort et la récupération demande plus de temps. Tout cela conduit à un rythme de vie moins actif, en association avec les facteurs socio-économiques et culturels qui façonnent le rôle de l'adulte d'âge mûr.

Facteurs démographiques, économiques et sociaux

La plupart des pays en développement connaissent une diminution progressive de la fécondité et de la mortalité infanto-juvénile ainsi qu'un allongement de l'espérance de vie, bien que de façon très inégale. La pyramide des âges enregistre un rééquilibrage des classes plus âgées et un vieillissement progressif de la population. Le nombre d'adultes de 45–59 ans augmentera de 160 % d'ici 2020 (19). Le pourcentage des personnes âgées de plus de 60 ans dans le monde était de 8,5 % en 1980, de 11 % en 1999, et il sera de 15 % en 2025 (19). Depuis le début des années 1970, la plupart d'entre eux vivent dans les pays en développement (70 % en 2025) (32). Cette donnée peur expliquer naturellement une partie de l'accroissement du nombre de cas de maladies chroniques dégénératives dans ces pays. Toutefois, lorsque ces maladies se manifestent dans des tranches d'âge plus jeunes que celles auxquelles elles sont normalement attendues, l'hypothèse du vieillissement des populations est insuffisante comme seule explication. Il existe un lien manifeste entre le niveau de développement économique et social et le niveau de transition épidémiologique ou nutritionnelle (19). La charge des maladies infectieuses et des malnutritions par carence est globalement plus forte, et pour longtemps encore, dans les pays les plus pauvres ; mais la situation se présente différemment dans les pays émergents ou moins démunis, soit près de 60 % de la population mondiale, où les maladies chroniques liées à l'alimentation gagnent rapidement en importance (1). A contrario, l'exemple de Cuba montre bien le lien entre revenu et obésité. Ce pays présentait en 1982 un taux déjà élevé de surpoids (de 31 % chez les hommes et 39 % chez les femmes et de maladies chroniques. Mais la crise économique apparue à partir de 1989, avec de sérieuses difficultés pour les plus pauvres à accéder à une nourriture suffisante, a fait passer la prévalence de surpoids des adultes à La Havane de 44 à 23 % entre 1989 et 1994, la maigreur augmentant à l'inverse (33). On a observé des phénomènes similaires au Congo urbain en fonction des périodes de crise (50, 34). On constate également des disparités en fonction du revenu au sein même des pays, et souvent de façon contradictoire. L'obésité et les maladies chroniques liées à l'alimentation se retrouvent préférentiellement dans les couches défavorisées dans les pays industrialisés, par exemple.

Conclusion

Si les maladies infectieuses et les problèmes de malnutrition des jeunes enfants restent une préoccupation forte de santé publique dans les pays pauvres, les données accumulées au niveau international indiquent un accroissement de la mortalité associée aux maladies chroniques non transmissibles liées à l'alimentation dans la plupart des pays en développement. Ces pays semblent amorcer une transition épidémiologique et nutritionnelle, à l'instar de celle des pays industrialisés aux siècles précédents. Cette transition, accentuée par les changements démographiques en cours, est en grande partie le fait de sociétés urbaines qui combinent une alimentation énergétiquement dense à une vie de plus en plus sédentaire. La possibilité d'une plus grande prédisposition à l'obésité centrale et aux maladies chroniques associées des jeunes enfants atteints de malnutrition au cours de la vie intra-utérine ou de la prime enfance fait craindre une véritable explosion à venir de ces problèmes de santé dans les pays en développement. Le cumul de pathologies infectieuses et de maladies chroniques non transmissibles, d'une part, et de problèmes de malnutrition par carence et d'obésité, d'autre part, pose un véritable problème aux services de soins de ces pays, peu préparés à cette évolution. Cela oblige à repenser les politiques de santé, en accordant une large place à la prévention dans le domaine du surpoids et des maladies chroniques. Cela oblige également à adapter les messages nutritionnels dès lors que des situations nutritionnelles apparemment contradictoires peuvent se retrouver au sein des mêmes sociétés, voire des mêmes familles.

Toutes les sources de lipides ne sont pas identiques en termes de risque de maladies chroniques dégénératives, qu'il s'agisse des graisses animales, riches en acides gras saturés, mais aussi des huiles végétales selon leur origine ou leur conditionnement (42). À l'île Maurice par exemple, c'est le passage d'une huile de palme à une huile de soja qui aurait permis une diminution significative du taux moyen de cholestérol sanguin (43). Certains régimes dits modernes ne comportent pas suffisamment de vitamines et minéraux antioxydants, d'acide folique ou encore de pyridoxine par exemple, alors qu'ils sont essentiels à la prévention de certaines maladies chroniques dégénératives.

Références

1. COMBRIS P., La transition nutritionnelle dans le monde, in https://www.institut-benjamin-delessert.net/ comprendre-et-maitriser-l'evolution-de-l'alimentation-que-faut-il-attendre-des-economistes/ consulté le 26 octobre 2021.
2. DETELS R. et BRESLOW L., The scope and concerns of public health in Detels R., Gulliford M., Karim Q.A., Tan C.C. (eds), *Oxford Textbook of Global Public Health,* 6th ed. Oxford, 2015, in « Transition nutritionnelle, prévalence de double charge de malnutrition et facteurs de risques cardio-vasculaires chez les adultes de l'île comorienne d'Anjouan », Rachmat Attoumane Ben Ali *et al.*, *Pan Afr. Med. J.*, 2020, 35, 89.
3. DRAMANE G., AHYI V. et AKPONA S., « L'obésité dans les pays en développement : causes et implications au Bénin », *Med. Mal. Metab.*, 2017, 11 : 657–63 in « Transition nutritionnelle, prévalence de double charge de malnutrition et facteurs de risques cardio-vasculaires chez les adultes de l'île comorienne d'Anjouan », Rachmat Attoumane Ben Ali *et al.*, *Pan Afr. Med. J.* 2020, 35, 89.
4. AUBRY P., GAÜZÈRE B.A., « Les maladies non transmissibles dans les pays du sud », *Médecine tropicale*, 2013, 1, 5.
5. BAROUACA H., RGUIBI M., « La transition nutritionnelle des pays en développement », *Biosante*, 2012,10, 10–5.
6. World Health Assembly Resolution WHA5717, "Global Strategy on Diet, Physical Activity and Health", Geneva: World Health Organization, 2004.
7. KAUFMAN J., WOAJE E., JAMES S., ROTIMI C. et COOPER R. "Determinants of Hypertension in West Africa: Contribution of Anthropometric and Dietary Factors to Urban-Rural and Socioeconomic Gradients", *Am. J. Epidemiol.*, 1996, 143, 1203–1218.
8. LITTLE M., HUMPHRIES S., PATEL K., DEWEY C. "Factors Associated with BMI, Underweight, Overweight, and Obesity Among Adults in a Population of Rural South India: a Crosssectional Study", *BMC Obes.*, 2016, 3, 12.
9. JAVIER A.B., CARMEN P.R., BAHIA L., COUTINHO E.S.F., BARUFALDI L.A., ABREU G de A, *et al.* "Obesity Preventing and Managing the Global Epidemic: Report of a WHO Consultation on Obesity", *World Health Organ Tech Rep Ser.*, 2000, 894, 1–253.

10. World Health Organisation, "Media Centre Obesity and Overweight: Fact Sheet N°311 IOTF Report", Geneva: World Health Organisation, 2015.
11. COMBRIS P. et SOLER L.G., « Consommation alimentaire : tendances de long terme et questions sur leur durabilité », *Innovations agronomiques*, INRAE, 2011, 13, p. 149–160.
12. CÉPÈDE M., LENGELLÉ M., *Économie alimentaire du globe. Essai d'interprétation*, Paris, Librairie de Médicis, 1953.
13. PÉRISSÉ J., SIZARET F., François P., « Effet du revenu sur la structure de la ration alimentaire », *Bulletin de Nutrition FAO*, Rome, 1969, vol. 7, n°°3, juillet-septembre, p. 1–10.
14. NOTESTEIN F.W., « Population-the Long View », in Schultz T.W. (ed.), *Food for the World*, Chicago University Press, 1945.
15. OMRAN A., « The epidemiologic transition », *The Milbank Memorial Fund Quarterly*, 1971, 49, 509–38.
16. PÉRISSÉ J. *et al.,* « Effet du revenu sur la structure de la ration alimentaire », *Bulletin de Nutrition FAO*, 1969, 7, 1–10.
17. POPKIN B.M., « Nutritional patterns and transitions », *Population and Development Review*, 1993, 19, 138–57.
18. TOUTAIN J.C., « La consommation alimentaire en France de 1789 à 1964 », *Cahiers de l'ISEA*, 1971.
19. MAIRE B., LOIRET S., GARTER A. et DELPECH F., « Transition nutritionnelle et maladies chroniques non transmissibles. Questions nouvelles », *Cahiers Santé*, 2002, 12, 45–55.
20. OMS, Rapport sur la santé dans le monde : « La vie au XXIe siècle ; une perspective pour tous », Genève : OMS, 1998, 257 p.
21. SHETTY P.S., MCPHERSON K., *Diet, nutrition and chronic disease. Lessons from contrasting worlds*, Chichester: John Wiley & Sons, 1997, 301 p.
22. DARTON-Hill L., COYNE E.T., "Feast and Famine: Socio-Economic Disparities in Global Nutrition and Health", *Public Health Nutr*, 1998, 1, 23–31.
23. MURRAY C. J.L. et LOPEZ A.D., "Mortality by Cause for Eight Regions of the World: Global Burden of Disease Study", *Lancet*, 1997, 349, 1269–76.
24. WALKER R.W., MCLARTY H.M., KITANGE H., *et al.,* "Stroke Mortality in Urban and Rural Tanzania", *Lancet*, 2000, 355, 1684–7.

25. OMRAN A.R., "The Epidemiologic Transition: a Theory of the Epidemiology of Population Change", Milkbank Mem Fund Quart, 1971, 29, 509–38.
26. POPKIN B.M., "The Nutrition Transition in Lowincome Countries: an Emerging Crisis". *Nutr Rev.*, 1994, 52, 285–98.
27. POPKIN B.M., "The Nutrition Transition and Obesity in the Developing World", *J. Nutr*, 2001, 131, S871–3.
28. WHO, "Obesity. Preventing and Managing the Global Epidemic", WHO/NUT/NCD/98.1, Geneva: WHO, 1998, 276 p.
29. OMS, « L'adulte en excès pondéral » in « Utilisation et interprétation de l'anthropométrie », Rapport d'un comité d'experts, OMS Série de rapports techniques 854, Genève : OMS, 1995, 348,·83.
30. POPKIN B.M., RICHARDS M.K. et MONTEIRO C.A., "Stunting Is Associated with Overweight in Children of Four Nations that Are Undergoing the Nutrition Transition", *J. Nutr*, 1996, 126, 3009–16.
31. FLEGAL K.M., "The Obesity Epidemic in Children and Adults: Current Evidence and Research Issues", *Med. Sci. Sports Exerc.*, 1999, 31, S509–14.
32. SHELGIKAR K.M., HOCKADAY T.D.R., YAJNIK C.S., "Central rather than generalized obesity is associated with hyperglycaemia in Indians", *Diabet. Med.*, 1991, 8, 712–7.
33. BJÖRNTORP P., "Visceral obesity: a "civilization syndrome", *Obes. Res.*, 1993, 1, 206–22.
34. WAHLQVIST M.L., HODGSON J.M., NG F.M., HSU-HAGE B.H. et STRAUSS B.J., "The Role of Nutrition in Abdominal Obesity", *Nutr. Rev.*, 1999, 19, 85–101.
35. HANSEN B.C.,"The Metabolic Syndrome X", in HANSEN B.C., SAVE J., WENNOGLE L.P. (eds), "The Metabolic Syndrome X. Convergence of Insulin Resistance, Glucose Intolerance, Hypertension, Obesity, and Dyslipidemias – Searching for the Underlying Defects", *Ann. NY Acad. Sci.*, 1999, 892, 1–24.
36. ZIMMET P.Z., MCCARTY D.J. et DE COURTEN M.P., "The Global Epidemiology of non-Insulin-Dependent Diabetes Mellitus and the Metabolic Syndrome", *J. Diabetes. Complications*, 1997, 11, 60.
37. NEEL J.V., "Diabetes Mellitus: a Thrifty Genotype Rendered Detrimental by "Progress"7", *Am. J. Hum. Genet.*, 1962, 14, 353–62.

38. GASKIN P.S., WALKER S.P., FORRESTER T.E. et GRANTHAM-MCGREGOR S., “Early Linear Growth Retardation and Later Blood Pressure”, *Eur. J. Clin. Nutr.*, 2000, 54, 563–7.
39. SCHROEDER D.G., MARTORELL R. et FLORES R., “Infant and Child Growth and Fatness and Fat Distribution in Guatemalan Adults”, *Am. J. Epidemiol.*, 1999, 149, 177–85.
40. ROLIS B.J. et BELL E.A., “Intake of Fat and Carbohydrate: Role of Energy Density”, *Eur. J. Clin. Nutr.*, 1999, 53, S166–73.
41. STOOKEY J.D., “Energy Density, Energy Intake and Weight Status in a Large Free-Living Sample of Chinese Adults: Exploring the Underlying Role of Fat, Protein, Carbohydrate, Fiber and Water Intakes”, *Eur. J. Clin. Nutr.*, 2001, 55, 349–59.
42. BEARE-ROGERS J., GHAFOORUNISSA O., KORVER O., ROCQUELIN G., SUNDRAM K., UAUY R., “Dietary Fat in Developing Countries”, *Food Nutr. Bull.*, 1998, 19, 251–67.
43. DOWSE G.K., GAREBOO H., ALBERTI K.G.M.M., *et al.* “Changes in Population Cholesterol Concentrations and other Cardiovascular Risk Factor Levels after Five Years of the Non-Communicable Disease Intervention Programme in Mauritius”, *Br. Med. J.*, 1995, 311, 1255–9.
44. SOLOMONS N.W., “Demographie and Nutritional Trends among the Elderly in Developed and Developing Regions”, *Eur. J. Clin. Nutr.*, 2000, 54, S2–14.
45. PORRATA C., RODRIGUEZ-OJEA A. et JIMENEZ S., “The Epidemiologic Transition in Cuba” in PENA M., BACALLAO J. (eds), *Obesity and Poverty: a New Public Health Challenge*, Washington, D.C.: PAHO, 2000, 51–65.
46. CORNU A., MASSAMBA J.P., TRAISSAC P., *et al.*, “Nutritional Change and Economic Crisis in an Urban Congolese Community”, *Int. J. Epidemiol.*, 1995, 24, 155–64.
47. MARTIN-PRÉVEL Y., DELPEUCH F., TRAISSAC P., *et al.*, “Deterioration in the Nutrition al Status of Young Children and their Mothers in Brazzaville, Congo, Following the 1994 Devaluation of the CFA Franc”, *Bull. WHO*, 2000, 78, 108–18.
48. MCKEIGUE P.M., “Cardiovascular Disease and Diabetes in Migrants – Interactions Between Nutritional Changes and Genetic Background, in SHETTY P.S., MCPHERSON K. (eds) “Diet, Nutrition and Chronic Disease”, *Lessons from Contrasting Worlds*, Chichester: John Wiley & Sons, 1997, 59–70.

49. CORNU A., MASSAMBA J.P., TRAISSAC P., *et al.*, "Nutritional Change and Economic Cri Sis in an Urban Congolese Community", *Int. J. Epidemiol.*, 1995, 24, 155–64.
50. SERDULA M.K., IVERY D., COATES R.J., FREEDMAN D.S., WILLIAMSON D.F., BYERS T., "Do obese Children Become Obese Adults? A Review of the Literature", *Prev. Med.*, 1993, 22, 167–77.
51. SCHNEIDER D., "International Trends in Adolescent Nutrition", *Soc. Sci. Med.*, 2000, 51, 955–67.
52. CORNU A., MASSAMBA J.P., TRAISSAC P., *et al.*, "Nutritional Change and Economic Cri Sis in an Urban Congolese Community", *Int. J. Epidemiol.,* 1995, 24, 155–64.
53. WILLETT W.C., "Dietary Fat and Obesity: an Unconvincing Relation", *Am. J. Clin. Nutr.*, 1999, 70, 108–10.
54. BRAY G.A. et POPKIN B.M., "Dietary Fat Affects Obesity Rate", *Am. J. Clin. Nutr.*, 2000, 70, 572–3.

Le double fardeau de la malnutrition

Le double fardeau de la malnutrition fait référence à la coexistence de la dénutrition et de la surcharge pondérale ou de l'obésité dans les mêmes populations, dans les mêmes ménages ou chez les mêmes individus. Cette double charge est caractéristique de la transition nutritionnelle qui s'opère, celle-ci étant un phénomène où la surcharge pondérale et l'obésité sont en augmentation dans des populations majoritairement malnutries, comme c'est le cas dans la Région africaine. Les aliments de faible qualité nutritionnelle sont reconnus comme un facteur clé du double fardeau de la malnutrition dans le monde (1) et à toutes les étapes de la vie (2). Au niveau mondial, malgré un recul du retard de croissance, 150,8 millions d'enfants (22,2 %) de moins de 5 ans en souffrent de sous-alimentation (3) ; 50,5 millions d'enfants de moins de 5 ans sont émaciés (4), 20 millions de nouveau-nés présentent une insuffisance pondérale à la naissance (2) et 38,3 millions d'enfants de moins de 5 ans sont en surpoids (5). La figure ci-dessous montre que, concomitamment à la diminution du nombre d'enfants souffrant d'un retard de croissance depuis 2000, l'incidence du surpoids chez les enfants de moins de 5 ans a augmenté au fil du temps.

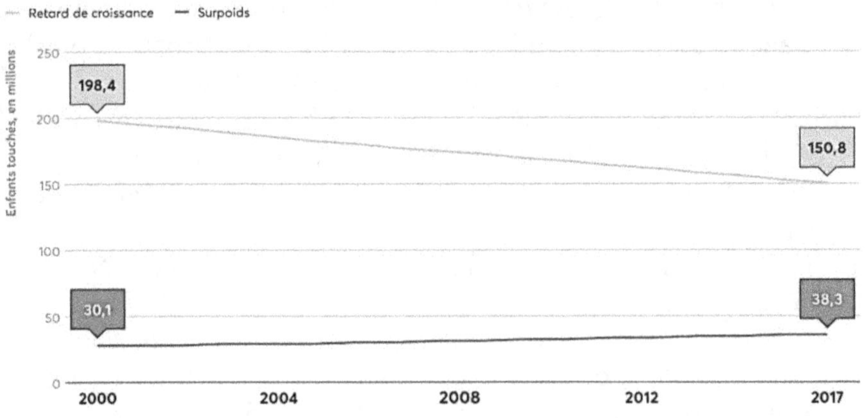

Source : UNICEF/Organisation mondiale de la Santé (OMS)/Groupe de la Banque mondiale : *Joint child malnutrition estimates.*

Figure 61 : Nombre d'enfants souffrant de retard de croissance et de surpoids au niveau Mondial, de 2000 à 2017.

L'émaciation et le retard de croissance sont associés à un taux de mortalité accru, en particulier chez les enfants qui présentent les deux pathologies (3). En outre, il est de plus en plus évident que les enfants émaciés sont plus susceptibles de souffrir par la suite d'un retard de croissance et que les enfants souffrant d'un retard de croissance sont plus enclins à être émaciés (4). Les enfants atteints d'une émaciation modérée ou grave présentent un risque de mortalité plus important (5,6). L'émaciation touche encore 50,5 millions d'enfants de moins de 5 ans à travers le monde (7), plus de la moitié d'entre eux, soit 26,9 millions, vivant en Asie du Sud. Sur les 38,3 millions d'enfants en surpoids, 5,4 millions sont recensés en Asie du Sud et 4,8 millions en Asie de l'Est, soit 26,6 % du total mondial.
L'anémie, un problème touchant les adolescentes et les femmes, semble insurmontable. La prévalence de l'anémie reste élevée chez les filles et les femmes âgées de 15 à 49 ans, le taux passant de 31,6 % en 2000 à 32,8 % en 2016 (8). On constate des différences importantes entre les femmes enceintes et celles qui ne le sont pas. Chez les femmes enceintes, la prévalence mondiale de l'anémie a légèrement baissé, passant de 41,6 % en 2000 à 40,1 % en 2016. Chez les autres femmes, ce taux a connu une légère augmentation sur la même période, passant de 31,1 à 32,5 % 14 (10). Les données sur la prévalence du surpoids chez les adultes (âgés de plus de 18 ans) révèlent une hausse, de 35,7 % en 2010 à 38,9 % en 2016. La prévalence de l'obésité chez les adultes

est également en augmentation : de 11,2 % en 2010 à 13,1 % en 2016 (figure ci-dessous).

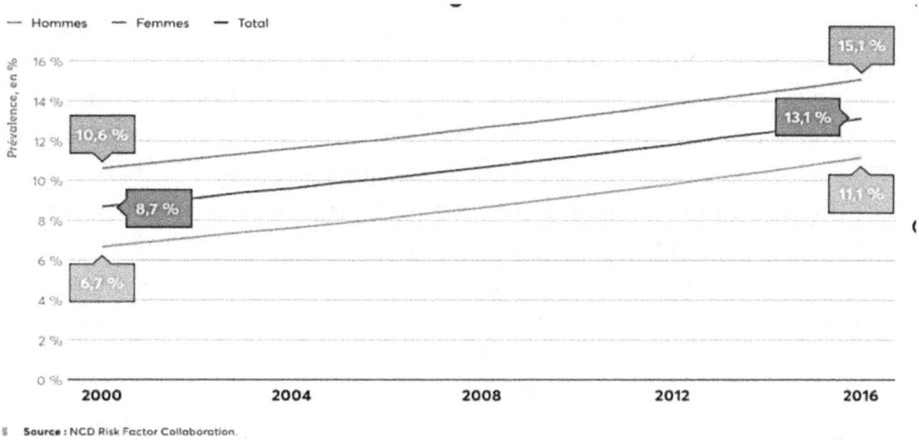

Figure 62 : Prévalence mondiale de l'obésité chez les adultes de 18 ans et plus de 2000 à 2016

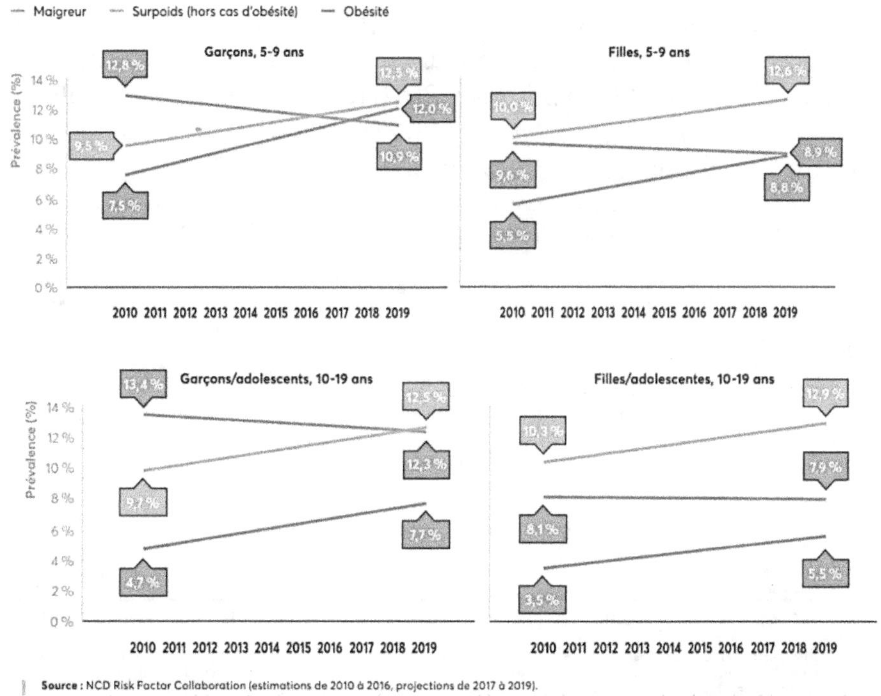

Figure 63 : Prévalence mondiale de l'émaciation du surpoids et obésité chez les enfants de 5 à 9 ans et de 10 à 19 ans de 2010 à 2019

En chiffres absolus, 2,01 milliards d'adultes sont en surpoids (près d'un tiers des adultes de la planète), parmi lesquels 678 millions souffrent d'obésité (8). L'obésité est un facteur de risque modifiable des maladies non transmissibles. La charge des maladies non transmissibles est considérable : il est alarmant de constater que 422 millions de personnes souffrent de diabète (8) et que 1,1 million de personnes présentent une élévation de la pression artérielle (8). En 2016, les maladies non transmissibles étaient responsables de 41 millions des 57 millions de décès recensés (71 %) et le régime alimentaire comptait parmi l'un des quatre principaux facteurs de risque (8). Le fardeau des maladies non transmissibles est le plus accablant dans les pays à revenu faible et intermédiaire, qui recensent 78 % de l'ensemble des décès dus aux MNT et 85 % des décès prématurés dus à ces maladies (8).

L'obésité, l'anémie et l'insuffisance pondérale ont toutes des répercussions majeures sur la santé des femmes, ainsi que sur les capacités et l'état nutritionnel et de santé de leurs enfants (8). La figure ci-dessous montre une hausse du taux d'anémie et de surpoids (y compris d'obésité) chez les femmes. Bien que l'insuffisance pondérale soit en léger recul, cette baisse n'est pas significative (9,7 % des femmes) et l'insuffisance pondérale chez les adolescentes a augmenté, passant de 5,5 % en 2000 à 5,7 % en 2016 (8). À l'échelle mondiale, les femmes présentent une prévalence du surpoids et de l'obésité plus élevée que les hommes, et ce, chaque année depuis 2000.

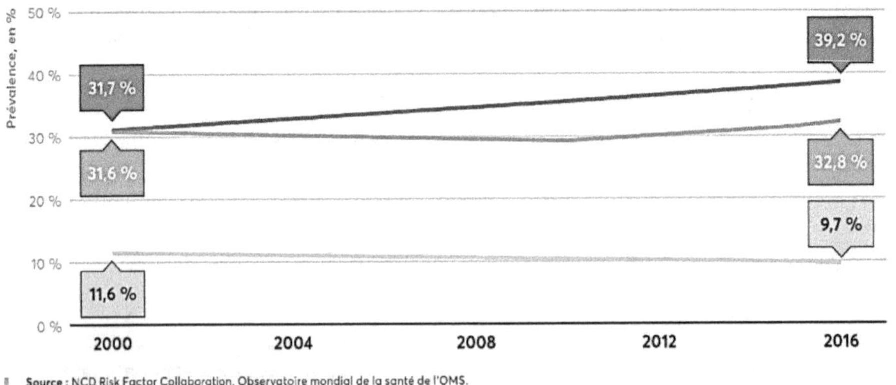

Source : NCD Risk Factor Collaboration, Observatoire mondial de la santé de l'OMS.
Remarques : chez les adultes, l'insuffisance pondérale correspond à un IMC inférieur à 18,5, le surpoids à un IMC égal ou supérieur à 25 kg/m², l'anémie chez les femmes enceintes à un taux d'hémoglobine inférieur à 100 g/L et l'anémie chez les femmes n'étant pas enceintes à un taux de 120 g/L.

Figure 64 : Prévalence mondiale de l'anémie, du surpoids (obésité) et du surpoids chez les femmes en âge de procréer de 2000 à 2016

Selon l'OMS, dans plus d'un tiers des pays (45 pays sur 123 dans les années 1990 et 48 pays sur 126 dans les années 2010), on constate la présence simultanée de plusieurs formes de malnutrition, en particulier en Afrique subsaharienne, en Asie du Sud et dans la région de l'Asie de l'Est et du Pacifique. La sous-nutrition et l'obésité peuvent avoir des conséquences sur plusieurs générations. Tant la sous-nutrition que l'obésité maternelle sont associées à des problèmes de santé chez les enfants. En outre, en raison de la rapidité de l'évolution des systèmes alimentaires, de plus en plus de personnes sont exposées aux deux formes de malnutrition à divers stades de leur vie, ce qui aggrave encore les effets néfastes sur la santé.

On ne peut pas classer les pays en deux catégories, ceux à faible revenu et touchés par la sous-nutrition et ceux à revenu élevé et uniquement concernés par l'obésité. Toutes les formes de malnutrition ont un dénominateur commun, à savoir des systèmes alimentaires qui ne fournissent pas aux personnes une alimentation saine, sûre, durable et à un prix abordable.

Selon les estimations, près de 2,3 milliards d'enfants et d'adultes sont en surpoids dans le monde, et plus de 150 millions d'enfants présentent un retard de croissance. Cependant, dans les pays à revenu faible ou intermédiaire, ces problèmes émergents coexistent chez une même personne ou au sein d'une famille, d'une communauté ou d'un pays (9).

Les auteurs se sont fondés sur des données d'enquêtes menées dans les pays à revenu faible ou intermédiaire dans les années 1990 et 2010 pour estimer quels pays font face au double fardeau de la malnutrition (plus de 15 % de la population souffrant d'émaciation, plus de 30 % présentant un retard de croissance, plus de 20 % des femmes étant trop maigres et plus de 20 % des personnes étant en surpoids (9).

Entre les années 1990 et les années 2010, 14 pays parmi les plus pauvres du monde ont rejoint le groupe de pays présentant ce double fardeau de la malnutrition. Toutefois, le nombre de pays à revenu faible ou intermédiaire touchés situés dans la tranche la plus haute a diminué par rapport aux années 1990.

Des études menées dans les pays à revenu faible ou intermédiaire dans les années 1990 et 2010 pour estimer quels pays font face au double fardeau de la malnutrition (plus de 15 % de la population souffrant d'émaciation, plus de 30 % présentant un retard de croissance, plus de 20 % des femmes étant trop maigres et plus de 20 % des personnes étant en surpoids (9).

Selon l'OMS, une alimentation de haute qualité réduit le risque de malnutrition sous toutes ses formes en favorisant une croissance saine, un bon développement et une bonne immunité, ainsi qu'en protégeant les personnes contre l'obésité et les maladies non transmissibles (MNT) tout au long de leur vie.
Les constituants d'une alimentation saine sont les suivants :

- Pratiques optimales d'allaitement maternel au cours des deux premières années de vie ;
- Diversité et abondance de fruits et légumes, céréales complètes, fibres, noix et graines ; quantité modeste d'aliments de sources animales ;
- Quantité minimale de viandes transformées, d'aliments ou de boissons riches en énergie ;
- Quantité minimale de sucre ajouté, de graisses saturées, d'acides gras trans et de sel.

Les problèmes émergents en matière de malnutrition montrent malheureusement que les gens sont sous l'emprise de facteurs qui favorisent une mauvaise alimentation.
Les pays à revenu faible ou intermédiaire les plus pauvres connaissent une transformation rapide du mode d'alimentation des gens, de ce qu'ils boivent et de leur façon de se déplacer au travail, à la maison, dans les transports et pour les loisirs (Barry Popkin, 2019).

Des mesures « à double usage » en matière de nutrition

Les mesures « à double usage » comprennent les interventions, les programmes et les politiques qui peuvent réduire simultanément le risque de sous-alimentation ou son fardeau (y compris le dépérissement, le retard de croissance et les carences ou insuffisances en micronutriments) ainsi que ceux du surpoids, de l'obésité ou des maladies non transmissibles liées à l'alimentation.
Ces mesures « à double usage » ne sont pas forcément des initiatives nouvelles. Il s'agit souvent de mesures existantes qui répondent déjà à une forme spécifique de malnutrition, mais qui possèdent le potentiel de remédier simultanément à des formes multiples de malnutrition.
Cette politique générale définit le potentiel des mesures « à double usage » comme la possibilité de s'attaquer à deux facettes de la malnutrition à travers des interventions classiques.
Les maladies chroniques non transmissibles sont de plus en plus fréquentes dans les pays à revenu faible et moyen, mais les problèmes de dénutrition, tels que le retard de croissance chez les enfants ou les

déficiences en micronutriments chez les enfants et les adultes, persistent dans ces mêmes pays (1). Ce double fardeau de la malnutrition et de l'émergence des maladies chroniques telles que le diabète de type 2 affecte davantage les systèmes de soins et constitue une charge parfois insupportable pour les pays concernés, mais aussi pour les individus malades et leurs familles (1).

Ce double fardeau est souvent associé au passage de l'alimentation traditionnelle vers une alimentation moderne dite « occidentale » souvent riche en gras, sel et sucre et de densité nutritionnelle faible. Cette transition est attribuée aux changements globaux dans les systèmes alimentaires qui se traduisent par une disponibilité accrue de denrées alimentaires commercialisées au niveau planétaire telles que les huiles végétales, les sucres, les farines raffinées, mais aussi la multiplication des lieux de vente des aliments transformés, voire ultra-transformés.

Les efforts pour contrer ce fléau doivent tenir compte de la complexité du phénomène et des facteurs associés multiples. Une approche systémique qui considérerait les forces globales qui régissent les systèmes alimentaires devrait être privilégiée. Les actions en matière de nutrition se doivent donc de mettre l'emphase à la fois sur les problèmes de dénutrition et sur ceux de surnutrition. L'OMS nomme ces interventions les « actions à double devoir ».

Transition nutritionnelle, transition alimentaire. Pour comprendre ce qui se joue à l'échelle mondiale sur le plan alimentaire, il faut essayer de voir les modèles alimentaires comme les pièces d'un puzzle dont les contours prédéfinis s'adapteront en fonction de paramètres démographiques, économiques, culturels, sociaux. Ces trois voire quatre « concepts » sont appliqués à l'évolution des pays et des sociétés.

La transition démographique est le glissement d'une société avec un haut niveau de fertilité et un haut niveau de mortalité à un niveau de fertilité et de mortalité bas, ce qui est le cas des pays industrialisés.

La transition épidémiologique est le passage d'une situation où prévalent les maladies infectieuses, contagieuses et la malnutrition (voire famine périodique), mauvaises conditions sanitaires (problèmes d'eau…) à une situation où ces maladies infectieuses et transmissibles liées au contexte sanitaire disparaissent quasiment mais où des maladies chroniques et dégénératives liées à un changement de style de vie (plus urbain, nourritures abondantes…) s'installent. Le taux de mortalité reste bien plus bas que dans la situation où prévalent les maladies infectieuses.

La transition nutritionnelle est liée aux deux précédentes et est un terme appliqué aux pays en voie de développement ; les pays occidentaux ont connu ces transitions mais avec des pas historiques plus grands. Il s'agit de changements alimentaires et épidémiologiques. Le régime alimentaire change (offre alimentaire diversifiée, hausse de la consommation de sucre, de produits d'origine animale…) mais également les modes de vie (sédentarisation, urbanisation). Ce type de transition n'est pas réductible à de seuls critères nutritionnels. L'approche par la transition alimentaire permet d'englober tous les changements d'ordre biologiques ou sociaux qui sont inclus dans ces évolutions. En parallèle on assiste également à une redistribution des groupes majoritaires au sein de la société, en l'occurrence, une importante progression des classes moyennes qui influence fortement les habitudes alimentaires.

Dans son article « Transition alimentaire » du *Dictionnaire des cultures alimentaires*, Hélène Delisle (2012 : 1357) souligne une phase supplémentaire : « Le dernier stade connu de la transition nutritionnelle se caractérise par l'adoption de schémas alimentaires et de modes de vie largement gouvernés par des préoccupations de santé, du moins pour une partie de la population. La minceur tend à remplacer l'embonpoint comme critère de beauté et de santé […] »

À l'horizon 2050, la western diet est-elle une fatalité ou faut-il la prendre pour une croyance scientifique ou plutôt l'illusion que le régime alimentaire occidental supplantera tous les autres ? Assistera-t-on à des transitions alimentaires choisissant d'autres modèles que les régimes alimentaires occidentaux ?

Références

1. BATAL M., STEINHOUSE L. et DELISLE H., vol. 28, no 4, octobre-novembre-décembre 2018.
2. WHO, « La faim ne diminue toujours pas dans le monde depuis trois ans et l'obésité est toujours à la hausse – Rapport des Nations unies », sur *www.who.int* (consulté le 19 janvier 2020).
3. Le Monde . « Chaque année, 1,3 milliard de tonnes de nourriture gaspillée », *Le Monde*, 16 octobre 2014, consulté le 19 janvier 2020).
4. Le Monde. « À partir d'aujourd'hui, l'humanité vit à crédit », *Le Monde*, 29 juillet 2019, consulté le 19 janvier 2020).
5. AGROBIOSCIENCES. « Transition alimentaire : pourra-t-on éviter le grand carnage ? », *Agrobiosciences*, 7 janvier 2015.

6. Académie d'agriculture, « Rapport : Transition alimentaire : pour une politique nationale et européenne de l'alimentation durable orientée vers les consommateurs, les filières et les territoires | Académie d'agriculture de France », sur *www.academie-agriculture.fr* (consulté le 19 janvier 2020).
7. Contributeur, « Transition alimentaire : vers la sobriété savoureuse », sur *La fabrique écologique*, 27 juillet 2018 (consulté le 19 janvier 2020).
8. Le Reporterre « Sans transition alimentaire, pas de transition écologique », sur *Reporterre*, le quotidien de l'écologie (consulté le 19 janvier 2020).
9. « Transition alimentaire, Géoconfluences », sur *geoconfluences.ens-lyon.fr* (consulté le 19 janvier 2020).
10. SCALBERT A., « La transition nutritionnelle », *INRA Clermont-Ferrand*, 2003 (lire en ligne [archive]).
11. FRIOUX D., HARDY A., PECH T., VINCENT M., « La viande au menu de la transition alimentaire », *Terra Nova*, 23 novembre 2017 (lire en ligne [archive]).
12. « Les Français veulent s'engager vers la transition alimentaire », sur *Snacking.fr* (consulté le 19 janvier 2020).
13. Groupe de travail, « Transition alimentaire, filières et territoires », « Transition alimentaire : pour une politique nationale et européenne de l'alimentation durable orientée vers les consommateurs, les filières et les territoires », *Académie d'agriculture de France*, 2 octobre 2019, p. 11 (lire en ligne [archive]).
14. « L'incontournable transition alimentaire », sur *lsa-conso.fr* (consulté le 19 janvier 2020).
15. « Pour une nouvelle transition alimentaire », *Le Monde*, 28 avril 2015, consulté le 19 janvier 2020).
16. « Le business de la transition alimentaire », sur *La Tribune* (consulté le 19 janvier 2020).
17. Care Consulte, « La transition alimentaire : enjeux d'une définition et d'une évaluation pour les acteurs du secteur agroalimentaire », sur *I Care & Consult* (consulté le19 janvier 2020).
18. « La transition alimentaire, une responsabilité partagée », sur *IDDRI* (consulté le 19 janvier 2020).
19. FAO, « Accueil » [archive], sur *Food and Agriculture Organization of the United Nations* (consulté le 19 janvier 2020).

20. GALIM E., « Ce que contient la loi Agriculture et Alimentation », sur *agriculture.gouv.fr* (consulté le 19 janvier 2020).
21. « Septembre 2019 », sur *webcache.googleusercontent.com* (consulté le 19 janvier 2020).
22. « Transition alimentaire », sur *Citoyens Territoires Grand Est.*
23. « Les enfants à table : accélérer la transition alimentaire dans les cantines scolaires », sur *tnova.fr* (consulté le 19 janvier 2020) in BOSERUP E., *Population and Technology*, Oxford, Basil Blackwell, 1981, 255 p.
24. CHASTELAND J.-Cl., *La Population du monde. Enjeux et problèmes*, Paris, INED, 1999, 656 p.
25. OMINAMI C., *Le Tiers-monde dans la crise*, Paris, La Découverte, 1992.
26. SAUVY A., *Éléments de démographie*, Paris, PUF, 1976, 393 p.
27. BLANCHET D., « L'inversion des effets de la croissance démographique sur la croissance économique », *Études du CEPED n°°13*, 1996, p. 51–70 (ISSN 0993-6157).
28. Banque mondiale, « World Bank Indicators » [archive], sur *donnees.banquemondiale.org*, décembre 2019 (consulté le 8 décembre 2019).
29. CHAPONNIÈRE J.R., LAUTIER M., *Économie de l'Asie du Sud-Est. Au carrefour de la mondialisation*, Paris, septembre 2018, 264 p.
30. BOCQUET-APPEL J.P., *When the World's Population Took Off: the Springboard of the Neolithic Demographic Transition* [archive], *Science*, vol. 333, 2011.
31. LÉVY M.L. , « Les transitions démographiques » [archive], INED, *Population & Sociétés*, n°°207, novembre 1986.
32. NOIN D., *Atlas de la population mondiale*, Paris, Reclus.
33. SAUVY A., *Éléments de démographie*, Paris, 1976.
34. ABBASI-SHAVAZI M.J., « La fécondité en Iran : l'autre révolution [archive], INED », *Population & Sociétés*, n°°373, novembre 2001.
35. COURBAGE Y. et TODD E., *Le Rendez-vous des civilisations.*
36. CALDWELL J., « The Cultural Context of High Fertility in subSaharan Africa », *Population and Development Review*, vol. 13, n° 3, sept. 1987, p. 409–437.

37. CALDWELL J., « The Cultural Context of High Fertility in SubSaharan Africa », *Population and Development Review*, sept. 1987.
38. ↑ LESTAEGHE R., « La deuxième transition démographique dans les pays occidentaux : une interprétation », *Chaire Quételet*, 1992, p. 56.
39. ADVEEV A. *et al.*, « Populations et tendances démographiques des pays européens (1980–2010) [archive] » (voir p. 9, 17, 25), INED, *Population*, n°°66, 2011.
40. CHESNAIS J.C., « La transition démographique trente ans de bouleversements (1965–1995) », *Dossiers du CEPED*, n°°34, octobre 1995, p. 16.
41. BILSBORROW R., « La démographie dans les modèles macro-économiques-démographiques », *Bulletin démographique des Nations unies*, n°°26, 1989.
42. NOTESTEIN F.W., « Population-the Long View », in Schultz T. W. (ed.), Food for the World, Chicago University Press, 1945.
43. OMRAN A., « The Epidemiologic Transition », The Milbank Memorial Fund Quarterly 1971, 49, 509–38.
44. PÉRISSÉ J. *et al.*, « Effet du revenu sur la structure de la ration alimentaire », *Bulletin de Nutrition FAO*, 1969, 7, 1–10.
45. POPKIN B.M., « Nutritional Patterns and Transitions », *Population and Development Review*, 1993, 19, 138–57.

Triple fardeau de la malnutrition

Obésité et Covid-19

L'UNICEF a constaté que de nombreux pays se heurtent à un « double fardeau » de la malnutrition caractérisé par la coexistence d'une dénutrition et d'une surcharge pondérale ou d'une obésité (2). Un grand nombre de pays subissent même un « triple fardeau » de la malnutrition, du fait de taux élevés d'anémie dans certains lieux (3). À travers le monde, l'obésité a été quasiment multipliée par trois depuis 1975 (3). Avant la pandémie, 5,6 % des enfants de moins de cinq ans étaient en surcharge pondérale (3), tandis que 39 % des adultes de plus de 18 ans étaient en surpoids et 13 % étaient obèses (4). Les données sur le coronavirus disponibles à ce jour indiquent que les personnes en surpoids ou obèses risquent de présenter des formes plus graves si elles contractent la Covid-19 (5). Des études ont constaté que l'obésité chez les adultes multiplie par deux le risque d'admission hospitalière pour la Covid-19 et augmente de près de 50 % le risque de décès (6,7). L'obésité est également associée à un risque accru d'admission en soins intensifs et l'OMS a confirmé que les maladies non transmissibles telles que les maladies cardiaques et le diabète (dont l'obésité est un facteur de risque) augmentent le risque de tomber gravement malade en cas d'infection à la Covid-19 (8). Même les systèmes de santé les plus avancés et disposant des meilleures capacités éprouvent des difficultés face aux problèmes de santé interconnectés de la Covid-19 et du triple fardeau de la malnutrition. Les mesures prises pour lutter contre toute forme de malnutrition doivent en tenir compte et inclure des données plus nombreuses et meilleures pour aider à mieux comprendre le triple fardeau de la malnutrition et comment y remédier.

Perturbations des services de santé engendrées par la Covid-19 (1)
Selon l'OMS, sur 105 pays étudiés, plus de la moitié avaient réduit leurs services de santé essentiels pour faire face à la demande sans précédent créée par la Covid-19 (12). L'une des conséquences est que les agents sanitaires, les ressources et les installations sanitaires ne sont plus consacrés à la protection, à la promotion et au soutien aux activités de nutrition (12) qui consistent à protéger, promouvoir et soutenir l'alimentation des nourrissons et des jeunes enfants en particulier ainsi qu'aux soins qui lui sont appropriés.

Selon les données de l'OMS, sur les 105 pays déclarant des chiffres, la grande majorité, soit environ 90 % ont vu leurs services essentiels de santé perturbés durant la pandémie de la Covid-19 (9). Les plus touchés étant les pays à revenu faible et intermédiaire. Plus de la moitié des pays ont signalé une perturbation de leurs services essentiels de prise en charge de la malnutrition modérée et sévère avec 6 % pour une perturbation totale et 46 % une perturbation partielle (9).

D'après l'analyse des enquêtes menées par la Banque mondiale et Innovation for Poverty Actions (IPA), l'ampleur des perturbations dans certains pays est impressionnante. Les effets secondaires de la Covid-19 privent plus de 40 % des ménages en Colombie et plus de 30 % au Mexique de tout accès à des services de santé (10) (voir figure ci-dessous). Ces données sont étayées par une enquête menée par Save the Children auprès de 25 000 enfants, parents et personnes s'occupant d'enfants, parmi lesquels 89 % des personnes interrogées ont indiqué que leur accès aux soins de santé, aux médicaments et aux fournitures médicales s'était détérioré du fait de la pandémie de Covid-19 (10). Cela est particulièrement alarmant, étant donné que dans de nombreux pays où les services de santé ont été perturbés par la crise de la Covid-19, l'accès aux services de routine essentiels était déjà limité et inéquitable. Aujourd'hui, une situation qui était déjà catastrophique a encore empiré.

Les services nutritionnels ont eux aussi été gravement perturbés. Selon les données de l'UNICEF, ce sont les programmes nutritionnels dans les écoles qui ont été les plus touchés, avec 49 pays qui signalent des perturbations, suivis de perturbations dans la promotion d'alimentations nutritives et sures pour les jeunes enfants (48 pays), la protection et la promotion de l'allaitement maternel (48 pays), la détection précoce de l'émaciation (47 pays) et le soutien nutritionnel des femmes enceintes et allaitantes (47 pays) (11). Les perturbations des services nutritionnels s'expliquent principalement par une baisse de la demande due à une peur d'être infecté et à la fermeture des services dans certains pays (13). Parmi les autres causes, on peut citer les restrictions liées au confinement, la fermeture des établissements scolaires, artistiques, la suspension des engagements communautaires, le manque de personnel, le manque de fournitures et les revenus insuffisants pour payer les frais.

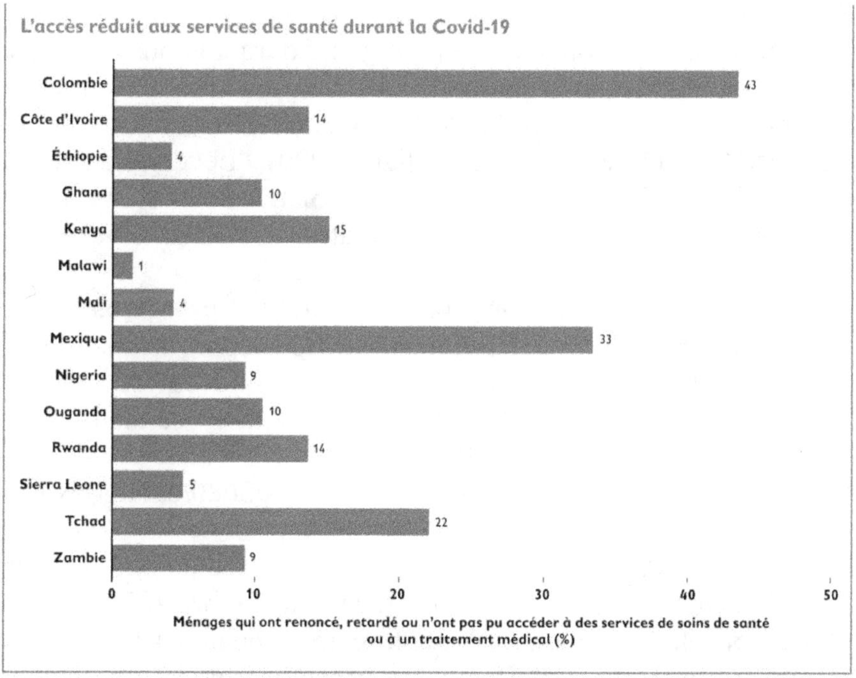

Analyse de Save the Children basée sur les enquêtes téléphoniques menées par la Banque mondiale et IPA sur les conséquences de la Covid-19. Période écoulée entre le début du confinement et 30 jours avant l'enquête. Données recueillies entre les mois de mai et d'août.

Figure 65 : Impact de la Covid-19 sur l'accès des ménages aux services de santé dans certains pays

L'OMS reconnaît que les principales interventions nutritionnelles offrent un rapport coût-efficacité élevé dans la prévention des maladies et la réduction de la mortalité. Elle recommande que celles-ci soient placées au centre de tous les systèmes de santé (13), ce qui requiert de renforcer les actions nutritionnelles essentielles dans le cadre des soins de santé primaires, secondaires et tertiaires (13). La pandémie de Covid-19 a réaffirmé l'importance de ce point (14). Ces interventions nutritionnelles essentielles (14) doivent s'inscrire dans le cadre d'un ensemble de services intégrés exhaustif, incluant des traitements vermifuges, une fortification alimentaire, une prise en charge de la malnutrition aiguë, des conseils et une aide à l'allaitement maternel, des soins prénatals et une ANJE, ainsi qu'une supplémentation en micronutriments, associés à des services de santé des mères, des nouveau-nés et des enfants et de santé sexuelle et reproductive. L'accès aux médicaments essentiels doit inclure des traitements contre la malnutrition, tels que des aliments thérapeutiques prêts à l'emploi. Des stocks permanents doivent être disponibles à tous les niveaux du système de santé, y compris au niveau communautaire.

Références

1. "STC, la nutrition, un enjeu critique. Pourquoi nous devons tous nous attaquer à la malnutrition chez les enfants", Save The Children, 2020, consulté de 1er novembre 2021.
2. UNICEF/OMS/Banque mondiale (2020), "Levels and Trends in Child Malnutrition: Key Findings of the 2020 Edition of the Joint Child Malnutrition Estimates, UNICEF/OMS/Banque mondiale".
3. Rapport sur la nutrition mondiale (2020) https://globalnutrition report.org/reports/2020-global-nutrition-report/inequalities-global-burden-malnutrition (consulté le 4 novembre 2020).
4. MAKOMBE W., "Eating Away the Covid-19 Pandemic", consulté le 2 novembre 2021 in ttps://www.savethechildren.org.uk/blogs/2020/eating-away-covid-19.
5. FAO-WFP, "Early Warning Analysis of Acute Food Insecurity Hotspots", juillet 2020, consulté le 2 novembre 2021.
6. SUN. Mouvement pour le renforcement de la nutrition, « Nutrition et objectifs de développement durable » https://scalingupnutrition.org/fr/nutrition/ nutrition-et-objectifs-de-developpement-durable/ (consulté le 4 novembre 2020), consulté le 2 novembre 2021.

7. The Power of Nutrition, Nutrition and the SDGs. https://www.powerofnutrition.org/nutrition-and-the-sustainable-development-goals, consulté le 2 novembre 2021.
8. OSENDARP S., AKUOKU J., BLACK R., HEADEY D., RUEL M., SCOTT N., SHEKAR M., WALKER N., FLORY A., HADDAD L., LABORDE D., STEGMULLER A., THOMAS M., HEIDKAMP R., pour le compte du consortium Standing Together for Nutrition, "The potential impacts of the Covid-19 crisis on maternal and child undernutrition in low and middle income countries", à l'étude au sein de Nature Food, in "STC, la nutrition, un enjeu critique. Pourquoi nous devons tous nous attaquer à la malnutrition chez les enfants", Save The Children, 2020, consulté le 2 novembre 2021.
9. OMS (27 août 2020), "Pulse survey on continuity of essential health services during the Covid-19 pandemic", in https://www.who.int/publications/WHO-2019-nCoVID-EHS_continuity-survey-2020.1, in "STC, la nutrition, un enjeu critique. Pourquoi nous devons tous nous attaquer à la malnutrition chez les enfants", Save The Children, 2020, consulté de 2 novembre 2021.
10. Save the Children (2020) Protéger une génération : https://www.save thechildren.org.uk/content/dam/global/reports/education-and-childprotection/Protect_a_Generation_Report_EN_FINAL., consulté le 2 novembre 2021.
11. UNICEF (2020), "Tackling the Situation of Children During Covid-19 – Dashboard". https://data.unicef.org/resources/rapid-situation-trackingcovid-19-socioeconomic-impacts-data-viz/, consulté le 2 novembre 2021.
12. OMS (2019), "Primary Health Care on the Road to Universal Health Coverage – 2019 Monitoring Report", Organisation mondiale de la santé : https://www.who.int/healthinfo/universal_health_coverage/report/uhc_report_2019.
13. OMS – « Maintaining essential health services during the Covid-19 pandemic », août 2020. https://www.who.int/publications/i/item/WHO2019-nCoV-EHS_continuity-survey-2020.1.

14. OMS (2019), « Nutrition et couverture sanitaire universelle », Genève : Organisation mondiale de la santé.
15. ROBERTSON T., *et al.* "Early Estimates of the Indirect Effects of the Covid-19 Pandemic on Maternal and Child Mortality in Low-Income and Middle-Income Countries: a Modelling Study", *Lancet*, 12 mai 2020, https://www.thelancet.com/journals/langlo/article, in "STC, la nutrition, un enjeu critique. Pourquoi nous devons tous nous attaquer à la malnutrition chez les enfants", Save The Children, 2020, consulté de 1er novembre 2021.

CHAPITRE VII : STRATÉGIES ET INITIATIVES MONDIALES EN NUTRITION

STRATÉGIES ET INITIATIVES MONDIALES EN NUTRITION

Tendances de la demande et facteurs de changement en Afrique de l'Ouest (1)

Une étude réalisée en 2015 par Frank Hollinger de la FAO et John M. Staatz de l'université de Michigan sur les principales tendances de la demande alimentaire et des facteurs de changement de celle-ci en Afrique de l'Ouest, nous semble faire une analyse détaillée de cette problématique dont nous reproduits intégralement les aspects les plus pertinents en lien avec la problématique de l'offre et la demande alimentaire (1).

Selon cette étude les pays d'Afrique de l'Ouest connaissent une évolution démographique et socioéconomique rapide qui a d'importantes répercussions sur la demande et l'offre de produits agroalimentaires. En dépit de variations à travers la région, les grandes tendances sont claires. La population de l'Afrique de l'Ouest est en rapide expansion. Au cours des trente dernières années, elle a plus que doublé, son taux de croissance annuel étant de 2,7 % (1). Les taux de croissance démographique varient d'un pays à l'autre, les pays les plus pauvres connaissant la croissance la plus rapide. Seuls quelques pays ont commencé leur transition vers des taux de natalité moins élevés. Estimée actuellement à 300 millions, la population de la région devrait donc atteindre 388 millions d'ici à 2020 et 490 millions d'ici à 2030 (1). La population ouest-africaine est principalement jeune, 44 % ayant moins de 15 ans (1). Par conséquent, 80 millions de jeunes vivant actuellement en Afrique de l'Ouest s'urbanisent rapidement. La région est déjà la plus urbanisée de l'Afrique subsaharienne, presque la moitié de la population vivant en logement urbain en 2013, comparé à 33 % en 1990 (1).

Deux grandes tendances se dessinent :

- La rapide expansion des zones métropolitaines nationales, qui comptent pour 40 % de la population urbaine, et leur primauté par rapport aux villes et petites villes secondaires ;
- La prolifération des petites villes en zone rurale, en périphérie de l'urbanisation, non loin des grandes villes et le long des grandes routes principales et des couloirs de transport. De forts flux migratoires continuent à l'intérieur des frontières et d'un pays à

l'autre, poussés par l'urbanisation, la croissance démographique et la diversité des opportunités économiques à travers la région.

La migration intrarégionale se caractérise par des taux élevés de migration des zones rurales vers les villes, des mouvements de population des zones sahéliennes vers les zones soudano-guinéennes et en provenance des pays de l'intérieur, en direction notamment des pays côtiers plus riches. En dépit de la migration, les populations rurales continuent de s'accroitre en termes absolus. Qui plus est, la population rurale est concentrée : 16 % de la population rurale vit sur 1 % de l'espace rural et 51 % sur 10 % de l'espace rural (1). Par conséquent, la croissance démographique rurale exerce des pressions encore plus fortes sur les terres et les ressources naturelles et contribue à la fragmentation des terres, particulièrement dans les zones très peuplées et à fort potentiel qui ont facilement accès au marché. Puisque les réserves de terres non utilisées et appropriées à la production agricole sont limitées en Afrique de l'Ouest, la conversion des forêts ou pâturages est une source d'augmentation des coûts environnementaux et de conflits supplémentaires.

Grandes tendances socio-économiques

La performance économique globale s'est nettement améliorée ses dernières années. À partir de la fin des années 1990, la plupart des pays d'Afrique de l'Ouest sont entrés dans une période prolongée de forte croissance économique, avec toutefois, des niveaux et qualités de croissance variant fortement d'un pays à l'autre. Tandis que le Cap-Vert, le Ghana, le Burkina Faso, le Nigeria et le Mali ont connu une forte croissance du PIB par habitant, soit entre 2 et 3 % par an ces vingt dernières années, d'autres pays ont stagné ou enregistré une croissance négative en termes de croissance par habitant en raison de conflits, de politiques moins efficaces et de mauvaise gouvernance. Qui plus est, la répartition de cette croissance a été inégale.

La croissance au Ghana et au Burkina Faso a été diversifiée tandis qu'au Nigeria et au Mali, elle s'est accompagnée d'une répartition des revenus plus inégale. En outre, ces quatre pays ont tous connu une croissance inégale en termes géographiques, l'écart se creusant entre le nord et le sud, ce qui devient une source constante de tensions et de préoccupations.

Les niveaux de pauvreté sont en recul, mais à des degrés divers. Sur les onze pays pour lesquels des données sont accessibles sur plusieurs années entre 1985 et 2008, la pauvreté mesurée par la proportion de la population vivant sous le seuil de pauvreté calculé à 1,25 $EU par jour (2). La pauvreté a été réduite dans huit pays d'entre eux, restée la même dans un pays (la Guinée Bissau) et a augmenté dans deux autres (Nigeria et Côte d'Ivoire) (2). Toutefois, pendant la deuxième moitié des années 2000, plus de la moitié de la population totale de la région vivait encore avec moins de 1,25 $EU par jour (2). Les taux de pauvreté sont les plus bas sont enregistrés au Cap-Vert, suivi de la Côte d'Ivoire, du Ghana et du Sénégal. Les données se rapportant à la répartition nationale de la pauvreté montrent que la pauvreté reste fortement concentrée dans les zones rurales, les taux de pauvreté y étant deux à trois fois plus élevés que dans les zones urbaines. Malgré les crises récurrentes, les niveaux d'insécurité alimentaire ont aussi reculé dans la région, à la fois en chiffres absolus et en pourcentage de personnes sous-nourries, et les taux de sous-nutrition sont généralement plus bas que dans d'autres parties de l'Afrique subsaharienne (2).

La proportion de personnes souffrant de sous-nutrition par rapport à l'ensemble de la population a diminué de moitié, pour passer de 20 % en 1990 à 10 % en 2006–2008, le nombre de personnes malnutries passant de 37,3 millions à 28,5 millions pendant la même période (4). Simultanément, les problèmes de surnutrition (obésité et surpoids) commencent à créer de graves problèmes dans certaines zones urbaines, avec des maladies non contagieuses comme le diabète et les maladies cardiaques (4). Les classes moyennes sont en plein essor. Du fait de la croissance économique et démographique, les classes moyennes de la région sont en expansion et bénéficient de plus en plus de l'attention des décideurs et du secteur privé. Puisque le terme de « classe moyenne » est pluridimensionnel, les définitions varient et rares sont les statistiques comparables d'un pays à l'autre. Pour simplifier, si l'on prend une somme de dépenses totales de 2 $EU par jour par habitant comme plancher, 25 % des Africains de l'Ouest (environ 70 millions d'habitants) appartenaient à la classe moyenne en 2008 (5). Cette moyenne régionale est fortement influencée par le Nigeria où la classe moyenne compte seulement 23 % de la population. La proportion de la classe moyenne était plus élevée au Cap-Vert, au Ghana (46 % dans chaque pays), en Côte d'Ivoire (37 %) et au Sénégal (35 %) (5).

Une ventilation supplémentaire des populations non pauvres montre que le segment le plus important, qui est de 16 % (40,9 millions d'habitants), appartenait à ladite « classe flottante », juste au-dessus du seuil de pauvreté, avec des dépenses par habitant et par jour entre 2 et 4 $EU (5). Au-dessus de cette classe flottante, 8 % (soit 19,2 millions d'habitants) tombent dans la catégorie de la classe moyenne inférieure, avec des dépenses de 4 à 10 $EU par jour et par personne, et 4 % supplémentaires (soit 10,9 millions d'habitants) appartenaient à la classe moyenne supérieure, avec des dépenses quotidiennes par personne de 10 à 20 $EU (5).

Transformation structurelle

L'évolution démographique et socioéconomique que nous venons de décrire s'inscrit dans une transformation structurelle plus large, caractéristique du processus de développement, qui se définit généralement par quatre phénomènes reliés entre eux : (1) la baisse de la part de l'agriculture dans le PIB, (2) l'émergence d'une économie industrielle et de services moderne, (3) l'urbanisation rapide au fur et à mesure que les populations migrent des zones rurales vers les zones urbaines et (4) une transition démographique, avec des taux de natalité et de mortalités en baisse. La transformation structurelle en Afrique de l'Ouest est incomplète, les quatre phénomènes reliés entre eux progressant à des vitesses inégales : l'urbanisation avance rapidement, mais la composition sectorielle de l'économie change peu, et seuls trois pays (Cap-Vert, Côte d'Ivoire et Ghana) progressent rapidement vers des taux de natalité nettement plus bas. Le secteur des services domine l'économie, contribuant à hauteur de 42 % au PIB en moyenne ces dix dernières années, suivi de l'agriculture (35 %) et de l'industrie (23 %). La part du secteur des services est plus élevée que dans d'autres régions en développement et celle de l'agriculture est plus réduite, compte tenu des différences de revenu par habitant. La contribution de l'industrie au PIB n'a augmenté que dans sept des quinze pays entre les années 1980 et la première décennie du XXe siècle. Qui plus est, la croissance industrielle s'est surtout produite dans les industries extractives (les mines et le pétrole) qui sont à forte intensité de capital et créent peu d'emplois. La performance du secteur manufacturier, traditionnellement le principal facteur de croissance et de transformation structurelle dans le reste du monde, est inférieure à la moyenne mondiale en Afrique de l'Ouest.

Une importante caractéristique de la transformation structurelle en Afrique de l'Ouest est le déplacement de la main-d'œuvre de l'agriculture dont les performances sont insuffisantes vers l'économie informelle des services en zone rurale et urbaine, caractérisée par de faibles productivité et niveaux de revenus. Les estimations de la contribution de l'économie informelle au PIB varient de 43 % (Côte d'Ivoire) à 77 % (Niger). Une grande partie de l'économie rurale non

agricole relève du secteur informel et n'est que partiellement prise en compte dans les statistiques officielles.
Des différences marquées persistent dans la région. Ces vastes tendances masquent des différences considérables entre pays et sous-régions. L'Afrique de l'Ouest est une région très diversifiée en termes de conditions agroécologiques, répartition de populations et dimension des économies nationales, et cette diversité a d'importantes répercussions sur la dynamique de l'intégration régionale. Les conditions de la production agricole sont très diverses, et le changement climatique exacerbera ces différences. L'Afrique de l'Ouest comprend une grande diversité d'écosystèmes et un nombre tout aussi élevé de systèmes de production. Les activités agricoles vont du pastoralisme dans l'extrême nord aux cultures racines et cultures arbustives dans le sud. Lorsque l'on passe des systèmes agropastoraux du Sahel (environ 240 $EU/ha) aux cultures arbustives du sud (1 125 $EU/ha), on constate une multiplication par 5 de la valeur de la production par hectare. La population ouest-africaine est inégalement répartie et la migration accentue cette tendance.
Du point de vue démographique, la région est composée d'un pays gigantesque, de six pays de taille moyenne et de huit petits pays. La répartition démographique et les flux migratoires sont fortement influencés par les conditions agroclimatiques, l'accès aux terres et les opportunités économiques des pays de la région. Les trois quarts de la population d'Afrique de l'Ouest habitent dans les zones humides et subhumides, 20 % dans les zones semi-arides (Sahel) et 5 % en zone aride. En 2006, les villes côtières rassemblaient déjà presque 38 % de la population totale de la région, contre 28 % en 1950. Vu les flux migratoires actuels, d'ici à 2020 une zone urbaine à forte densité de population se sera formée le long de la bande côtière du golfe de Guinée. L'hétérogénéité de la région est encore plus forte en termes économiques. À lui seul, le Nigeria représentait presque les deux tiers du PIB régional en 2009. La contribution des trois plus grosses économies (Nigeria, Ghana et Côte d'Ivoire) au PIB régional est de 81 %, tandis que leur part de la population régionale totale n'est que de 67 %. Mesurés en termes de PIB par habitant, les niveaux de revenus varient aussi grandement à travers la zone puisque le Cap-Vert, le Nigeria, la Côte d'Ivoire, le Sénégal et le Ghana jouissent des niveaux de revenus par habitant les plus élevés. Les pays sont à des étapes de transformations structurelles différentes. C'est le Cap-Vert qui a le plus progressé. Il est fortement urbanisé et la structure de la consommation alimentaire a évolué dans le sens d'un régime alimentaire se moderne. À l'autre extrême, le Niger

vient à peine de commencer sa transformation vers une société plus urbaine, diversifiée et à revenus plus élevés. Les pays côtiers sont plus urbanisés et la contribution de l'agriculture à l'économie y est inférieure à celle des pays de l'intérieur. Au regard de ces différences, la transformation structurelle a été plus rapide et prononcée dans les grands pays côtiers qui abritent la majorité de la classe moyenne urbaine de la région.

Opportunités de croissance de l'agriculture

Les opportunités de croissance sans précédent de l'Afrique ont pour origine :

Un marché alimentaire ouest-africain de plus en plus dynamique, en raison d'un cumul de croissance démographique, de l'urbanisation et des prix à la production plus élevés qui s'est soldé par une expansion rapide des marchés alimentaires nationaux et régionaux. Cette croissance des marchés devrait se poursuivre et s'accélérer dans un avenir proche en raison de la forte élasticité de la plupart des produits alimentaires par rapport aux revenus. Le plus gros potentiel de croissance de marché concerne les produits animaux, suivis du riz, du poisson et des fruits et légumes. La production et la commercialisation de tels produits exigent une main-d'œuvre nombreuse et représentent donc un fort potentiel de création d'emplois, à condition de pouvoir satisfaire la demande par la production locale et non par les importations.

Une demande alimentaire de plus en plus diversifiée, poussée par la différentiation socioéconomique, le besoin de commodité et la mondialisation. Des taux de croissance démographique de 2 à 3 % dans la plupart des pays continueront à alimenter la simple demande de calories, notamment pour les 75 % de la population qui vivent encore avec moins de 2 $EU par jour. Parallèlement, l'essor de la classe moyenne accentuera la demande d'aliments de plus grande valeur et à valeur ajoutée. La demande alimentaire se transforme, passant de produits en vrac non différenciés à des aliments caractérisés par leurs différentes qualités.

Bien que le prix reste un facteur déterminant de la demande, d'autres attributs de ces produits, tels que les caractéristiques nutritives et sanitaires, la présentation et l'emballage, la durée de conservation, la facilité de préparation et la commodité pèsent de plus en plus sur les préférences des consommateurs et les décisions d'achat.

Ces tendances sont alimentées par **un accès élargi aux médias**, aux aliments importés et à l'arrivée des chaînes internationales de restauration rapide et de supermarchés.

Urbanisation rapide et liens entre zones rurales et urbaines.

Bien que ces changements se produisent plus rapidement dans les vastes zones métropolitaines qui regroupent 40 % de la population urbaine, des tendances similaires suivent progressivement dans les villes intermédiaires et les petites villes.

L'analyse des enquêtes budget-consommation révèle que l'élasticité de nombreux produits alimentaires par rapport aux revenus est même plus élevée dans les zones rurales que dans les zones urbaines. Cela laisse à penser qu'une demande alimentaire supplémentaire suit l'augmentation des revenus ruraux. Néanmoins, l'essentiel du pouvoir d'achat, notamment pour les produits de plus grande valeur, se situe actuellement dans les zones urbaines. Cibler ces marchés présente de vastes possibilités de hausse de revenus pour les producteurs ruraux, ce qui stimulerait ensuite la demande rurale de produits et services locaux.

Une hausse mondiale de la demande de produits agricoles, particulièrement dans les économies émergentes à croissance rapide, qui offre des opportunités accrues pour les exportations agricoles traditionnelles et non traditionnelles de l'Afrique de l'Ouest. Les prix des exportations agricoles sont élevés, et l'Afrique de l'Ouest a le potentiel d'accroitre son volume d'exportations et de diversifier la composition de ces exportations, notamment en Europe de l'Est, en Inde et en Chine. Bien que les barrières à l'entrée sur ces marchés soient plus élevées que sur les marchés intérieurs, les exportations offrent l'avantage que les prix plus élevés des cultures d'exportation ne se traduisent pas nécessairement par des coûts plus élevés pour les consommateurs nationaux. Plutôt, le revenu généré par les exportations agricoles se traduit par une demande accrue de services et de produits locaux agricoles et non agricoles, consolidant ainsi les liens favorables à la croissance entre les activités agricoles et non agricoles.

Une meilleure politique agricole et un cadre plus incitatif. Le niveau de taxation des produits agricoles a baissé, et la transmission des prix des consommateurs aux producteurs s'est améliorée au cours des vingt dernières années. En outre, la « redécouverte de l'agriculture » par les gouvernements nationaux et leurs partenaires de développement au début des années 2000 ainsi que le processus du PDDAA ont renforcé les cadres et mécanismes politiques et rehaussé le profil de l'agriculture à l'échelle nationale, régionale et mondiale.

L'émergence d'organisations de parties prenantes plus indépendantes et dynamiques qui renforcent les perspectives de croissance. La démocratisation croissante qui a débuté dans les années 1990 s'est traduite par l'émergence d'organisations agricoles plus indépendantes, plus proches de la base, y compris les organisations de producteurs et de négociants. Ces organisations contribuent à accélérer la croissance de l'agriculture au moins de trois façons. Tout d'abord, elles élargissent le champ d'une action collective ; elles offrent des biens et services essentiels à leurs membres tels que le regroupement de produits primaires et les commandes groupées pour 8.

Bien que la diversification sur les marchés à l'exportation puisse avoir des effets à court terme sur les prix nationaux des denrées alimentaires lorsque les ressources productives passent de la production alimentaire nationale à des sous-secteurs destinés à l'exportation, il arrive aussi fréquemment que la production de cultures d'exportation ait des effets positifs sur la production alimentaire intérieure.

Ces effets comprennent un **meilleur accès des agriculteurs aux intrants essentiels**, tels que les engrais et le matériel agricole, qui peuvent servir à produire des aliments pour la consommation intérieure et l'exportation, l'achat d'intrants, et dispensent des services consultatifs. Dans le même temps, elles tirent parti des économies d'échelle au profit des membres de plus petite taille.

Deuxièmement, elles participent de plus en plus aux **concertations et conception des politiques**, apportant d'utiles contributions sur la nature des opportunités et des contraintes qui se présentent aux acteurs de l'agriculture ouest-africaine.

Troisièmement, par le truchement de leurs **organisations nationales et fédérations régionales**, elles servent de contrepoids aux gouvernements en défendant les intérêts de leurs membres et font pression pour que soient appliquées comme convenu les mesures annoncées visant à dynamiser la croissance agricole. Mais ces perspectives s'accompagnent de nouveaux enjeux pour les systèmes agroalimentaires de l'Afrique de l'Ouest ayant pour origine :

Un marché international dans un climat de plus en plus volatile, rendant les projections à long terme de plus en plus difficiles. Des facteurs tels que le changement climatique et les liens de plus en plus étroits entre les marchés financier, énergétique et agricole ajoutent aux incertitudes des tendances des marchés. Bien que la plupart des analystes s'attendent à une hausse à moyen terme des prix agricoles dans le monde, les perspectives à plus long terme restent incertaines.

Parmi d'autres facteurs, l'orientation future dépendra de la question suivante : la production et la dissémination de technologies d'accroissement de la productivité et de pratiques de gestion durable des ressources naturelles gagneront-elles la course contre les effets négatifs du changement climatique et la détérioration des ressources naturelles ?

Concurrence accrue sur les marchés de production. Un certain nombre de grandes économies émergentes comme celle du Brésil ont développé des secteurs agricoles fortement compétitifs qui interviennent de plus en plus sur les marchés agricoles mondiaux et de l'Afrique de l'Ouest.

Les prix plus élevés des produits agricoles, conjugués à la pénurie attendue de produits alimentaires et de ressources naturelles, ont contribué à la mobilisation d'importants capitaux par des acteurs traditionnels et non traditionnels et à une augmentation des investissements mondiaux à tous les niveaux du système agroalimentaire. À moyen terme, ces investissements mèneront à une production et à une productivité accrue, renforçant ainsi la concurrence sur les marchés agroalimentaires et pour l'accès aux ressources naturelles. Par conséquent, l'Afrique de l'Ouest doit saisir cette occasion historique de prix élevés et de forte demande de la croissance en faisant les investissements nécessaires pour répondre au manque de productivité et aux autres contraintes structurelles qui affaiblissement actuellement sa compétitivité. Les écarts de rendement et l'utilisation limitée des intrants et technologies améliorés témoignent à la fois de la position de faiblesse de la compétitivité de l'agriculture ouest-africaine mais aussi de l'énorme potentiel d'amélioration de celle-ci.

Une concurrence croissante parmi divers acteurs et secteurs pour un ensemble de ressources naturelles de plus en plus sollicitées, ce qui augmente la pression sur le régime foncier et les droits à l'usage de l'eau. Cette concurrence entraîne des conflits plus fréquents, souvent violents, et décourage les investissements agricoles dans l'amélioration de la productivité. La concurrence pour les terres agricoles et l'eau se renforce aussi vu le tout nouvel intérêt que de nouveaux acteurs du secteur privé, notamment des investisseurs nationaux, des membres de la diaspora et des entreprises étrangères, manifestent pour des investissements dans l'agriculture ouest-africaine. L'intérêt croissant du secteur privé pour les investissements dans l'agriculture ouest-africaine a le potentiel d'apporter de nouveaux capitaux, technologies et compétences humaines au système agroalimentaire de la région. Toutefois, il soulève aussi des problèmes politiques délicats sur la propriété et le contrôle dans le secteur et sur l'accès aux ressources naturelles, notamment les terres (souvent qualifié de « accaparement des terres »). Ce problème peut menacer les moyens de subsistance des populations locales et exacerber les conflits à moins que des mécanismes de gouvernance transparents et des garde-fous adaptés ne soient mis en place.

L'alimentation occupe une part constamment élevée des dépenses totales des ménages, ce qui rend la majorité des Africains de l'Ouest très vulnérables aux augmentations des prix des denrées alimentaires. Par conséquent, le secteur agroalimentaire national et les politiques qui s'y rattachent sont confrontés à un double défi : saisir les opportunités offertes par la croissance des marchés alimentaires urbains pour favoriser une croissance plus large, tout en maintenant des prix peu élevés par des coûts de production et de commercialisation réduits, surtout pour les denrées de base.

Un changement dans l'équation politico-économique en faveur des consommateurs, notamment des zones urbaines, en raison des transformations économiques et démographiques. Conjugué à la part élevée de l'alimentation dans les dépenses des ménages, ce changement implique que réduire les importations alimentaires pour stimuler la production régionale deviendra probablement plus difficile à l'avenir sur le plan politique. Bien que la possible surévaluation du franc CFA puisse justifier quelques protections tarifaires de l'agriculture dans les pays de l'UEMOA, les négociations prolongées de la CEDEAO sur le tarif extérieur commun (TEC) ont montré la difficulté de renforcer une telle protection. Puisque les pays d'Afrique de l'Ouest n'ont pas les moyens financiers de subventionner simultanément les consommateurs et les producteurs, les mesures commerciales qui favorisent une moindre volatilité des prix via des mesures de sauvegarde au lieu de protéger en permanence les producteurs par un recours à des tarifs fixes risquent aussi d'être plus faibles.

Une augmentation du nombre de jeunes entrant sur le marché du travail chaque année. À l'ère de la mondialisation, les jeunes ruraux sont de plus en plus exposés aux médias numériques ; ils sont plus ambitieux et mobiles, ce qui a d'importantes répercussions sur la création d'emplois et l'offre de main-d'œuvre agricole. Vu l'idée répandue que l'agriculture est pénible et offre peu de possibilités de sortir de la pauvreté, un pourcentage plus important de jeunes ruraux préfère migrer dans les grandes et petites villes à la recherche d'emplois dans le secteur informel des services. Bien que le développement du secteur agroalimentaire dans son ensemble offre de réelles possibilités de création d'emplois productifs, tirer parti de ce potentiel ne se réalisera qu'avec une réforme des systèmes éducatifs qui doteront les jeunes des compétences nécessaires à réussir dans une économie agricole dynamique, moderne et mue par le secteur privé. En conséquence, les politiques agricoles doivent être étroitement coordonnées avec celles qui affectent l'éducation et l'acquisition de compétences, mais aussi avec des politiques économiques plus larges comprenant l'industrialisation et le développement des petites et moyennes entreprises (PME).

Baisse de l'offre et hausse de la demande

La performance mitigée de l'agriculture ouest-africaine en termes de production et de productivité et la perte de compétitivité sont dues à une série de problèmes structurels, dont beaucoup sont encore aggravés par des politiques inadaptées. Pourquoi la réponse de l'offre est-elle en retard sur la hausse de la demande ? Les interventions gouvernementales incohérentes, les problèmes structurels liés à l'accès aux marchés, aux risques et incertitudes et à l'accès aux intrants, aux services et technologies n'incitent pas vraiment à faire des investissements susceptibles d'augmenter la productivité de l'agriculture et des segments correspondants, en amont et en aval. Bien que de nombreuses difficultés et solutions éventuelles soient spécifiques par chaînes de valeur, des obstacles génériques existent dans la plupart des chaînes de valeur agricoles.

- Instabilité des politiques et absence d'investissement dans les biens collectifs essentiels.
- Accès au marché et difficultés liées aux infrastructures.

Risques élevés et incertitudes

L'ensemble des acteurs du système agroalimentaire ouest-africain sont confrontés à des risques élevés de production et de marché. Ces risques viennent des aléas climatiques, des ravageurs et des maladies ainsi que de la volatilité des prix et des politiques.

- Les agriculteurs ouest-africains et les autres acteurs des chaînes de valeur manquent généralement d'accès aux produits et aux services de gestion des risques.
- La propriété foncière et les droits à l'usage de l'eau non sécurisés nuisent aux incitations à investir dans l'amélioration de la terre et l'irrigation et à attirer les capitaux extérieurs dans l'agriculture.

Faible accès aux intrants améliorés, technologies et services de soutien

- L'inégal accès aux intrants, technologies et services de soutien qui existe entre les hommes et les femmes freine la croissance de la productivité.
- Une utilisation peu importante et irrégulière d'intrants améliorés tels que les semences, engrais, pesticides et médicaments vétérinaires reste la cause la plus directe de la basse productivité en Afrique de l'Ouest.
- Les contraintes du côté de la demande comme de l'offre entravent le développement des marchés d'intrants.
- Les engrais et les équipements sont surtout importés, et les prix à la production sont élevés en raison des coûts de transport et de distribution élevés, des petits volumes et parfois des politiques d'appel d'offres inefficaces.
- Les systèmes de recherche agricole sont souvent fragmentés.
- Les systèmes de vulgarisation et les services de conseils techniques sont fréquemment inopérants.
- La faiblesse des systèmes d'enseignement agricole handicape aussi fortement tout le système agroalimentaire.
- L'accès limité aux financements et leurs coûts élevés ralentissent les investissements et l'adoption de la technologie.

Stratégies mondiales en faveur de la nutrition

Près du tiers de la population mondiale souffre d'une forme quelconque de malnutrition, entraînant des pertes en vie humaine de millions de personnes, des pertes de productivité et l'augmentation du fardeau en matière de santé durant toute une vie. La Banque mondiale estime que la malnutrition sous toutes ses formes coûte 3,5 billions de dollars chaque année à l'économie mondiale (2). Malgré cela, le financement en nutrition est demeuré très bas (2).
Pratiquement la plupart des pays font face à un double ou triple fardeau de la malnutrition. Il convient donc de mettre en œuvre les activités visant les impacts négatifs à court ou à long terme (carences en vitamines, minéraux, obésité, malnutrition). Les filles et les femmes sont généralement affectées de manière disproportionnée par le « double ou triple fardeau » de la malnutrition. L'anémie affecte plus de 600 millions de femmes âgées de 15 à 49 ans dans le monde, alors que le surpoids

affecte 17 % des adolescentes (2). Plusieurs d'entre elles vivent avec plus d'une forme de malnutrition (2).

Heureusement, les conséquences dévastatrices de la malnutrition sont presque entièrement évitables. De nombreuses études démontrent clairement que l'amélioration de la nutrition aux étapes critiques de la vie, et particulièrement durant les 1 000 premiers jours, aide des millions d'enfants à se développer complètement et crée une plus grande prospérité économique (BM, 2017, 3).

Les interventions en nutrition pour les femmes et leurs familles font partie des investissements les plus rentables pour un monde plus productif et en santé (2). Les femmes bien nourries ont des grossesses plus sécuritaires et donnent naissance à des enfants en meilleure santé. Les nourrissons et les enfants bien nourris sont en meilleure santé, ont des systèmes immunitaires plus robustes les rendant plus résistants aux maladies et moins sujets à développer certaines maladies non transmissibles à l'âge adulte (2).

Plus de financement, de ressources et de connaissances sont nécessaires dans le domaine de la nutrition pour obtenir une amélioration significative des indicateurs nutritionnels qui vont impacter positivement les autres indicateurs de développement (2). Bien que plusieurs pays se soient engagés à améliorer le statut nutritionnel de leurs populations, le manque de données probantes en analyse contextuelle et en capacité technique les empêche à transformer leur vision en réalité (2).

La malnutrition demeure de nos jours encore un obstacle à l'amélioration de la prospérité, de la croissance et du développement humain pour plusieurs pays. C'est en réponse à cette problématique que les interventions en nutrition doivent viser en particulier les besoins des enfants, des filles et des femmes, qui sont affectés de façon disproportionnée en raison de facteurs physiologiques et d'inégalités et de discrimination socialement construites (2).

Les adolescentes de 10 à 19 ans sont particulièrement à risque en raison du début des règles menstruelles qui peuvent contribuer à la carence en fer, et aux barrières sociales qui peuvent restreindre leur accès à des aliments nutritifs durant cette période de croissance rapide (4).

La nutrition adéquate des enfants durant la fenêtre de 1 000 jours, correspond à la période entre la conception aux deux premières années de la vie de l'enfant, est cruciale pour la survie, la croissance et le développement des enfants jusqu'à l'âge adulte.

Après l'enfance, l'adolescence (de 10 à 19 ans) constitue la période de croissance la plus rapide, assortie d'une grande demande en besoins nutritionnels. Elle représente une seconde fenêtre d'opportunité pour se rattraper sur la croissance et pour améliorer la nutrition. L'apparition des règles augmente également les besoins nutritionnels des adolescentes, en fer et autres micronutriments liés à la croissance des os et à la masse musculaire incluant le calcium, le zinc et la vitamine D dans les pays non tempérés (12). On estime que près de 30 % des adolescentes au monde souffrent d'anémie, la moitié à cause d'une carence en fer (13). L'anémie chez les adolescentes se traduit par un déclin de leur rendement scolaire, une perte de productivité et une diminution de leur santé reproductive présente et future (14). Le Cadre pour une action mondiale accélérée en faveur de la santé des adolescents publié par l'OMS en 2017 mentionne l'anémie par carence en fer comme étant la cause principale pour le nombre d'années de vie corrigées de l'incapacité (AVCI) perdu par des adolescentes (de 10 à 14 ans et de 15 à 19 ans), et les adolescents (de 10 à 14 ans) (15).

Environ 17 millions d'adolescentes, en grande partie dans les pays à revenu faible et intermédiaire, deviennent enceintes annuellement (16,17). On associe ces grossesses à une augmentation de 50 % des risques d'enfant mort-né et de décès néonatal, à un plus grand risque de naissance prématurée et à un faible poids à la naissance, et à un plus grand risque de complications maternelles comparé aux autres mères plus âgées (16, 17). Les filles qui sont nées plus petites sont susceptibles de donner naissance à des nourrissons plus petits elles-mêmes, donc les grossesses chez les adolescentes ont de plus grands risques de perpétuer le cycle intergénérationnel de la sous-alimentation (18).

Une nutrition optimale est nécessaire pour avoir un cerveau en santé et pour le développement physique. Elle contribue au succès scolaire, et est directement liée à la diminution de la pauvreté, à la croissance économique, à la paix et la stabilité et à l'égalité des genres (2).

L'existence d'interventions à faible coût et à impact élevé donne l'occasion à la communauté internationale de faire d'importantes améliorations dans la vie de millions de personnes. Au cours de la dernière décennie, il y a eu une reconnaissance mondiale grandissante de l'importance de faire de la prévention dans la lutte contre la malnutrition. Ceci a conduit à l'établissement d'un important nombre d'initiatives et d'objectifs autour desquels la communauté internationale concentre ses efforts en nutrition.

Tableau 64 : Indicateurs les plus rentables à la nutrition

Groupes cibles	Interventions	Impact
Adolescentes et femmes de 20 à 49 ans	Supplémentation hebdomadaire en fer-acide folique (FAF)	Diminution de 28 % des risques d'anémie
Femmes enceintes et nouveau-nés	Supplémentation en fer – acide folique	Diminution de 67 % de l'anémie par carence en fer
		Diminution de 19 % du petit poids de naissance (PPN)
	Pratique de l'allaitement tôt après la naissance	Diminution de 45 % de la mortalité infantile, toutes causes confondues
	Iodation du sel	Augmentation de 8 points du QI (quotient intellectuel) en moyenne pour les enfants
		Un poids à la naissance de 3,8 à 6,3 % plus élevé
	Méthode de Kangourou	Diminution de 40 % des risques de mortalité des nouveau-nés soufrant de PPN
Enfants de moins de 5 ans	Supplémentation en Vitamine A	Diminution de 12 % de la mortalité, toutes causes confondues
		Réduit la fréquence des diarrhées de 15 % ; À son tour une diarrhée plus faible réduit progressivement les chances de retard de croissance (RC) d'un enfant. (Les chances de RC par épisode de diarrhée sont de 1,035) (6)
	Zinc et Utilisation du SRO pour le traitement de la diarrhée	Diminution de 87 % de la mortalité causée par la diarrhée (7,8,9)
	Poudre de micronutriments multiples	Diminution de 57 % de l'anémie par carence en fer
Population générale	Fortification des aliments avec le fer – acide folique	Diminution de 41 % des risques d'anémie
		Diminution de 46 % des risques d'anomalie du tube neural

Source : Bhutta *et al.*, *The Lancet*, 2013 (5).

Le cadre d'investissement en nutrition de la Banque mondiale de 2017 offre une analyse complémentaire des besoins de financement pour atteindre les cibles de l'Assemblée mondiale de la santé en ce qui a trait au retard de croissance, l'anémie, l'allaitement et l'émaciation, faisant l'estimation que l'écart serait de 7 milliards de dollars par année sur 10 ans, pour un total de 70 milliards de dollars (2).
En 2015, les États membres des Nations unies (ONU) se sont mis d'accord pour concerter leurs efforts de développement selon un jeu d'objectifs et de cibles universelles, appelés les Objectifs de développement durable (ODD). Les 17 ODD remplacent et améliorent les objectifs du Millénaire pour le développement, arrivés à échéance en 2015. La figure 57 illustre que 12 des 17 ODD contiennent des indicateurs hautement pertinents à la nutrition, reflétant ainsi l'importance d'une nutrition saine en ce qui concerne le développement (11). Les 6 cibles mondiales de nutrition de l'Assemblée mondiale de la santé sont données en figure 58 ci-dessous.

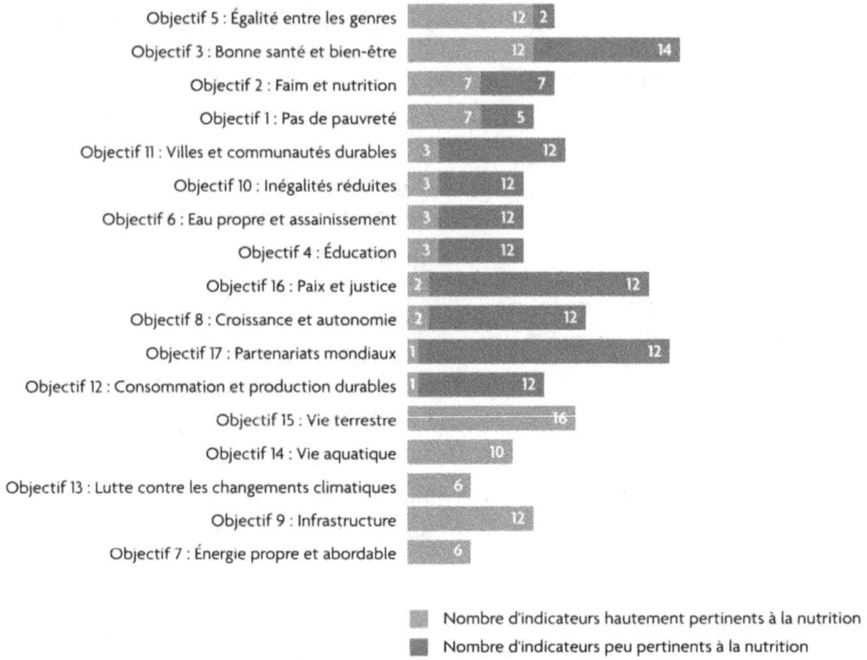

Figure 66 : Indicateurs des ODD liés à la nutrition

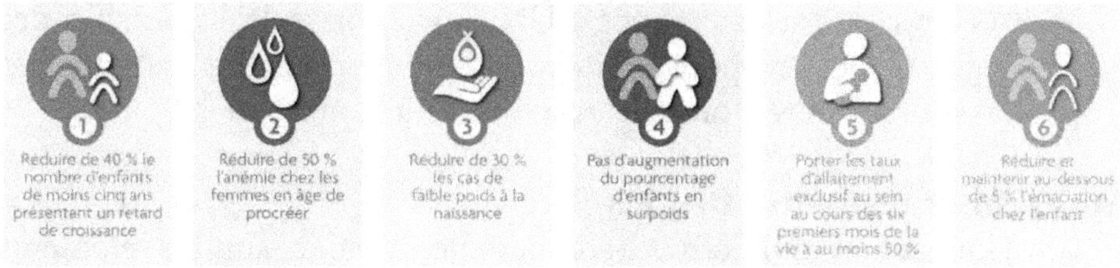

Source : OMS (22)

Figure 67 : Les cibles mondiales de la nutrition de l'Assemblée mondiale de la santé

Mouvement Scaling Up Nutrition (SUN) (19)

Vision

D'ici 2030, obtenir un monde exempt de malnutrition sous toutes ses formes, action menée par les pays et les gouvernements, avec le soutien d'organisations et d'individus, l'action collective permet à chaque enfant, adolescent, mère et famille de réaliser son droit à l'alimentation et à la nutrition, d'atteindre son plein potentiel et de façonner des sociétés durables et prospères.

But et objectifs

But

Accélérer le rythme des progrès dans le sens des cibles internationales de l'Assemblée mondiale de la santé sur toutes les formes de malnutrition.

Objectifs

Objectif général

Accélérer le rythme des progrès dans le sens des cibles mondiales de nutrition de l'Assemblée mondiale de la santé (AMS) telles que mesurées par le Rapport sur la nutrition mondiale.

Objectifs spécifiques

- Renforcer et maintenir des environnements politique et de plaidoyer solides pour positionner les résultats de la nutrition ;
- Développer et aligner les priorités d'action communes aux pays ;
- Développer et renforcer les capacités des pays grâce à l'assistance technique et à la gestion des connaissances ;

- Assurer une gouvernance SUN qui favorise le leadership des pays et les responsabilités des gouvernements, aligne les ressources et renforce les responsabilités mutuelles.

Approche et résultats attendus

Une action collective et cohérente, fondée sur les éléments factuels permettant d'accélérer l'amélioration des résultats nutritionnels et d'instaurer un changement systématique aux niveaux national et infranational, constitue l'approche utilisée par le mouvement SUN pour atteindre son but et ses objectifs.

Résultats attendus

- Priorité accrue accordée à la malnutrition dans le développement national.
- Développement des priorités nationales.

Bases fondamentales

- Les systèmes alimentaires offrent des aliments sains, accessibles, abordables et durables.
- Les systèmes de santé offrent des services nutritionnels de qualité pour tous, y compris dans les zones d'accès difficile.
- Les systèmes de protection sociale intègrent les résultats nutritionnels en particulier ceux qui se concentrent sur les 1 000 jours de vie, soit de la conception jusqu'à l'âge de 2 ans.
- Le secteur privé, notamment les entreprises alimentaires et non alimentaires (grande, moyenne et petite) réoriente ses sources de financement/son activité principale vers une meilleure nutrition et s'aligne sur les normes mondiales et nationales.
- L'éducation des filles est indispensable à une transmission nutritionnelle.
- L'eau potable et les services d'assainissement et d'hygiène contribuent à améliorer les résultats nutritionnels.
- Une meilleure nutrition contribue à l'égalité des sexes qui conduit à une meilleure nutrition.
- La nutrition est placée au plan dans la lutte contre la crise climatique dans les programmes nationaux et internationaux.
- Les espaces et acteurs humanitaires sont protégés et encouragés à fournir une assistance impartiale fondée sur les besoins et une aide humanitaire au profit de la nutrition dans les États fragiles touchés par des conflits ou d'autres contextes humanitaires.

- La société civile et les organisations communautaires sont encouragées à ce que la voix de la communauté soit entendue.

Priorités de la stratégie 2021-2025 (Stratégie 3.0)

La Stratégie 2021-2025 (SUN 3.0) du Mouvement pour le renforcement de la nutrition (SUN) donne la priorité au rôle moteur des pays membres SUN et vise à promouvoir un changement systémique au niveau des pays.

Son objectif est de refléter les ambitions des pays membres SUN et de guider le travail de l'ensemble des acteurs à tous les niveaux (national et infranational, régional et mondial) en harmonisant une action concertée pour soutenir les priorités nationales établies par les gouvernements des pays membres du mouvement SUN sur la période de 2021 à 2025 et pour répondre à ces priorités.

Dans le cadre de ces efforts, la Stratégie SUN 3.0 vise comme priorités à :

- Contribuer à la réalisation des objectifs du Programme de développement durable à l'horizon 2030 ;
- S'engager à respecter les aspects fondamentaux et non négociables d'une action efficace en matière de nutrition, notamment en faveur de l'équité et du principe de ne laisser personne pour compte. Pour cette troisième phase, le Mouvement SUN fera progresser l'égalité entre les sexes et consacrera le rôle moteur des jeunes dans l'ensemble du Mouvement ;
- Renforcer les partenariats afin d'obtenir de meilleurs résultats en matière de nutrition, par l'intermédiaire des systèmes alimentaires, des systèmes de santé, des systèmes de protection sociale, des mesures du secteur privé et des acteurs humanitaires et du développement, et par l'éducation, l'eau, l'assainissement et l'hygiène (WASH), et l'adaptation aux changements climatiques.

Même avant le Covid-19, très peu de pays étaient en voie d'atteindre les cibles de nutrition de l'Assemblée mondiale de la santé (AMS) et des objectifs de développement durable (ODD). La pandémie risque d'annuler de nombreuses années de progrès, en particulier dans les pays à revenu faible et intermédiaire, car les stratégies visant à réduire la transmission du virus perturbent les systèmes alimentaires et sanitaires et surchargent les systèmes de protection sociale ce qui entraîne de graves conséquences socio-économiques. Les effets combinés du

Covid-19 proprement dit, ainsi que les mesures d'atténuation correspondantes, ont montré la nécessité d'une action coordonnée à grande échelle et d'une réforme institutionnelle.
Les investissements dans la nutrition restent au cœur du renforcement du capital humain, et essentiels pour atteindre les ODD et favoriser la résilience face aux futures pandémies. Ces enjeux sont d'autant plus importants dans les États fragiles et touchés par un conflit. Il est donc nécessaire d'établir un lien plus fort entre les efforts humanitaires et les efforts de développement afin de réduire les besoins humanitaires par des programmes de développement inclusifs et tenant compte des risques. Une réponse urgente et coordonnée, ainsi que des investissements accrus de la part des gouvernements, des donateurs, du secteur privé, des organisations des Nations unies et de la société civile (aux niveaux international, national et local) sont maintenant cruciaux.
La pandémie a clairement montré que nous avons besoin de la Stratégie SUN 3.0 dès maintenant, plus que jamais, pour maintenir la nutrition au cœur des ambitions mondiales, pour protéger les plus vulnérables, privilégier les actions fondées sur des éléments factuels et pour plaider en faveur d'investissements dans la nutrition.
La Stratégie SUN 3.0 est conçue pour adresser cet appel à l'action à l'ensemble des acteurs qui travaillent à la réalisation des ODD. Cette troisième phase de la Stratégie sera considérée comme un succès si les acteurs de l'ensemble du Mouvement peuvent montrer que leurs efforts individuels et collectifs contribuent clairement à accélérer les progrès nutritionnels par un changement systémique aux niveaux national et infranational, et à sauver des vies et renforcer la résilience dans les États fragiles et touchés par un conflit (FCAS).

Cadre de redevabilité du Mouvement SUN (20)

L'un des principaux changements entre la Stratégie SUN 2.0 et la Stratégie SUN 3.0 est la mise en place d'un Cadre de redevabilité unifié soutenu par un Mécanisme de redevabilité mutuelle et un Cadre de résultats SUN.
Les principales fonctions du Cadre de redevabilité unifié sont les suivantes :

- Promouvoir l'alignement des fonctions de gouvernance et de redevabilité des pays membres SUN, du GSS (secrétariat et réseaux SUN), du coordinateur du Mouvement SUN, du comité exécutif et du groupe principal ;

- Promouvoir l'alignement des initiatives et des investissements nationaux, régionaux et mondiaux à l'appui des plans nationaux de nutrition et du système de redevabilité des pays, et améliorer la mobilisation des multiples parties prenantes à tous les niveaux ;
- Contribuer au suivi et à l'évaluation, aux niveaux national, régional et mondial, des progrès accomplis dans la réalisation des objectifs et des engagements en matière de nutrition, tels que les progrès dans la réalisation des cibles de nutrition de l'AMS et des ODD, afin d'éviter la duplication des efforts ;
- Faciliter le suivi des résultats, des ressources et des changements institutionnels/ systémiques, notamment par des engagements multi-acteurs et une action multisectorielle ;
- Permettre une harmonisation avec d'autres initiatives de redevabilité, telles que le Rapport sur la nutrition mondiale.

L'objectif du mécanisme de redevabilité mutuelle et du cadre de résultats du Mouvement SUN est de renforcer la prise de décision multi-acteurs et la redevabilité mutuelle entre les partenaires aux niveaux national, régional et mondial et d'ancrer le cadre de résultats du SUN dans des actions spécifiques, mesurables, réalisables, pertinentes et délimitées dans le temps.

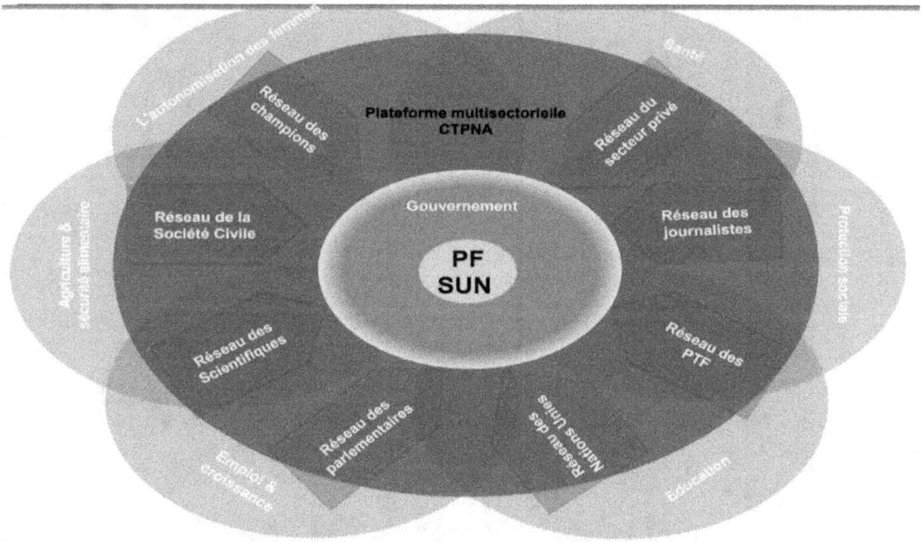

Source : SUN, REACH et le réseau des nations unies pour le SUN (21)

Source : *Stratégie du mouvement SUN pour le renforcement de la nutrition 3.0 2021-2025*

Figure 68 : Architecture d'un réseau SUN au niveau national

Tableau 65 : Synthèse des objectifs stratégiques de la stratégie SUN 3.0 (20)

Vision commune, méthodes de travail et principes d'engagement

OS1 : Renforcer et maintenir une politique et un plaidoyer solides pour positionner les résultats nutritionnels

Le coordinateur national (CC) **est placé** dans une structure gouvernementale stratégique et institutionnalisée pour permettre de **tirer parti** au maximum des ressources et de l'influence pour l'action en faveur de la nutrition	Création **de plates-formes régionales d'apprentissage entre pairs** pour les parties prenantes nationales afin de promouvoir le partage et le dialogue par des liens avec les organismes régionaux existants	Le Secrétariat du Mouvement SUN (SMS), les réseaux mondiaux, le Coordinateur du Mouvement SUN (SC) **appuient le Coordinateur national et les parties prenantes nationales** dans l'élaboration et la mise en œuvre des priorités. Priorité accordée à l'alignement des ressources, au renforcement des capacités des pays et à la mobilisation de ressources financières	Le SMS, le SC, les réseaux mondiaux **facilitent le plaidoyer au niveau national et les priorités des pays**. Le Groupe principal (LG), le Comité exécutif (ExCom), le Coordinateur du Mouvement, le SMS et les réseaux mondiaux mènent des campagnes de plaidoyer à tous les niveaux pour promouvoir des actions de nutrition conformes aux grandes priorités nationales - dans leurs organisations et leurs écosystèmes

OS2 : Développer et aligner des priorités d'action communes aux pays

Accélération des progrès sur la voie de la réalisation de tous les ODD, en particulier l'ODD2	**Davantage de pays progressent plus rapidement** vers les cibles de nutrition de l'Assemblée mondiale de la Santé (AMS)	**Accélération des progrès dans les actions de nutrition : politiques, législation, financement et couverture,** permise par le renforcement des politiques, de la législation et l'amélioration de l'affectation des ressources à l'action nutritionnelle	**Priorités nationales mises en œuvre** par les parties prenantes au niveau national travaillant ensemble, soutenues de manière proactive par toutes les parties prenantes SUN	**Engagements envers les priorités nationales convenus** par les parties prenantes au niveau national (gouvernement, donateurs, ONU, société civile, entreprises) et au niveau mondial	**Élaboration des priorités nationales** avec les résultats, les cibles, les extrants, les intrants et les coûts	Sous la direction du CC, **les parties prenantes au niveau national** (pouvoirs publics, donateurs, ONU, société civile, entreprises) **se regroupent pour élaborer les priorités nationales**

OS3 : Développer et renforcer la capacité des pays grâce à l'assistance technique et la gestion des connaissances

Suivi de l'élaboration et de la mise en œuvre des priorités du pays dirigé et facilité par le CC, soutenu par les parties prenantes nationales et le SMS, en s'appuyant sur les évaluations conjointes annuelles	**Rapport annuel sur les progrès réalisés** par rapport aux priorités, sous la direction du CC, communiqué aux parties prenantes nationales et au Comité exécutif, au Coordinateur du Mouvement, aux réseaux et au SMS	Enseignements tirés et nouvelles connaissances utilisées de manière proactive, **échangés et traduits en politiques et stratégies** pour le plaidoyer et les programmes	**Redevabilité mutuelle :** mise en œuvre de l'évaluation annuelle à 360 degrés des performances de toutes les entités du Mouvement SUN	Examen des **progrès nationaux dans la réalisation** des cibles de l'AMS, des ODD et **d'autres cibles, ainsi que de la valeur ajoutée SUN**, communiqué au CC, aux réseaux, à la SC, au Comité exécutif, au Groupe principal, au SMS

OS4 : Assurer une gouvernance du SUN qui favorise le leadership des pays et les responsabilités des gouvernements, aligne les ressources et renforce les responsabilités mutuelles

Équipe de coordination nationale	Réseaux mondiaux	SMS	Comité exécutif	Coordinateur du Mouvement SUN	Groupe principal
Responsable devant le gouvernement et coordinateur national de : • Diriger un développement inclusif et l'examen des priorités du pays • Diriger la supervision de l'exécution des priorités du pays • Tirer parti du soutien financier et politique et des connaissances ainsi que des éléments probants et de l'assistance technique pour prendre en charge les priorités du pays • Assurer le suivi des progrès réalisés par rapport aux priorités	Responsable devant leurs membres, les comités de pilotage, la SC et le Comité exécutif de : • Organiser le travail d'appui à la hiérarchisation des priorités nationales par le biais de l'assistance technique, du renforcement des capacités, du plaidoyer, de la mobilisation des connaissances • Mobiliser les ressources et les capacités financières (les bailleurs de fonds sont responsables du financement collectif de priorités bien préparées)	Responsable devant le Coordinateur de : • Formuler et approfondir les besoins des pays en matière de conception et mise en œuvre des priorités • Améliorer la coordination des actions de plaidoyer et de communication au niveau mondial et au niveau national • Soutenir les processus nationaux pour répondre aux priorités nationales • Faciliter le soutien pour répondre aux besoins des pays grâce aux ressources des membres du Mouvement • Soutenir la gestion proactive des connaissances	Responsable devant le Groupe principal et l'ensemble du Mouvement de : • Définir une orientation stratégique • Examiner et soutenir les progrès des pays • Soutenir le travail du Secrétariat et des réseaux mondiaux • Soutenir le leadership de la SC, du SMS et des réseaux dans la collecte de fonds pour le système de soutien du Mouvement SUN • Assurer un contrôle fiduciaire de l'infrastructure SUN • Encadrer les membres du Comité exécutif et du Groupe principal	Responsable devant le Secrétaire général des Nations Unies, le Président du Groupe principal, travaillant en étroite collaboration avec le Comité exécutif, de : • Mettre en œuvre la Stratégie SUN au niveau mondial • Contribuer à la définition de l'orientation stratégique en tant que membre de droit • Tirer parti des atouts du Groupe principal • Diriger et soutenir la collecte de fonds pour le SMS, les réseaux, avec le soutien du Comité exécutif	Responsable devant l'ensemble du Mouvement de : • Assurer le leadership global et fournir des recommandations à toutes les parties du Mouvement • Assurer le leadership nutritionnel au sein de leurs organisations respectives et au plus haut niveau politique pour promouvoir les investissements et l'action en faveur de la nutrition

Source : Stratégie du mouvement SUN pour le renforcement de la nutrition 3.0 2021-2025 (19)

Mouvement REACH (Renewed Efforts Against Child Hunger and undernutrition)

Création et rôle

Le Mouvement REACH (Renewed Efforts Against Child Hunger and undernutrition ou Renforcement des efforts contre la faim et la malnutrition de l'enfant) a été créé en 2008 au moyen d'un partenariat inter-institutions établi par l'Organisation des Nations unies pour l'alimentation et l'agriculture (FAO), le Fonds des Nations unies pour l'enfance (UNICEF), le Programme alimentaire mondial (PAM) et l'Organisation mondiale de la santé (OMS) (20). Il a ensuite été rejoint par le Fonds international de développement agricole (FIDA). En 2015, REACH a été rattaché au cadre plus large du Réseau des Nations unies pour la nutrition (UNN). Aujourd'hui connu sous le nom de UNN-REACH, il constitue le bras droit du réseau des Nations unies pour la nutrition (UNN), avec une présence forte sur le terrain. Il poursuit son rôle de mécanisme de soutien aux pays pour une amélioration de la gouvernance de la nutrition et travaille en étroite collaboration avec les structures de coordination de ce domaine, ainsi qu'avec les réseaux SUN, notamment l'UNN. Fort de dix ans d'expérience dans plus de vingt pays, l'UNN-REACH a acquis une expertise considérable et n'a cessé d'affiner son approche pour mieux s'adapter au paysage évolutif de la nutrition et au contexte de chaque pays (20).

Le mouvement REACH vise à renforcer la capacité nationale de gouvernance de la nutrition en fournissant un soutien sur mesure aux efforts de gouvernance de la nutrition dirigés par le gouvernement, y compris des outils analytiques et des ressources documentaires et le déploiement de facilitateurs neutres (20).

Approche

L'approche REACH est systématique, holistique, neutre et participative. Elle est étayée par une série de diagnostics dont la qualité a été assurée, d'outils analytiques et de documents de référence. Elle est consciencieusement adaptée au contexte du pays afin d'appuyer la gouvernance en nutrition et la cohérence du Réseau des Nations unies du pays de façon adaptée. Le niveau et le degré d'intensité de l'appui REACH dépendront de la capacité du gouvernement à mener et à gérer les processus de gouvernance en nutrition et la capacité des réseaux du mouvement SUN sur le terrain à répondre aux demandes de soutien venant du gouvernement (21).

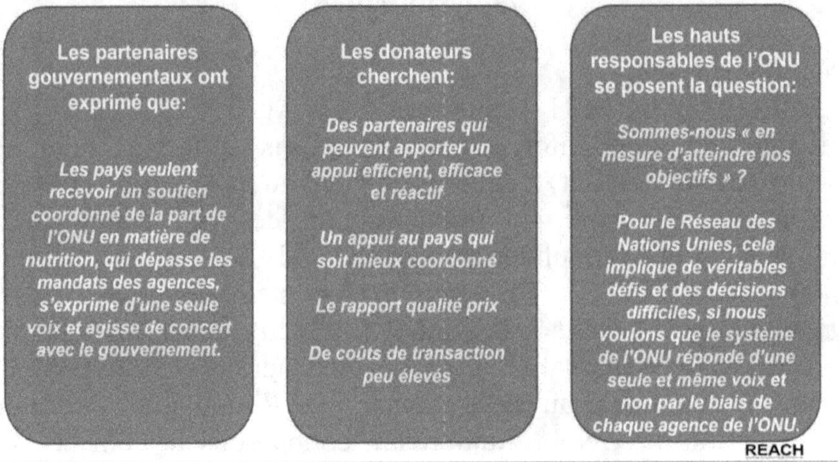

Source : SUN, REACH et le réseau des nations unies pour le SUN (21)

Schéma 20 : Approche des interventions de REACH

Appui de REACH aux pays

L'appui du mouvement REACH contribue aux efforts effectués par les agences des Nations unies en vue d'atteindre les objectifs de la stratégie du Réseau des Nations unies (2016–2020). C'est dans ce cadre que REACH apporte aux pays une expertise technique et fonctionnelle pour les soutenir dans la définition, l'institutionnalisation et l'opérationnalisation des processus de gouvernance de la nutrition, ainsi que pour appuyer la participation et contribution de toutes les parties prenantes pertinentes, tout en priorisant l'efficacité et l'apprentissage. L'appui REACH est consciencieusement adapté au contexte du pays afin d'appuyer la gouvernance en nutrition et la cohérence du Réseau des Nations unies du pays de façon adaptée. Le niveau et le degré d'intensité de l'appui REACH dépendra de la capacité du gouvernement à mener et gérer les processus de gouvernance en nutrition et la capacité des réseaux du SUN sur le terrain à répondre aux demandes de soutien venant du gouvernement (21).

Un groupe d'experts de facilitation REACH peut être mis à disposition des pays pour appuyer les efforts de renforcement des capacités sur le terrain, avec le soutien des agences des Nations unies expertes en nutrition. Une évaluation externe menée en novembre 2015 estime que le modèle REACH fonctionne. REACH a fourni une fonction de facilitation unique et catalytique au niveau des pays (21). D'après le rapport, ceci s'explique par sa neutralité, sa flexibilité, la qualité de ses outils techniques utilisés, les liens faits avec le processus de planification et les priorités au niveau national, et selon un grand nombre de parties prenantes nationales, les fortes compétences techniques de ces facilitateurs. D'autres éléments sont également cités comme positifs à savoir sa présence sur le terrain et l'accent mis aussi bien sur le processus à suivre que sur les résultats (21). Le mouvement REACH a fourni en temps voulu des services de facilitation et d'appui pertinents, en tenant dûment compte des priorités, qui ont contribué à l'amélioration des interventions nutritionnelles dans les pays concernés. Il a également répondu aux priorités de la communauté internationale en matière de nutrition et aux priorités des organismes des Nations unies associés.

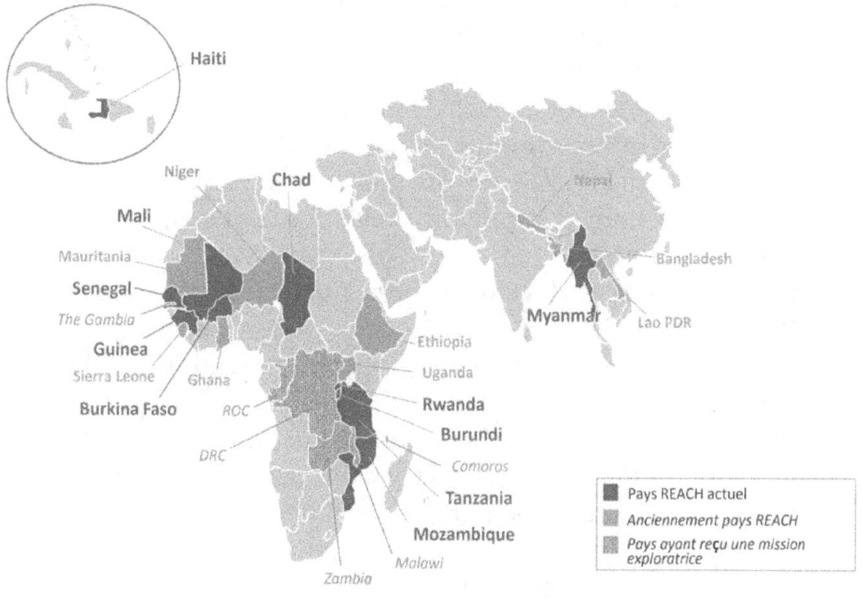

Source : SUN, REACH et le réseau des nations unies pour le SUN (21)

Figure 69 : Pays ayant adhéré au mouvement REACH

Le mouvement REACH est activement engagé dans 11 pays, et est en expansion vers d'autres pays du réseau SUN.

Développements en nutrition au niveau global

Afin de stimuler les efforts globaux, régionaux et des pays, et afin de soutenir la réalisation des cibles mondiales de nutrition, de nombreuses alliances, mouvements, initiatives et appels à l'action ont été lancés par la communauté internationale.

Ces mouvements en faveur de la nutrition sont nombreux, parmi lesquels on peut citer entre autres :

Le Mouvement SUN (2010)

Une communauté internationale de 57 pays engagés et mutuellement redevables, accompagnés d'autres parties prenantes dédiées à investir dans la nutrition.

Le défi faim zéro (2012)

Un appel à l'action pour tous les pays membres à travailler ensemble vers un but commun et ambitieux de mettre fin à la faim et la malnutrition dans le cours d'une génération

Les cibles de l'Assemblée mondiale de la santé (2012)

L'AMS a approuvé le « Plan complet de mise en œuvre pour la nutrition maternelle, du nourrisson et du jeune enfant » avec une série de 6 cibles mondiales de nutrition à atteindre avant 2025.

La 2e Conférence internationale sur la nutrition (ICN2) (2014)

Approuvée par 162 pays membres, elle engage ces pays à éliminer la faim et à prévoir toutes les formes de malnutrition dans le monde.

L'Agenda 2030 pour le développement durable (2015)

Il met l'accent sur les approches intégrées en réponse aux déterminants de la malnutrition. Il comprend 17 ODD et des cibles devant être atteintes avant 2030.

La Décennie d'action des Nations unies pour la nutrition (2016)

Un appel à l'action pour éliminer la faim et prévoir toutes les formes de malnutrition à travers le monde.

Ces efforts sont complémentaires et alignés entre eux. Ils visent à mobiliser tous les acteurs pour une approche multisectorielle et multi-parties prenantes à la nutrition, ainsi qu'à soutenir le développement des politiques, plans, programmes et stratégies nationales de nutrition qui soient solides, cohérents et durables.

Références

1. HOLLINGER F, STAATZ JM. « Principales tendances de la demande et facteurs de changement en Afrique de l'Ouest », FAO, CEDEAO, 2015, Michigan State University.

2. Nutrition international, Nourrir la vie, Stratégie 2018-2024, in WWW.NutritiobIntl.org/fr consulté le 26 septembre 2022.
3. Banque mondiale, 2017.
4. Initiatives au développement 2017, Global Nutrition Report 2017: Nourishing the SDGs, Bristol, UK: Development Initiatives.
5. BHUTTA *et al.*, WHO Essential Nutrition Actions, 2013, "Evidence Based Interventions for Improving Maternal and Child Nutrition: What Can Be Done and at What Cost?", *The Lancet*, vol. 382.
6. CHECKLEY W., BUCKLEY G., GILMAN R.H., *et al.* "Multi-Country Analysis of the Effects of Diarrhoea on Childhood Stunting", *International Journal of Epidemiology*, 2008, 37, 816–830. doi:10.1093/ije/dyn099; Mayo-Wilson Evan, Imdad Aamer, Herzer Kurt, Yakoob Mohammad Yawar, Bhutta Zulfiqar A., "Vitamin A Supplements for Preventing Mortality, Illness, and Blindness in Children Aged Under 5: Systematic Review and Meta-Analysis", *BMJ*, 2011, 343, d5094.
7. WALKER F. *et al.* et Munos *et al.*, « Les effets de taille individuelle pour le zinc et les Sels de Réhydration Orale ».
8. FISCHER WALKER C.L., BLACK R.E., "Zinc for the Treatment of Diarrhea: Effect on Diarrhea Morbidity, Mortality and Incidence of Future Episodes, *International Journal of Epidemiology*, 2010, 39, i63-i69.
9. MUNOS M., FISCHER WALKER C.L., BLACK R.E., "The Effect of Oral Rehydration Solution and Recommended Home Fluids on Diarrhea Mortality, *International Journal of Epidemiology*, 2010, 39, i75-i87.
10. BLENCOWE H., COUSENS S., MODELL B., *et al.*, "Folic Acid to Reduce Neonatal Mortality from Neural Tube Disorders", *International Journal of Epidemiology*, 2010, 39, i110-i121
http://www.ncbi.nlm.nih.gov/pmc/articles/PMC2845867/.
11. IFPRI, Global Nutrition Report, 2016.
12. PRENTICE A.M., WARD K.A., GOLDBERG G.R., JARJOU L.M., MOORE S.E., FULFORD A.J., PRENTICE A., "Critical Windows for Nutritional Interventions Against Stunting" *The American Journal of Clinical Nutrition*. 2013, 1, 97, 911–8.
13. UNICEF, "Progress for Children: a Report Card on Adolescents", 2012.

14. SAWYER S.M., AFIFI R.A., BEARINGER L.H., BLAKEMORE S.J., DICK B., EZEH A.C., PATTON G.C., "Adolescence: a Foundation for Future Health" *The Lancet*, 2012 May 4, 379, 1630–40.
15. "Global Accelerated Action for the Health of Adolescents (AA-HA!): guidance to support country implementation", Summary, Geneva: World Health Organization, 2017 (WHO/FWC/MCA/17.05).
16. WHO, "Adolescent Pregnancy Factsheet", n° 364, Geneva (Switzerland): World Health Organization, 2018.
CHAABAN J. and CUNNINGHAM W., "Measuring the Economic Gain of Investing in Girls: the Girl Effect Dividend", World Bank Policy Research Working Paper 5753, The World Bank, 2011.
17. Victora C.G. *et al.*, "Maternal and Child Undernutrition: Consequences for Adult Health and Human Capital", *The Lancet*, 2008, 371, 9609.
18. CHAABAN, J. and CUNNINGHAM, W., "Measuring the Economic Gain of Investing" in *Girls: the Girl Effect Dividend*, World Bank Policy Research Working Paper 5753, The World Bank, 2011
19. SUN. Stratégie du mouvement pour le renforcement de la nutrition 3.0 (2021-2025) in https://ScalingUpNutrition.org/nutrition.
20. REACH, « Efforts renouvelés contre la faim et la dénutrition chez les enfants (REACH) : une évaluation » in https://www.unnetworkforsun.org/fr/facilitation-de-lunn-reach.
21. SUN, "REACH et le réseau des Nations unies pour le SUN" *in https://fscluster.org/sites/default/files/documents/presentation_sur_resun*
22. WHO-NMH-NHD. Cibles mondiales de nutrition 2025, Note d'orientation, 2p, *in https://iris.who.int/bitstream/handle/*

TABLE DE MATIÈRES

Structures éditoriales du groupe L'Harmattan

L'Harmattan Italie
Via degli Artisti, 15
10124 Torino
harmattan.italia@gmail.com

L'Harmattan Hongrie
Kossuth l. u. 14-16.
1053 Budapest
harmattan@harmattan.hu

L'Harmattan Sénégal
10 VDN en face Mermoz
BP 45034 Dakar-Fann
senharmattan@gmail.com

L'Harmattan Cameroun
TSINGA/FECAFOOT
BP 11486 Yaoundé
inkoukam@gmail.com

L'Harmattan Burkina Faso
Achille Somé – tengnule@hotmail.fr

L'Harmattan Guinée
Almamya, rue KA 028 OKB Agency
BP 3470 Conakry
harmattanguinee@yahoo.fr

L'Harmattan RDC
185, avenue Nyangwe
Commune de Lingwala – Kinshasa
matangilamusadila@yahoo.fr

L'Harmattan Congo
219, avenue Nelson Mandela
BP 2874 Brazzaville
harmattan.congo@yahoo.fr

L'Harmattan Mali
ACI 2000 - Immeuble Mgr Jean Marie Cisse
Bureau 10
BP 145 Bamako-Mali
mali@harmattan.fr

L'Harmattan Togo
Djidjole – Lomé
Maison Amela
face EPP BATOME
ddamela@aol.com

L'Harmattan Côte d'Ivoire
Résidence Karl – Cité des Arts
Abidjan-Cocody
03 BP 1588 Abidjan
espace_harmattan.ci@hotmail.fr

Nos librairies en France

Librairie internationale
16, rue des Écoles
75005 Paris
librairie.internationale@harmattan.fr
01 40 46 79 11
www.librairieharmattan.com

Librairie des savoirs
21, rue des Écoles
75005 Paris
librairie.sh@harmattan.fr
01 46 34 13 71
www.librairieharmattansh.com

Librairie Le Lucernaire
53, rue Notre-Dame-des-Champs
75006 Paris
librairie@lucernaire.fr
01 42 22 67 13